E. FERRAND & A. DELPECH

PREMIERS SECOURS

EN CAS D'ACCIDENTS ET D'INDISPOSITIONS SUBITES

CINQUIÈME ÉDITION

Mise au courant d'après la Loi du 15 février 1902 sur la Protection de la Santé publique
et d'après les Nouvelles Instructions
du Conseil d'Hygiène publique et de Salubrité de la Seine

AVEC 113 FIGURES INTERCALÉES DANS LE TEXTE

> **Les Empoisonnés, Les Noyés**
> **Les Asphyxiés**
> **Les Blessés de la Rue, de l'Usine et de l'Atelier**
> **Les Maladies à Invasion subite**
> **Les Premiers Symptômes des Maladies**
> **contagieuses**

PARIS

LIBRAIRIE J.-B. BAILLIÈRE ET FILS

19, rue Hautefeuille, près du boulevard Saint-Germain

1904

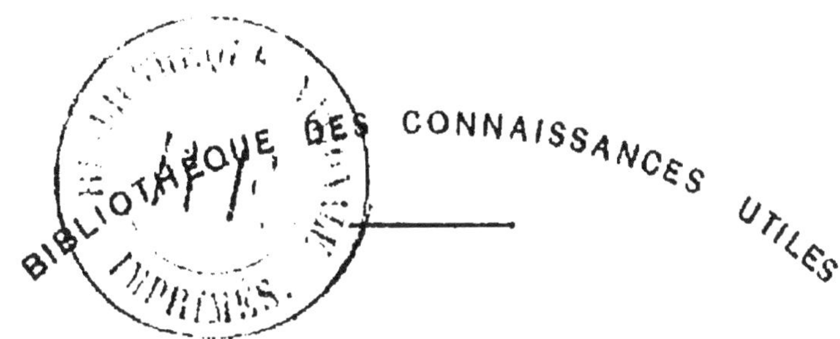

PREMIERS SECOURS

EN CAS D'ACCIDENTS ET D'INDISPOSITIONS SUBITES

LIBRAIRIE J.-B. BAILLIÈRE ET FILS

ANGERSTEIN et ECKLER. — **La Gymnastique à la Maison, à la Chambre et au Jardin.** 1 vol. in-16 de 152 pages, avec 55 figures. (*Petite Bibliothèque médicale*). . . . . 2 fr.

— **La Gymnastique des Demoiselles**, 1 vol. in-16 de 168 p., avec 55 fig. (*P. B. M.*). . . . . 2 fr.

BAILLIERE (Georges). — **Les Maladies évitables.** Prophylaxie. Hygiène publique et privée. 1898, 1 vol. in-18, 248 p. (*Bibl. Scient. Contemp.*) . . . . 3 fr. 50

BESSON et ROBINET. — **Traité élémentaire d'hygiène**, par le Dr A. Besson et Ch. Robinet, professeur au lycée de Chartres, 1896, 1 vol. in-8 de 248 pages, avec 75 figures. . . 3 fr. 50

BONAMI. — **Dictionnaire de Médecine domestique**, comprenant la médecine usuelle, l'hygiène journalière, la pharmacie domestique et les applications des nouvelles conquêtes de la science à l'art de guérir, 1 vol. gr. in-8 de 950 p. à 2 col., illustré de 702 fig. . . . . 16 fr.
Cartonné. . . . . 18 fr.

COLLINEAU (A.) — **L'Hygiène à l'Ecole.** Pédagogie scientifique. 1 vol. in-16 de 314 pages, avec 59 figures. (*P. B. M.*) 2 fr.

CORIVEAUD (A.). — **Hygiène des Familles.** 1 vol. in-16 de 332 pages (*Bibl. méd. variee*). . . . . 3 fr. 50

COUVREUR (E). — **Les Merveilles du Corps humain**, sa structure et ses fonctions, 1 vol. in-16 de 368 p., avec 120 figures (*B. S. C.*). . . . . 3 fr. 50

DALTON. — **Physiologie et Hygiène des Ecoles, des Collèges et des Familles** 1 vol. in-18 de 536 p. avec 68 fig. cartonné. (*B.C.U.*) . . . . 4 fr.

HÉRAUD — **Les Secrets de l'Economie domestique**, à la ville et à la campagne. Recettes, formules et procédés, d'une application journalière. 1 vol. in-16, de 384 p. avec 211 fig. cartonné. (*Bibliothèque des connais. utiles*) . . . . . . 4 fr.

— **Les secrets de l'Alimentation**, à la ville et à la campagne. Recettes, formules et procédés d'une application journalière, 1 vol. in-16 de 423 pages, avec 225 figures cartonné. (*B.C U.*). 4 fr.

HUFELAND (C -W) — **L'Art de prolonger la Vie** 1896, 1 vol. in-18 de 400 pages (*B M V.*). . . . . . . 3 fr. 50

SAINT-VINCENT (A.-C. de). **Nouvelle Médecine des Familles** à la ville et à la campagne : remèdes sous la main, premiers secours avant l'arrivée du médecin ou du chirurgien, art de soigner les malades et les convalescents. 13e *édition*, 1901, 1 vol. in-18 de 462 pages, avec 129 fig. cart. (*B.C.U.*) . 4 fr.

DIJON. — IMPRIMERIE DARANTIERE

E. FERRAND & A. DELPECH

PREMIERS SECOURS

EN CAS D'ACCIDENTS ET D'INDISPOSITIONS SUBITES

CINQUIÈME ÉDITION

Mise au courant d'après la Loi du 15 février 1902 sur la Protection de la Santé publique
et d'après les Nouvelles Instructions
du Conseil d'Hygiène publique et de Salubrité de la Seine

AVEC 113 FIGURES INTERCALÉES DANS LE TEXTE

Les Empoisonnés, Les Noyés
Les Asphyxiés
Les Blessés de la Rue, de l'Usine et de l'Atelier
Les Maladies à Invasion subite
Les Premiers Symptômes des Maladies
contagieuses

PARIS

LIBRAIRIE J.-B. BAILLIÈRE ET FILS

19, rue Hautefeuille, près du boulevard Saint-Germain

1904

PRÉFACE

Ce livre est divisé en cinq parties.

1° Les *empoisonnements*, qui sont traités avec beaucoup de détails. L'auteur a cru devoir s'étendre particulièrement sur les soins à donner aux personnes empoisonnées, quand la nature du toxique est inconnue, ce qui arrive souvent. Il a fait connaître les symptômes caractéristiques des diverses sortes d'empoisonnements, les moyens les plus propres à les combattre.

2° Les *asphyxies*. Dans le chapitre consacré à l'asphyxie par l'eau, il a reproduit les conseils d'un nageur émérite, concernant la manière dont on doit s'y prendre pour opérer le sauvetage d'un noyé.

3° Les *accidents de la rue, de l'usine, de l'atelier*, comprenant les plaies, brûlures, fractures, luxations, morsures, etc.

4° Les *maladies à invasion subite*, comme l'épilepsie, l'apoplexie, le choléra, etc.

5° Les *maladies contagieuses* qui peuvent atteindre les jeunes enfants.

Si les accidents de tous genres sont devenus plus fréquents qu'autrefois et si les blessures qui en résultent sont plus graves et exigent des soins immédiats, cela tient à un grand nombre de causes parmi lesquelles nous citerons seulement les plus importantes : l'emploi devenu général des produits chimiques et des machines, le développement des chemins de fer, des bateaux à vapeur, des automobiles, des cycles, des tramways à traction mécanique ou électrique, l'application des matières fulminantes et des explosifs à plusieurs industries, même à la confection des jouets d'enfants. Or, les usines étant placées hors des villes et les voies ferrées ne faisant qu'effleurer de loin en loin des localités de quelque importance, quand un sinistre se produit, les secours médicaux tardent toujours à arriver.

Les lieux de plaisir, les fêtes publiques, les théâtres sont souvent aussi l'occasion de multiples accidents.

Cependant les malheureuses victimes réclament l'aide des assistants ! Il y aurait souvent bien peu de chose à faire pour adoucir leurs souffrances, relever leurs forces, parfois leur sauver la vie qui s'échappe avec leur sang. Celui qui assiste, impuissant et inerte à un tel spectacle, éprouve une angoisse cruelle à ne pouvoir utiliser sa bonne volonté, faute de notions élémentaires qu'il n'a point acquises.

Il n'est pas nécessaire, en effet, d'avoir appris l'anatomie et la thérapeutique pour prêter un concours utile aux victimes de beaucoup d'accidents. Sans être médecin, on peut savoir arrêter le sang d'une plaie béante, appliquer un premier pansement sur un membre fracturé, ranimer un noyé ou un pendu auquel il reste encore une étincelle de vie. Tout cela n'exige pas des manœuvres savantes, mais constitue un ensemble de connaissances pratiques que chacun est intéressé à posséder.

Telle est la pensée qui a guidé l'auteur dans la rédaction de ce livre.

Ce qu'il contient est à la portée de tout le monde. On y trouvera des conseils dont les accidents de chaque jour fourniront l'application. L'auteur ne s'est pas contenté de recommander les moyens utiles, il a pris soin aussi de signaler, comme dangereux, certains procédés empiriques dont la tradition s'est maintenue malgré les protestations des hommes compétents. Il a noté les signes qui permettent de pressentir la gravité des lésions et indiquent le moment où il faut songer aux secours religieux, désormais pressants, quand les secours médicaux sont devenus inutiles.

A défaut de savoir acquis, la possession d'un ouvrage comme celui-ci est une précieuse ressource. Ne vaut-il pas mieux perdre quelques minutes à se renseigner que de demeurer le témoin impuissant des souffrances d'autrui, et en être réduit à soupirer tardivement : Si j'avais su !

L'auteur a puisé largement dans les ouvrages des savants spéciaux, empruntant à celui-ci une méthode de traitement, à celui-là un pansement simple, à tous des procédés pratiques récents et d'une efficacité reconnue. Ne pouvant énumérer toutes les sources, il citera, parmi les plus autorisées : Portal (1), Hector Chaussier (2), Tardieu et Roussin (3), Jeannel (4), Marc, Ferrand, de Lyon (5), Chapuis (6), P. Brouardel (7), Vibert (8), les *Instructions du Conseil de salubrité de la Seine*, pour les asphyxiés et les noyés.

Un grand nombre de figures facilitent l'intelligence du texte.

L'auteur insiste sur ce point, qu'il ne s'est pas proposé de supprimer le concours de l'homme de l'art, qu'il recommande au contraire d'appeler en toute circonstance ; il s'est préoccupé uniquement de sauvegarder la vie du malade jusqu'à l'arrivée du médecin ; et, pour cela, il a formulé, pour chaque cas particulier,

---

(1) A. Portal, *Instruction sur le traitement des asphyxiés, des noyés, des enfants qui paraissent morts en naissant*, nouvelle édition, Paris, 1805.

(2) Hector Chaussier, *Contre-poisons ou moyens reconnus les plus efficaces pour combattre l'effet des diverses espèces de poisons*, 3e édition, Paris, 1819.

(3) Tardieu et Roussin, *Etude médico-légale et clinique sur l'empoisonnement*, 2e édition, Paris, 1875.

(4) Jeannel, *Formulaire officinal et magistral international*, 4e édition, Paris, 1886.

(5) Ferrand, *Secours aux noyés*, Lyon, 1868.

(6) Chapuis, *Précis de toxicologie*, 2e édition, Paris, 1889.

(7) P. Brouardel, *Les Empoisonnements*, Paris, 1901. — *Les Intoxications*, Paris, 1904.

(8) Vibert, *Précis de toxicologie*.

l'ensemble des *premiers secours* qu'il convient de mettre en œuvre.

Il a écrit ce livre, à la fois comme un aide-mémoire pour les *médecins*, et aussi à l'intention des personnes qui, par position ou par dévouement, prennent la direction des premiers secours.

Pour les *pharmaciens*, si souvent consultés pour un empoisonnement ou requis pour panser un blessé. En effet, dès qu'un accident arrive, la personne à qui on s'adresse tout d'abord pour demander les *premiers secours*, c'est le pharmacien dont l'officine se révèle à tous, dont le dévouement est toujours prêt, dont la compétence est assurée, et qui a sous la main les objets nécessaires pour une assistance rapide. L'expérience que l'exercice de ma profession m'a fait acquérir en ces matières m'a déterminé à entreprendre le présent travail.

Pour les *chefs d'usine*, ayant sous leurs ordres un nombreux personnel ;

Pour les *prêtres* et les *religieuses*, qui se consacrent aux œuvres de charité ;

Pour les *gens du monde en villégiature*, auxquels ont si souvent recours les populations du voisinage ;

Pour les *sauveteurs*, dont le nom seul est un si glorieux éloge.

La transmission des maladies contagieuses, si fréquentes dans l'enfance, se place parmi les dangers qu'il faut combattre.

Les instituteurs primaires et les directrices des salles d'asile trouveront d'utiles indications dans l'*énumération des premiers symptômes* auxquels on peut reconnaître ces affections. Elle est empruntée au rapport rédigé par M. le Dr Delpech.

Les plus récentes instructions du Conseil d'hygiène publique et de salubrité, la loi du 15 février 1902 sur la protection de la santé publique, le règlement sanitaire municipal qui en est le corollaire, les instructions ministérielles et le règlement du service municipal de désinfection de la ville de Paris complètent cette nouvelle édition.

L'auteur voudrait apprendre un jour que les conseils qu'il donne dans ce livre ont contribué à sauver la vie d'un seul homme.

Eus. FERRAND.

10 juillet 1890.

PREMIERS SECOURS

EN CAS D'ACCIDENTS ET D'INDISPOSITIONS SUBITES

PREMIÈRE PARTIE
LES EMPOISONNEMENTS

I. — DE L'EMPOISONNEMENT EN GÉNÉRAL

I. — CE QU'IL FAUT ENTENDRE PAR LES MOTS EMPOISONNEMENT, POISON

1. Un des accidents les plus communs, et l'un de ceux qui nécessitent les secours les plus rapides, est, sans contredit, l'empoisonnement.

Ce mot très général : *empoisonnement*, s'applique dans le langage scientifique à des accidents très divers et résultant de causes qui n'ont aucune analogie apparente ; ainsi, on appelle aussi bien empoisonnement les symptômes de l'asphyxie par le charbon que ceux qui suivent l'ingestion de l'acide arsénieux.

Nous réserverons ce nom aux désordres causés par l'introduction dans les voies digestives de toutes les substances qu'on désigne sous le nom de *poisons*.

Cette définition est peut-être un peu étroite, parce que certaines substances, qui ne sont pas à proprement parler des poisons, peuvent le devenir dans des cas déterminés, soit par leur mélange avec d'autres corps également inoffensifs quand ils sont isolés, soit quand on les avale en quantité énorme. Mais nous ne devons pas ici nous arrêter aux accidents exceptionnels et qui échappent pour ainsi dire à toute prévision. Il convient, au contraire, pour faciliter les recherches et tracer une ligne de conduite claire et précise, de nous en tenir à la description des caractères saillants des empoisonnements les plus communs.

Tous les accidents que nous aurons à décrire et auxquels nous opposerons des *premiers secours* à donner en attendant le médecin, seront les symptômes de l'ingestion d'un poison, mêlé aux aliments, *par hasard, volontairement* ou *par une main criminelle.*

Ici il convient de s'entendre également sur la signification du mot *poison.* Le mot dit bien ce qu'il veut dire, mais les plus autorisés de nos savants ont à peine réussi à fixer les termes d'une définition. « C'est, disent-ils, toute substance qui, prise intérieurement ou appliquée de quelque manière que ce soit sur un corps vivant, à petite dose, détruit la santé ou anéantit entièrement la vie. » A vrai dire, cette définition s'applique à bien les choses qui ne sont pas des poisons ; mais, nous nous en contenterons sous le bénéfice de légères observations.

La dose est tout dans le poison, de sorte que cette condition expresse « à petite dose » semble être la principale. Au fond elle laisse l'esprit dans un doute fâcheux. Ce qui est petite dose, dose inoffensive, pour certains poisons, est dose énorme, excessive pour quelques autres. Tout ici est relatif, et la substance incriminée n'est réellement *poison* qu'à la dose où commencent ses effets vénéneux. Ainsi il ne semble pas qu'il y ait des corps qui méritent mieux le nom de poison que la strychnine, la morphine, l'arsenic, et cependant ce sont là toutes substances employées journellement en médecine, avec grand succès, sans inconvénient pour la santé, parce qu'elles sont administrées à dose médicamenteuse et parce que le médecin, en les prescrivant, sait se tenir dans une réserve prudente. Dans ces conditions d'emploi, ce sont simplement des médicaments utiles; ce n'est qu'en élevant leur dose, et en la variant beaucoup, suivant la nature et la violence de chacun d'eux en particulier, qu'on arrive à leur faire produire des effets toxiques.

Enfin il y a certains aliments qui, dans des circonstances spéciales, produisent de véritables empoisonnements. Les moules, les coquillages, des viandes conservées et fumées sont dans ce cas. L'empoisonnement ici n'est pas douteux, mais on ne peut pas mettre au rang des poisons et confondre avec eux des produits alimentaires qui ont acquis, accidentellement, des propriétés vénéneuses.

II. — CONDITIONS DANS LESQUELLES SE PRODUISENT LES EMPOISONNEMENTS

2. Nous avons dit que les empoisonnements étaient *accidentels*, *volontaires* ou *criminels*. Les causes qui les produisent sont en relation avec ces trois points de départ différents.

Un empoisonnement *accidentel* peut être le résultat de l'ingestion de l'une quelconque des substances que l'on qualifie du nom de poison. C'est un enfant qui a porté à sa bouche des fleurs vénéneuses cueillies dans un jardin; c'est une bouteille d'eau de Javel, d'acide, prise par un homme ivre pour une bouteille de liqueur; ce sont des champignons vénéneux, récoltés par un imprudent et mélangés aux aliments.

L'empoisonnement *volontaire*, dont l'idée première a son origine dans une cause morale, choisit davantage ses moyens d'action. Les têtes de pavot, l'arsenic, l'opium et le laudanum, le bleu des blanchisseuses, le cyanure des photographes, les allumettes-chimiques, etc., jouent un grand rôle dans son histoire.

L'empoisonnement *criminel* recherche les mêmes moyens. Ce sont toujours les poisons les plus connus, les plus communs, ceux que l'on peut se procurer le plus aisément, qui sont mis en œuvre dans cette circonstance, et les exceptions sont rares. Bien peu de personnes sont versées dans la connaissance des substances toxiques, et ce ne sont pas elles qui fournissent le plus de prévenus à la cour d'assises. Le nombre des poisons utilisés par les criminels est donc assez restreint, ce qui réduit en proportion le nombre des moyens efficaces à leur opposer et facilite la recherche des premiers secours.

Dans une période de douze années on compte 617 empoisonnements criminels poursuivis, sur lesquels 190 ont occasionné la mort; sur ce nombre l'arsenic a été employé 232 fois, le phosphore 170, le sulfate de cuivre 77, le vert-de-gris 33, l'acide sulfurique 30, les cantharides 23. Nous tombons ensuite à l'opium et à l'ellébore, employés 6 fois, à l'émétique et au sulfate de fer employés 4 fois. Les autres poisons qui figurent dans cette statistique sont signalés de 1 à 3 fois dans ces douze années et peuvent être considérés comme exceptionnels ; ce sont : l'acide nitrique, l'ammoniaque, le mercure, le datura stramonium, la noix vomique, l'acide chlorhydrique, la potasse, l'acétate de plomb, le gaz acide carbonique, les graines de genêt, le colchique, les champignons, l'euphorbe, la belladone, le verre pilé et enfin (heureuse et naïve ignorance des criminels!) l'eau sédative et le baume de Fioravanti.

En résumé, dans les cas les plus ordinaires, le choix des secours à donner sans délai ne nécessitera pas de longues recherches ; selon les indications générales des symptômes, et souvent même en raison des renseignements fournis, on sera facilement en état de porter des secours précis et efficaces.

II. — TABLEAU GÉNÉRAL DE L'EMPOISONNEMENT

I. — A QUELS SIGNES PEUT-ON RECONNAITRE UN EMPOISONNEMENT ?

3. Quand une personne bien portante est prise tout à coup, après avoir absorbé des aliments ou des boissons, d'un certain nombre de symptômes que nous allons énumérer, graves, effrayants, qui deviennent à chaque instant plus intenses et semblent menacer la vie dans un court délai, il y a tout lieu de croire qu'elle est victime d'un empoisonnement.

II. — SYMPTOMES GÉNÉRAUX

La *physionomie* est profondément altérée ; elle peint l'anxiété, l'angoisse ; le teint est plombé, pâle ; le front se couvre d'une sueur froide. La vue et l'ouïe s'obscurcissent ; les yeux sont rouges et saillants ; la pupille est quelquefois largement dilatée.

Le malade se plaint de la *saveur* insolite, âcre, styptique, acide, qui remplit sa bouche, de la constriction brulante qu'il ressent dans la gorge ; ses lèvres sont parfois écumeuses ; ses gencives et sa langue livides ou teintes d'une couleur inusitée.

Toute l'étendue du tube digestif, et plus particulièrement la *gorge* et l'*estomac*, sont le siège de douleurs vives, d'une sensation de brûlure, qui se traduit, pour le *ventre* et l'*intestin*, par des coliques violentes et mobiles. L'haleine est fétide, les renvois fréquents, accompagnés de hoquets et de nausées. Des vomissements et des selles réitérés, douloureux, fatiguent le malade. Parfois les vomissements seuls se produisent, tandis que les déjections alvines sont supprimées par une constipation pénible. Les matières ainsi rendues offrent un aspect étrange, insolite ; elles produisent au passage des sensations variables avec la nature du poison, mais généralement répugnantes ou douloureuses. La coloration de ces matières serait un bon indice pour arriver à la connaissance du poison qui a été ingéré si elles n'étaient plus ou moins mêlées de bile, de sang et presque toujours d'aliments qui la modifient. Cependant si l'on a à sa disposition du papier de tournesol (ce dont il faut toujours se munir pour donner aux premiers secours une direction utile), on en tirera tout de suite des renseignements précieux : les matières vomies font effervescence sur le carreau et *rougissent* vivement le papier de tournesol quand le poison est un acide, tandis qu'elles ne bouillonnent pas sur le carreau et font au contraire *redevenir bleu* le papier de tournesol préalablement rougi par le vinaigre, quand il s'agit d'un alcali, comme la potasse caustique ou l'ammoniaque.

Du côté de la *poitrine*, on remarque en même temps des troubles graves : le malade respire difficilement, il éprouve une vive angoisse, il tousse fréquemment et comme convulsivement. Le *pouls* petit, serré, devient plus rapide en même temps qu'irrégulier. Cependant parfois il bat avec violence sans perdre la régularité de son mouvement. La peau, comme le visage, est mouillée d'une sueur froide, visqueuse ; des *frissons* se montrent de temps en temps et les membres inférieurs sont comme glacés.

Le malade éprouve de grandes difficultés pour uriner et ne peut accomplir cette fonction qu'avec beaucoup de douleur et au prix de grands efforts ; l'urine est peu abondante.

A tous ces symptômes se joint une soif ardente que les boissons les plus douces ne font qu'irriter, en provoquant de nouveaux efforts de vomissements.

Si des soins intelligents ne viennent pas au secours du malheureux patient, tous les symptômes vont en s'aggravant ; les mouvements convulsifs, les cris, le délire, la contraction générale des muscles font leur apparition et précèdent la mort de bien peu d'instants. Dans certains cas, au contraire, c'est un calme effrayant qui succède aux phénomènes aigus qui se sont montrés d'abord, et la mort se produit dans le coma par la congestion apoplectique et la paralysie des nerfs qui règlent le fonctionnement des poumons et du cœur.

III. — SYMPTOMES PARTICULIERS

Tous ces symptômes ne constituent pas un ensemble qui se reproduise identiquement chez toutes les personnes empoisonnées ; il y en a toujours quelques-uns qui manquent, ce qui appartient à une classe de poisons faisant quelquefois défaut dans une autre. Nous avons fait un tableau général de tous les phénomènes saillants qu'on peut retrouver isolés ou partiellement groupés dans telle circonstance donnée. Un peu plus loin, nous aurons à décrire les manifestations propres à chaque classe de poison ; pour le moment il importe de mettre en évidence tout ce qui peut concourir à une découverte utile dans l'intérêt de la victime,

IV. — DANGER DES MÉPRISES

4. Cependant il ne faut pas oublier que quelques maladies débutent ainsi, subitement, au milieu d'une période de santé relative, et peuvent être prises d'abord pour des empoisonnements. Il faut tenir compte des circonstances extérieures, des conditions où se trouve la personne malade, du moment où l'accident s'est produit. Les premiers effets du poison se font rapidement sentir ; c'est donc en général quelques instants après avoir absorbé l'aliment ou la boisson qui le contient qu'ils deviendront manifestes. L'invasion des maladies dont nous parlions tout à l'heure n'est soumise à aucune règle prévue ; elle dépend surtout de certaines dispositions particulières au malade et connues de ses proches, ou de conditions épidémiques régnantes que personne n'ignore.

Parmi ces maladies, celles qui simulent le mieux l'empoisonnement sont les suivantes : *étranglement intestinal, congestion, hémorragie cérébrale, maladies du cœur, choléra, hémorragie intestinale, indigestion.* Toutes les maladies du cœur ne se manifestent pas d'emblée par des accidents de ce genre, sans avoir au préalable annoncé leur existence par des désordres particuliers ; de même l'hémorragie intestinale se montre au cours de maladies graves qui ont déjà nécessité les soins du médecin ; la méprise est donc improbable.

En tout état de choses, quand on aura quelque raison de penser qu'on se trouve en face d'un de ces cas exceptionnels, il sera toujours bon d'agir avec prudence.

Quelle que soit d'ailleurs l'opinion qu'on se sera faite de la nature de l'affection, on aura soin de garder toutes les déjections du malade, dont l'examen sera d'une utilité incontestable pour le médecin et lui permettra souvent de poser un diagnostic précis.

III. — PREMIERS SECOURS CONTRE UN POISON INCONNU

5. Les symptômes qui se sont produits, les renseignements recueillis à la hâte autour du malade ayant fait supposer qu'il s'agit d'un empoisonnement, la règle de conduite devra s'inspirer de ces deux principes :

Faire évacuer le poison le plus promptement possible.

Administrer ensuite des boissons capables d'en neutraliser les effets, sans augmenter le danger que court le malade.

6. Pour faire évacuer le poison, on aura recours au *vomitif* d'abord, au *purgatif* ensuite, si l'on suppose qu'une partie de la substance dangereuse a pénétré dans l'intestin. Mais la première chose à faire, c'est de débarrasser l'estomac, qui en retient dans les premiers moments la presque totalité. Quelques vomissements ont pu déjà se produire; le malade éprouve encore des nausées; tandis qu'on prépare le vomitif avec l'*émétique*, que vous devez avoir constamment sous la main, vous lui titillez la luette avec les barbes d'une plume, et vous lui faites boire de l'eau tiède, *non sucrée*, en abondance.

Le vomitif sera fait de la manière suivante :

> *Prenez* : Émétique . . . . 10 cgr.
> Eau pure . . . . 1/2 verre.

Faites dissoudre. — On l'administrera en deux fois à un quart d'heure d'intervalle. Chaque vomissement sera suivi d'une abondante administration d'eau tiède.

Au besoin, une seconde dose de vomitif sera préparée et utilisée, si la première n'a pas produit un effet satisfaisant.

À défaut d'émétique, on pourrait employer le sulfate de zinc :

> *Prenez* : Sulfate de zinc. . . . . . 50 cgr.
> Eau . . . . 100 gr.

Faites dissoudre, administrez de la même manière.
Ou encore l'ipécacuanha :

> *Prenez* : Ipécacuanha en poudre . . 2 gr.
> Eau commune . . . . . 1 verre.

Délayez avec soin la poudre dans l'eau ; administrez en trois fois à un quart d'heure d'intervalle.

7. Grâce à l'emploi de ces moyens, l'estomac a été promptement débarrassé de la matière toxique et les vomissements sont constitués en totalité par les eaux de lavage que vous avez fait ingérer abondamment. Il est temps de penser à la partie du poison qui a pu pénétrer dans l'intestin pendant l'intervalle qui s'est écoulé entre le moment de son ingestion et celui où vous avez pu intervenir. Cette partie, si peu abondante qu'on la suppose, peut amener des accidents mortels et il faut éviter que son séjour prolongé sur les muqueuses absorbantes ne compromette le succès des premiers secours.

C'est au moyen des purgatifs qu'on obviera à ces inconvénients. Une cuillerée de *magnésie calcinée*, délayée dans un peu d'eau sucrée, sera donnée au malade, en même temps qu'on lui fera prendre rapidement un lavement purgatif.

8. Ce lavement, faute de mieux, sera préparé ainsi :

> *Prenez* : Eau chaude . . . . 1/4 de litre.
> Sel de cuisine . . . 2 cuillerées.

9. Si l'on a des médicaments usuels à sa portée, on préférera la composition suivante :

> *Prenez* : Eau bouillante . . . 300 grammes.
> Séné 15   —
> Sulfate de soude . . 15   —

Faites infuser, Passez à travers un linge, quand l'infusion est descendue à une température convenable.

La *glycérine*, à la dose de 60 grammes à 100 grammes dans 250 grammes d'eau chaude agit comme laxatif assez rapidement.

10. Pendant qu'on s'occupe de débarrasser l'économie de la cause première des accidents, on surveille attentivement le malade pour combattre les symptômes généraux qui viendraient à se manifester.

Contre les *refroidissements des extrémités inférieures*, on emploiera les cruchons d'eau chaude, les tuiles, briques ou fers à repasser chauffés au feu.

Contre les *convulsions*, les *crampes* et la *perte de connaissance*, on fera usage de frictions chaudes, aromatiques, avec l'alcool camphré, l'alcool mêlé d'essence de térébenthine, le baume de Fioravanti, l'eau de Cologne, le baume opodeldoch, l'eau sédative, etc.

En même temps, on promènera des sinapismes sur les

jambes et on fera prendre quelques boissons sudorifiques stimulantes, si cela est possible.

11. Toutes ces indications doivent être présentes à l'esprit de la personne qui, en l'absence du médecin, s'est chargée de porter les premiers secours, et l'exécution doit en être rapide. Si la matière toxique n'est pas un de ces poisons dont l'action foudroyante devance toute intervention, l'état du malade s'améliorera rapidement ; le danger étant moins imminent, il deviendra possible de prendre des renseignements plus précis, de recueillir des indices qui permettront presque toujours de continuer le traitement avec succès. Mais nous devons supposer que la cause des accidents est restée inconnue, que rien n'est venu vous guider et que, dans l'obscurité complète où vous vous trouvez, vous ne devez attendre que bien tardivement les secours du médecin. Qui sait si quelque partie absorbée, entraînée dans le torrent circulatoire, ne va pas porter au loin les ravages que vous avez réussi à enrayer tout d'abord ?

On comprend combien il est nécessaire de commencer dans le plus bref délai un traitement convenable. Ce traitement s'inspirera de notre second principe : « Administrez des boissons capables de neutraliser les effets du poison, sans augmenter le danger que court le malade. »

12. En l'absence de tout renseignement, il convient de placer en première ligne le lait, et l'eau albumineuse qu'on fera préparer de la manière suivante :

Prenez : Blancs d'œufs 4

Eau . . . . 1 litre.

Battez les blancs avec une petite quantité d'eau, puis ajoutez le reste de l'eau et mêlez. Passez à travers un linge fin.

13. Faute de mieux, on emploierait l'eau gommée :

> *Prenez :* Gomme arabique . . . . .   30 gr.
> Eau bouillante . . . .   1 litre.

14. On pourra encore employer l'eau de guimauve, l'eau de graine de lin :

> *Prenez :* Guimauve ou graine de lin .   100 gr.
> Eau bouillante . . . . . .   1 litre.

15. Tous ces liquides constituent des boissons émollientes et adoucissantes dont l'action se réduit presque toujours à modérer les ravages causés par le poison ; ce ne sont pas de véritables antidotes. Or, on peut agir plus efficacement lorsque, sans être éclairé sur la nature du poison, on sait n'avoir pas affaire : 1° à un composé arsenical ; 2° à un alcaloïde végétal (morphine, codéine, strychnine, etc.) ; 3° à l'émétique.

Jeannel a composé un *antidote multiple* qui répond à un grand nombre de cas, et incapable par lui-même de causer aucun mal. En voici la composition :

ANTIDOTE MULTIPLE AU SULFURE DE FER

> *Prenez d'une part :* Sulfate de fer cristallisé . . .   139 gr.
> Eau distillée tiède . . . . .   700 —

Faites dissoudre.

> *Prenez d'autre part :* Sulfhydrate de soude cristallisé .   110 gr.
> Magnésie calcinée . . . . .   20 —
> Eau distillée. . . . . . .   600 —

Faites dissoudre. Mêlez les deux solutions obtenues et conservez le mélange bien bouché, à l'abri du contact de l'air.

La composition, exactement exécutée, renferme trois

contre-poisons efficaces : le sulfure de fer, l'oxyde de fer et la magnésie ; plus deux sels purgatifs, le sulfate de soude et le sulfate de magnésie. Le tout, mêlé par agitation, doit être administré coup sur coup, par tasses à café contre les empoisonnements en général, à l'exclusion de ceux qui ont pour origine les substances indiquées plus haut.

Souvent aussi on pourra utiliser l'*antidote à l'hydrate ferrique*, du même auteur, dont nous donnons la composition plus loin (30).

Cette préparation sera donc administrée au malade en grande quantité. On surveillera en même temps l'état général, et on se bornera à ce traitement en l'absence du médecin, si les recherches n'ont amené aucune découverte utile, aucune donnée certaine.

16. Est-il besoin d'insister sur la nécessité d'agir avec une prudente circonspection ? Les effets éloignés du poison échappent aisément à une personne étrangère à la médecine, et sont au contraire pour le médecin des indices très sûrs qui lui permettent d'en reconnaître la nature. Éclairé par un examen raisonné des symptômes, il institue un traitement destiné à combattre au sein de l'économie les effets chimiques et physiologiques du poison. Il neutralise les acides et les alcalis, précipite les corps solubles, dissout et élimine peu à peu les corps insolubles, et emploie parfois à cet effet des médicaments dangereux qui ne peuvent être maniés que par une main sûre, expérimentée. Cette intervention médicale, active et toute scientifique, exige les connaissances approfondies de l'homme de l'art ; elle entraînerait, pour une personne étrangère, une responsabilité grave que nous ne conseillerons jamais d'encourir.

17. Il peut arriver que l'empoisonnement ait pour cause l'application d'une matière toxique sur une partie du corps ulcérée, telle qu'une plaie, un ulcère, une brûlure, un vésicatoire ; des traitements empiriques et dangereux sont quelquefois conseillés, dans les campagnes, par des personnes ignorantes, et peuvent amener des accidents de ce genre. Dans ce cas, on peut toujours savoir quelle est la composition dont il a été fait usage et chercher à l'article spécial consacré à chaque poison les moyens qu'il faut employer. Toutefois, ayez soin de supprimer la cause en enlevant le pansement, en lavant abondamment la plaie, en appliquant même des ventouses sèches. Il ne reste plus, ces précautions prises, qu'à administrer au malade les antidotes convenables.

Les *virus et venins*, inoculés par la morsure ou la piqûre de divers animaux, produisent de même des empoisonnements qu'il faut rapidement combattre (175 et suivants).

IV. — SYMPTOMES GÉNÉRAUX D'APRÈS LESQUELS ON CLASSE LES POISONS

18. Chaque poison a un mode d'action qui lui est propre ; cependant une même constitution chimique entraîne des propriétés analogues et les acides, par exemple, se distinguent des sels neutres par quelques caractères saillants et communs à toute la série. Un autre groupe de poisons sera caractérisé par ses propriétés narcotiques. Ces deux exemples suffisent pour montrer qu'il a été possible de diviser les poisons en classes méthodiques.

La classification la plus scientifique est celle qu'a donnée M. Tardieu (1). Elle comprend cinq divisions : 1° les

(1) A. Tardieu, *Etude médico-légale et clinique sur l'empoisonnement*, 2ᵉ édition, Paris, 1875, in-8.

poisons *irritants* et *corrosifs* ; 2° les poisons *hyposthéni-sants* ; 3° les poisons *stupéfiants* ; 4° les poisons *narcoti-ques* ; 5° les poisons *névrosthéniques*.

19. Les poisons *irritants* et *corrosifs* sont principale-ment caractérisés par une action locale irritante, qui peut être suivie non seulement d'une inflammation très vio-lente, mais encore d'une véritable corrosion et de la des-truction des tissus atteints par la substance vénéneuse. La violence et la rapidité d'action de ce groupe sont telles que généralement les organes digestifs seuls sont atteints et que l'absorption n'a pas lieu. Il comprend les acides et al-calis concentrés, les sels acides, le chlore, le brome, l'iode, les sulfures alcalins et quelques produits d'origine végé-tale, parmi lesquels doivent se ranger les purgatifs dits *drastiques*.

20. Les poisons *hyposthénisants* ont une action locale moins apparente ; cette action n'est guère manifeste que dans l'estomac lui-même et ne peut être reconnue que par l'autopsie. Ils ne produisent aucun indice d'irritation et d'inflammation et les accidents qu'ils provoquent tiennent à l'absorption du poison et à son mélange avec le sang. Peu après se manifeste une dépression rapide et profonde des forces vitales ; le nom d'*hyposthénisant* (qui veut dire *déprimant les forces*) donné au groupe, indique cette pro-priété caractéristique.

Tels sont les préparations arsenicales, le phosphore, les sels de mercure, d'étain, de bismuth, de cuivre, l'émétique, le nitre, le sel d'oseille, la digitale, la digitaline, la ciguë et les principes végétaux du même ordre.

21. Les poisons *stupéfiants* ont sur le système nerveux une action directe et dépressive, qui produit la *stupeur*. On les appelait autrefois *narcotico-âcres*, nom impropre

qui semblait impliquer une action locale irritante en même temps que des effets soporifiques marqués. Or la stupeur n'est pas le sommeil, et si certains poisons du groupe ont en effet de l'âcreté, ils sont incapables de produire une action locale très intense, et un certain nombre d'ailleurs n'en produisent aucune.

On réunit dans ce groupe les préparations de plomb, l'éther, le chloroforme, la belladone, le tabac, les solanées vireuses et les principes qu'on en retire, les champignons vénéneux. On y joint l'acide carbonique, l'oxyde de carbone, l'hydrogène carboné, l'hydrogène sulfuré, gaz toxiques dont nous nous occuperons au chapitre *Asphyxie*.

22. Les poisons *narcotiques* forment un groupe constitué par l'opium, les substances qu'on en extrait et les préparations dont il fait partie. Son nom rappelle l'action spéciale que l'opium exerce sur l'économie et qu'on ne peut définir autrement que par le mot : *narcotisme*.

23. Les poisons *névrosthéniques* sont ceux qui produisent une excitation violente des centres nerveux dont l'intensité peut aller jusqu'à déterminer instantanément la mort. C'est le groupe des poisons foudroyants ; strychnine, brucine, acide prussique. Cependant on y trouve aussi des substances qui s'y rattachent par des traits communs, mais qui ne deviennent mortelles que par l'exagération ou la répétition des doses : la noix vomique, le sulfate de quinine, les cantharides, le camphre, l'alcool.

24. Une classification a toujours quelque chose d'artificiel et d'arbitraire qui tient au point de vue exclusif que l'on a choisi ; c'est ce qui explique pourquoi elles sont si nombreuses, sans qu'aucune parvienne à satisfaire l'esprit. C'est pour la même raison que des poisons réunis dans un même groupe, comme ayant des caractères com-

muns, se trouvent très éloignés quand on les examine sous
un aspect différent.

Nous avons classé les poisons en rapprochant les types
qui nous paraissaient avoir le plus d'affinités et de res-
semblances.

25. Dans un chapitre spécial, sous le titre de *Poisons
septiques* (175), nous nous occuperons des accidents qui
résultent de l'absorption des virus et venins, par une voie
autre que l'estomac. Ce sont de véritables empoisonnements à marche rapide et à symptômes effrayants; mais
ici l'envahissement de l'organisme a lieu pour ainsi dire
en sens inverse : au lieu de s'étendre du centre à la péri-
phérie, il gagne de proche en proche, d'un point de la
surface aux organes internes, et va détruire la vie à ses
sources mêmes.

I. Poisons irritants ou corrosifs.

26. Le symptôme dominant, c'est l'irritation locale produite par la substance toxique sur tous les tissus avec lesquels elle est en contact. Les lèvres et l'entrée de la bouche
portent des taches de couleur variable. Une saveur brûlante et une douleur vive se font sentir dans la gorge, le
long de l'œsophage et jusque dans l'estomac. Le malade
avale avec une grande peine, même les liquides, et éprouve
une soif que rien ne peut satisfaire.

Il survient, dès le début, des vomissements souvent san-
guinolents, bruns ou jaunâtres. Ils sont promptement suivis
de coliques et de selles répétées et copieuses. Le ventre se
ballonne, l'urine est supprimée ou peu abondante; le pouls
est petit, mais fréquent; la face est décomposée.

Les matières vomies, si l'on a pu en recueillir, ou s'il
s'en trouve sur le vêtement ou le parquet, fourniront des

indications utiles sur la nature du contre-poison qu'il convient d'administrer. Quand elles font effervescence sur le carreau ou sur un morceau de craie ou de marbre, quand elles rougissent le papier bleu de tournesol, on a affaire à un poison *acide*; quand elles ramènent à la couleur bleue le papier de tournesol qui a été rougi dans le vinaigre, on a affaire à un poison *alcalin*.

Premiers secours. — 1° *Le poison a une réaction très acide, il rougit fortement le papier bleu de tournesol et fait effervescence sur le carreau.*

Avant toute chose, suivre les préceptes généraux donnés (5 et suivants).

Gorger le malade de magnésie délayée dans l'eau (43).

27. Si l'on n'a pas de magnésie sous la main, on fera usage de la solution suivante :

Prenez : Savon blanc . . . . . . 15 grammes
Eau bouillante. . . . . . 2 litres

Au besoin on délayera dans l'eau de la cendre de bois, ou de la craie, ou du carbonate de magnésie, ou du bicarbonate de soude, en raison de la nécessité pressante de saturer l'acide.

Un des meilleurs antidotes à utiliser en cette circonstance est l'antidote multiple de Jeannel (15).

Quand les premiers accidents seront calmés, on fera prendre au malade des boissons émollientes, telles que l'eau albumineuse (12), l'eau de guimauve ou de graine de lin (14), et principalement le lait.

On appliquera des cataplasmes sur les régions douloureuses.

2° *Le poison a une réaction très alcaline ; il ramène immédiatement au bleu le papier de tournesol rougi par un acide.*

Indications générales déjà données (5 et suivants).

28. Administrer en abondance au malade de l'eau vinaigrée ainsi composée :

> *Prenez :* Vinaigre . . . . 100 grammes
> Eau . . . . 1 litre

29. On emploiera encore de la limonade tartrique ou citrique avec addition de gomme :

> *Prenez :* Acide tartrique ou citrique,   5 grammes
> Gomme 15   —
> Eau . . . . 1 litre.

Plus tard on lui donnera de l'eau albumineuse tiède (12), du lait, des boissons émollientes (14), et on fera par tout le corps des lotions et fomentations avec l'eau de sureau chaude, ou de l'eau chaude additionnée d'eau de Cologne, d'alcool camphré, etc.

Cataplasmes sur l'estomac et le ventre.

3° *La nature du poison est inconnue, mais les symptômes sont caractéristiques d'un poison irritant ou corrosif.*

Les conseils à donner dans ce cas sont contenus sous les numéros 5, 6, 7, 10, 11 ; cependant nous savons de plus qu'il s'agit d'un poison irritant. On administrera d'abord une grande quantité de lait ou d'eau albumineuse (12), tout en provoquant des vomissements.

30. Ensuite on fera usage de *l'antidote à l'hydrate ferrique* de Jeannel, dont voici la composition :

> *Prenez :* Solution de sulfate de peroxyde de fer
> marquant 45° à l'aréomètre de Baumé. 100 grammes
> Eau commune 800   —
> Magnésie calcinée. 80   —
> Charbon animal lavé 40   —

Conservez séparément d'une part la solution de sulfate de peroxyde de fer ; d'autre part la magnésie et le charbon animal dans un flacon avec l'eau.

Au moment du besoin, versez dans ce flacon la solution de sulfate de fer et agitez fortement.

Ce mélange satisfait à nombre d'indications, savoir : empoisonnements par les acides, les préparations arsenicales, les sels métalliques à acides minéraux, l'iode, le brome, les alcaloïdes végétaux et leurs sels. Il est inefficace contre les alcalis minéraux (potasse et soude caustiques), le phosphore, les hypochlorites, l'acide cyanhydrique, les cyanures et l'émétique.

Il devra être administré coup sur coup par tasses à café et, en même temps, on favorisera les vomissements en titillant la luette avec les barbes d'une plume.

31. Nous avons jusqu'ici considéré les poisons irritants et corrosifs à un point de vue général, demandant aux seuls symptômes observés ces indications pour le choix d'un traitement. On est bien forcé de s'en tenir là, quand les renseignements précis font défaut. C'est la plus mauvaise condition et aussi la plus rare. Les tentatives criminelles, qui recherchent le silence et l'obscurité, sont heureusement moins communes que les accidents involontaires et les suicides. Il est à présumer que, dans le plus grand nombre des cas, un reste du poison, un sel, une fiole, des débris, trouvés à la portée du malade, permettront de reconstruire les détails du drame et d'en provoquer le dénoûment heureux. La profession du malade, les remarques de ceux qui l'entourent, leurs hypothèses même pourront mettre sur la voie d'une découverte utile.

Sachant quel est l'ennemi, on le combattra avec des

armes plus sûres : nous allons donc traiter des premiers secours à opposer aux poisons supposés connus.

Les irritants formeront quatre sections comprenant, la première : les *acides* et les *corps simples* ; la seconde, les *alcalis* et les *sels* ; la troisième, les *irritants végétaux* ; la quatrième enfin, les *irritants mécaniques*. Dans chaque section, nous traiterons d'abord des agents les plus actifs, les plus violents, qui sont aussi les plus communs et les plus connus ; ce sont ceux-là qu'on a le plus souvent à combattre et qui réclament les secours les plus rapides. A leur suite viendront les similaires et t   diminutifs, poisons moins redoutables ou connus du petit nombre.

I. ACIDES ET CORPS SIMPLES

Acide sulfurique.

32. L'*acide sulfurique*, appelé vulgairement *huile de vitriol*, existe dans le *bleu en liqueur* des blanchisseuses à un état de grande concentration. Ses usages sont si nombreux que rien n'est plus facile que de se le procurer ; toutefois, sa saveur âcre et brûlante, et la propriété qu'il possède de noircir tout ce qu'il touche, s'opposent à son mélange avec les aliments dans un but criminel. Le plus souvent, il a été avalé par erreur ou dans un but de suicide, parfois jeté au visage, mais il en résulte alors une brûlure grave et non un empoisonnement.

L'acide sulfurique a une consistance huileuse ; il est très pesant, légèrement coloré en jaune brunâtre ou incolore. Quand on en verse quelques gouttes, dans l'eau, il l'échauffe considérablement.

Le bleu en liqueur est une dissolution d'indigo dans l'acide sulfurique concentré. Il laisse sur les lèvres des taches bleues et les matières vomies en premier lieu ont la même couleur.

Cet acide détermine au plus haut degré les symptômes et les lésions qui appartiennent aux poisons irritants : une douleur vive, atroce, se fait sentir immédiatement après l'ingestion, depuis la gorge jusqu'à l'estomac ; le patient pousse des cris, il est pris d'une angoisse, d'une anxiété inexprimables. Les vomissements arrivent rapidement, mais sans apporter de soulagement ; les matières vomies font effervescence sur le carreau. Le pouls est petit, convulsif ; la face pâle et anxieuse, les lèvres souvent couvertes de taches grisâtres, brunes, quelquefois bleuâtres, produites par le contact du poison. Le corps se refroidit rapidement, les forces diminuent, le patient s'agite ; cependant l'intelligence reste entière.

Si la dose et la concentration de l'acide sont élevées, il y a peu d'espoir de conserver la vie ; cependant les premiers secours administrés rapidement peuvent au moins retarder de quelques jours le dénouement fatal.

33. Premiers secours. — Le but qu'on doit se proposer tout d'abord, c'est de saturer l'acide, de le neutraliser, de manière à lui enlever toute propriété caustique. On fera boire rapidement de l'eau mélangée de 20 à 30 grammes de magnésie calcinée, ou de l'eau de savon (27), de l'eau mélangée d'une poignée de cendres et passée, une solution de bicarbonate de soude (78), de la craie délayée dans l'eau ; enfin, si l'on a rien autre sous la main, de l'eau albumineuse (12), du lait.

Cataplasmes sur les parties douloureuses.

Acide nitrique.

34. Cet acide, vulgairement nommé *eau-forte*, est encore désigné en chimie sous le nom d'*acide azotique*.

Un peu étendu d'eau, de manière à marquer 20° au lieu de 26° (concentration ordinaire), il prend le nom d'*eau-seconde des graveurs*, qu'il ne faut pas confondre avec l'*eau-seconde des peintres* (51), laquelle est une solution de potasse.

Comme le précédent, l'acide nitrique est très employé dans les arts et se trouve dans beaucoup de mains ; pas plus que lui, il ne peut servir à des tentatives criminelles. C'est un liquide jaunâtre, répandant dans l'air de légères vapeurs à odeur nitreuse. Il colore la peau en jaune, mais pas immédiatement ; cette coloration s'accentue au contact du bicarbonate de potasse ; versé sur du cuivre, il bouillonne et donne des vapeurs orangées à odeur suffocante.

Immédiatement après son ingestion, l'acide nitrique détermine des accidents caractéristiques. Les lèvres sont couvertes de taches jaune d'ocre ; la bouche et la gorge sont blanchâtres ; la langue tuméfiée a la couleur du citron. Une chaleur brûlante est ressentie depuis la gorge jusqu'à l'épigastre et devient bientôt une violente douleur. Des renvois gazeux sont suivis de vomissements glaireux très acides ; envies d'uriner fréquentes, impossibles à satisfaire ; plaintes, agitation, accès de toux, suffocations, conservation entière de l'intelligence ; pouls petit, fréquent, irrégulier ; abattement, refroidissement, délire : tels sont les symptômes qui se succèdent plus ou moins rapidement et doivent faire craindre une terminaison fatale. Celle-ci ne se produit pas toujours, et les contre-poisons rapidement donnés peuvent mieux réussir que dans l'empoisonnement par l'acide sulfurique.

Premiers secours. — Les mêmes que pour l'acide sulfurique (33).

Acide chlorhydrique.

35. Cet acide, que l'on appelle également en chimie *hydrochlorique*, est souvent désigné dans le commerce sous les noms d'*acide muriatique* et d'*esprit de sel*. Il est très employé dans l'industrie.

C'est un liquide incolore, ou peu coloré en jaune, qui répand à l'air des vapeurs blanches à odeur chlorée. Ces vapeurs forment de véritables nuages, quand on approche un flacon d'ammoniaque (alcali volatil) ouvert. Quand on le mélange avec une dissolution de nitrate d'argent, il forme un abondant précipité blanc, qui disparaît aussitôt par l'addition d'ammoniaque.

Son action toxique n'est pas moins violente que celle des deux précédents acides, et la marche des accidents se rapproche beaucoup de celle que nous avons donnée pour l'acide nitrique (34). Les taches des lèvres et de la bouche ont une teinte grisâtre particulière. Quand il a été pris en assez grande quantité, des vapeurs blanches, épaisses et piquantes, s'exhalent de la bouche et des narines; puis surviennent des vomissements verdâtres, des mouvements convulsifs accompagnés parfois du renversement de la tête en arrière.

Premiers secours. — Les mêmes que pour l'acide sulfurique (33).

Eau régale.

36. Ce liquide, qui dissout l'or, est formé par le mélange d'acide nitrique et d'acide chlorhydrique en proportions variables. On l'appelle encore *acide chloro-azotique*, *acide nitro-muriatique*.

Les accidents qu'il produit sont analogues à ceux que

nous avons décrits, et dépendent surtout de l'élément dominant. Ils sont toujours fort graves, et réclament une intervention immédiate.

Premiers secours. — Les mêmes que pour l'acide sulfurique (33).

Acide fluorhydrique.

37. Cet acide, étant journellement employé par les graveurs sur verre, se trouve dans le commerce. C'est un liquide extrêmement corrosif, qui produit des brûlures très douloureuses et d'une guérison difficile. L'ingestion de cet acide produit des effets aussi terribles que celle des poisons corrosifs les plus puissants.

Premiers secours. — Les mêmes que pour l'acide sulfurique (33) ; mais employer de préférence la magnésie, la craie ou l'eau de chaux (44).

Acide iodhydrique et bromhydrique.

38. Produits de laboratoire qui ne se trouvent qu'entre les mains des chimistes.

Premiers secours. — Avoir recours aux moyens indiqués pour l'acide sulfurique (33).

Acide chromique.

39. Ne se trouve que dans les laboratoires et les pharmacies. Il est sous forme d'aiguilles cristallines d'un rouge vif, et absorbe rapidement l'humidité de l'air. C'est un des poisons corrosifs les plus violents qui existent ; il détruit tout ce qu'il touche. Son action ne peut être comparée qu'à celle de l'acide sulfurique lui-même.

Premiers secours. — Mêmes moyens (33), rapidement appliqués.

Acide acétique.

40. Il s'agit ici de l'*acide acétique concentré*, dit aussi *cristallisable* et *vinaigre radical*, dont le vinaigre ordinaire n'est qu'une solution dans l'eau très affaiblie.

C'est un liquide incolore, qui, par le froid, se prend en masse cristalline, et dont l'odeur vive et pénétrante, piquante, est généralement connue : c'est cet acide qui forme la base des vinaigres aromatiques dont on se sert pour garnir les flacons de poche.

Il est assez caustique pour produire les effets d'un poison irritant ; mais son odeur et sa saveur sont telles qu'il ne peut être employé que dans un but de suicide. Des expériences faites sur les animaux il résulte que la langue, brunâtre et contractée, montre des papilles très proéminentes. L'haleine et les matières des vomissements auraient aussi une odeur caractéristique.

Premiers secours. — Les mêmes que pour l'acide sulfurique (33).

Acide oxalique.

41. L'acide oxalique, connu aussi sous le nom d'*acide de sucre*, est employé dans plusieurs industries et forme la base de l'*eau de cuivre*. Il est donc très répandu.

Solide, il ressemble à un sel et peut être confondu avec le *sel d'Epsom* ou *sulfate de magnésie*, par exemple ; dissous, il donne un liquide franchement acide, sans goût désagréable. C'est par conséquent un poison dangereux, soit par des erreurs auxquelles il se prête, soit par le défaut de saveur et d'odeur répugnantes qui pourraient mettre en garde contre le danger.

C'est un poison très énergique. A la dose de 12 à 20 grammes, il peut tuer un homme en moins d'une heure. Les effets sont différents suivant qu'il est concentré ou en solution étendue. Concentré, il cause une violente douleur à la gorge et au creux de l'estomac, des vomissements de matières mêlées de sang, des suffocations. Ensuite survient un moment de calme, bientôt suivi de nouveaux symptômes semblables aux précédents. Le pouls s'affaiblit très vite et devient imperceptible ; si les secours n'arrivent pas à temps, il se produit un profond abattement qui précède de peu d'instants la mort.

Quand le poison est dissous dans une grande quantité de liquide, les vomissements se font attendre ; les battements du cœur, très faibles, s'accélèrent d'abord, puis se ralentissent : le corps se refroidit, les extrémités deviennent livides ; il y a des fourmillements dans les membres, des accès de tétanos et de suffocation, de la stupeur. L'ensemble des accidents rappelle le choléra.

Dans les deux cas, il y a à redouter le danger de mort et il faut se hâter de donner des contre-poisons.

42. Premiers secours. — A la rigueur, on pourrait employer l'un des moyens que nous avons indiqués pour l'acide sulfurique (33) et qui répondent à tous les poisons acides. Cependant il faut utiliser la magnésie et la chaux, de préférence au bicarbonate de soude et à la cendre de bois.

43. On fera boire abondamment au malade du lait de magnésie.

> *Prenez :* Magnésie calcinée. . . . 30 gr.
> Eau . . . . 2 litres.

44. Ou de la craie délayée dans l'eau ou de *l'eau de chaux :*

> *Prenez :* Chaux vive . . . . . . 10 gr.

Faites-la éteindre, en l'aspergeant d'eau de pluie, puis délayez la poudre dans un litre d'eau, laissez déposer et rejetez cette première eau ; délayez le dépôt une seconde fois dans un litre d'eau de pluie et filtrez. Faites boire par tasses à café.

Faute de mieux : eau albumineuse (12), lait.

Acides tartrique et citrique.

45. Ces deux acides sont extraits, le premier du tartre, le second du suc de citron. Ils sont fort employés tous deux pour la fabrication des limonades et des confiseries acides ; à haute dose, ils produisent des accidents semblables à ceux qui ont été constatés pour l'acide oxalique.

Premiers secours. — Les mêmes que pour l'acide oxalique (42).

Acide phénique.

46. L'acide phénique ou *phénol* est, à la température ordinaire, pris en masse cristalline, à moins qu'il n'ait été étendu d'une petite quantité d'alcool ; alors c'est un liquide sirupeux, caustique et corrosif au toucher. Il a une odeur caractéristique, qui rappelle la créosote et les viandes fumées.

On a signalé un certain nombre d'empoisonnements accidentels par cet acide ; c'est un poison violent.

Aussitôt après avoir pris de l'acide phénique, le patient éprouve une sensation vive de brûlure sur tous les points touchés ; il survient des nausées, mais rarement des vomissements ; en peu de temps, les membres s'affaissent et perdent la sensibilité ; un état comateux persistant, accompagné de sueur visqueuse et de refroidissement, gagne tout le corps ; la respiration est haletante. Le cœur et le pouls battent à coups rapides, irréguliers, à peine perceptibles. La mort peut survenir en quelques heures.

Ces symptômes sont ceux d'un poison corrosif violent avec cette différence que l'intelligence ne demeure pas intacte et que le système nerveux est profondément affecté.

Premiers secours. — Provoquer, par les moyens ordinaires, les vomissements (6) qui, ici, manquent souvent, et administrer en même temps une grande quantité d'eau albumineuse (12).

Ensuite faire prendre de l'huile d'olives ou d'amandes douces, 50 à 100 gr., mélangés de 20 gr. d'huile de ricin.

Chlore, brome, iode.

47. De ces trois corps, le dernier seulement est dans beaucoup de mains, parce qu'il est très employé comme médicament sous forme de dissolution alcoolique (*teinture d'iode*).

Les deux autres sont des produits de laboratoire, qui ne peuvent que rarement passer entre les mains de personnes étrangères à la chimie.

Tous trois cependant peuvent produire et ont produit déjà des empoisonnements.

Le *chlore* est un gaz de couleur jaune verdâtre, dont l'odeur est suffocante. Il est très dangereux de le respirer, et il peut en résulter les plus graves accidents d'asphyxie (186). Étant soluble dans l'eau, on le conserve en solution comme réactif chimique ; c'est cette *eau chlorée*, qui, avalée, pourrait produire des accidents toxiques.

Le *brome* est liquide, rouge-brun ; il répand à l'air des fumées rougeâtres, d'une odeur désagréable, et très irritantes ; il jaunit et corrode la peau.

L'iode est solide, en lamelles minces, d'un gris bleuâtre, à éclat métallique ; il a une odeur forte, particulière, une saveur âcre. Quand on le chauffe légèrement, il produit des vapeurs violettes caractéristiques. La *teinture d'iode* est de couleur rouge foncé ; elle a une odeur qui rappelle les deux composants, alcool et iode, et laisse précipiter une poudre noire quand on l'étend d'eau.

Les effets dus au chlore, au brome et à l'iode, présentent la plus grande analogie. Nous prendrons, comme type des symptômes, ceux qui sont dus à l'iode. — Aussitôt après l'ingestion, le patient éprouve de l'ardeur, de la sécheresse de la gorge, des douleurs au creux de l'estomac, des nausées, et fait des efforts de vomissements ; la figure est animée, surexcitée, les yeux larmoyants, le pouls petit. Les matières vomies et les selles sont tachées de jaune et ont une odeur particulière. Enfin surviennent de la céphalalgie, une prostration considérable, la pâleur de la face et des vertiges.

Premiers secours. — Eau albumineuse tiède (12), pure ou additionnée de lait ; faire vomir ensuite et administrer de la magnésie calcinée (43).

Ces moyens conviennent contre l'un ou l'autre des trois poisons indiqués ci-dessus.

43. Quand on sera certain qu'on a affaire à l'iode, un des meilleurs contre-poisons sera une décoction d'amidon ou de fécule, ou de farine de riz, ainsi préparée :

> *Prenez* : Amidon ou fécule . . . . . 15 gr.
> Eau . . . . 1 litre.

Délayez l'amidon avec un peu d'eau, ajoutez le reste et portez à l'ébullition.

L'eau panée, la panade étendue d'eau, la colle de pâte délayée, conviendraient également bien.

II. ALCALIS ET SELS

Potasse et soude.

49. La potasse et la soude, la première telle qu'on la trouve dans le commerce, la seconde, sous forme de *lessive des savonniers*, sont les types des alcalis caustiques. Très différents des acides au point de vue chimique, les alcalis sont tout aussi vénéneux et pourraient, au même titre qu'eux, être mis au premier rang des poisons corrosifs ; les lésions qu'ils déterminent sont aussi graves, et les symptômes qui les accompagnent sont ceux que nous avons décrits déjà.

La *potasse du commerce* est en masses blanchâtres, rougeâtres ou verdâtres intérieurement ; elle attire l'humidité de l'air ; elle est employée par les blanchisseurs. La *potasse à l'alcool* et la *potasse à la chaux* ou *pierre à cautères* ne se trouvent que dans les pharmacies. Il en est de même de la *poudre caustique de Vienne*, qui est formée par le mélange de la chaux et de la potasse caustique.

La *lessive des savonniers*, qui sert à la fabrication des savons, est un liquide sirupeux, très caustique, incolore.

Aussitôt après l'ingestion de l'un de ces poisons, le patient éprouve une sensation de brûlure atroce et un resserrement qui s'étend de la bouche à l'estomac. Les nausées et les vomissements arrivent sans retard, puis des selles abondantes qui contiennent souvent du sang et des débris de membranes. L'anxiété est extrême, les membres sont agités de tremblements convulsifs et, chez les enfants, il se produit de véritables convulsions avec un hoquet violent. Le corps se refroidit rapidement et se couvre d'une sueur froide et visqueuse. Le malade tombe enfin dans la prostration et peut succomber en peu de temps.

50. Premiers secours. — Administrer aussitôt du jus de citron étendu d'eau, de l'eau vinaigrée (28), de la limonade tartrique ou citrique (29), faire vomir ensuite en titillant la luette et donner de l'eau tiède mélangée d'huile d'olive ou d'amandes douces.

Carbonate de potasse et de soude. — Eau-seconde
des peintres.

51. La potasse du commerce, dont nous venons de parler, contient de la potasse caustique et du carbonate de potasse ; elle est un peu plus active que le carbonate de potasse pur ou *sel de tartre* des pharmacies. Néanmoins celui-ci est fort dangereux. A une dose un peu plus élevée, il produit des effets désastreux.

Il en est de même pour l'*eau seconde* des peintres, solution de potasse marquant 12° à l'aréomètre de Baumé.

Le *carbonate de soude* (*cristaux de soude, sel de soude*) ne provoque des accidents graves qu'à une dose plus élevée.

Les symptômes sont les mêmes que ceux que nous avons donnés pour la potasse et la soude caustiques.

Premiers secours. — Les mêmes que pour la potasse et la soude (50).

Ammoniaque

52. L'ammoniaque caustique, connue sous le nom d'*alcali volatil*, est employée à de nombreux usages et se vend librement à tout le monde. Elle ne peut servir à des tentatives criminelles, à cause de son odeur suffocante, mais

elle a été employée dans un but de suicide et a causé des empoisonnements involontaires.

C'est un liquide in.olore, facile à confondre avec l'eau par ses apparences, mais d'une odeur forte, pénétrante, asphyxiante et d'un goût âcre de lessive. Ses vapeurs irritent les yeux et provoquent le larmoiement ; quand on les respire, on ressent sur la muqueuse nasale un picotement vif et cuisant, suivi d'une sécrétion abondante de liquides, comme si l'on était pris tout à coup d'un fort rhume de cerveau. C'est un poison irritant d'une grande violence.

A peine avalée, l'ammoniaque produit des effets caustiques extrêmement rapides. Le patient est pris d'une angoisse affreuse avec suffocation et croit sentir son estomac se contracter et se déchirer ; les douleurs sont telles qu'elles peuvent déterminer la perte de connaissance. La gorge tuméfiée ferme pour ainsi dire l'entrée de l'œsophage ; il en résulte une grande gêne dans la respiration. Puis viennent les vomissements de matières glaireuses, striées de sang. La face est pâle, les lèvres tuméfiées et rouges, ainsi que l'intérieur de la bouche ; la voix est éteinte, étranglée. Le poul est lent et irrégulier. Quelquefois il y a de la constipation, bien que le ventre soit douloureux ; souvent, au contraire, il se produit des selles liquides involontaires, sanguinolentes. Les membres sont le siège de douleurs aiguës. Si les secours ont trop tardé, le pouls s'atténue de plus en plus, la suffocation augmente et la mort arrive rapidement, surtout quand les voies respiratoires ont été atteintes par le poison. L'intelligence persiste pendant toute la durée des accidents.

53. **Premiers secours.** — On emploiera les moyens qui sont indiqués pour la potasse et la soude (50).

54. Ensuite on fera gargariser le malade avec une solution de chlorate de potasse :

Prenez : Chlorate de potasse. . . . 15 gr.
Eau pure . . . . 200 —

Faites dissoudre en chauffant légèrement.

On administrera en même temps du lait, de l'eau gommée (13), ou de l'eau albumineuse (12).

On frictionnera le malade avec des liquides aromatiques et excitants : alcool camphré, eau de Cologne, baume de Fioravanti ; on s'efforcera de le réchauffer à l'aide de briques chauffées ou de cruchons d'eau chaude.

Carbonate d'ammoniaque.

55. Ce sel, appelé encore *alcali volatil concret*, est employé en pharmacie et par les pâtissiers, qui le mêlent à la pâte des échaudés pour la faire lever. Il a un peu l'apparence du sucre, mais est très reconnaissable à son odeur d'alcali.

Il est beaucoup moins actif que l'ammoniaque liquide, et ne pourrait causer d'accidents que s'il était pris par erreur à forte dose, ce qui est impossible. En pareil cas, il déterminerait des symptômes analogues à ceux qui appartiennent à l'ammoniaque.

Premiers secours. — Les mêmes que pour l'ammoniaque (53).

Eau sédative.

56. C'est un liquide dans lequel l'ammoniaque entre en certaines proportions, avec le camphre et le sel marin. Elle est très employée dans la médecine des indispositions

et a causé quelques accidents, ayant été bue par erreur ou volontairement.

A la suite de son ingestion en certaine quantité (200 à 250 grammes), on voit se produire, avec moins d'intensité d'abord, mais avec non moins de danger, tous les phénomènes qui résultent de l'administration de l'ammoniaque, accompagnés de quelques désordres nerveux, tels que convulsions, délire, coma, qui peuvent être l'effet du camphre contenu dans le mélange. Les symptômes les plus graves sont le fait de l'ammoniaque.

Premiers secours. — Mêmes secours (53).

Baryte.

57. La *baryte* est un produit de laboratoire et ne doit être considérée que comme une cause possible d'empoisonnement accidentel. Outre son action caustique propre, elle est vénéneuse, et, après avoir été absorbée et mélangée au sang, elle détermine une violente excitation du cerveau et de la moelle épinière ; les sels qu'elle forme et dont nous aurons à nous occuper plus loin (68) ont les mêmes propriétés.

58. **Premiers secours.** — Employer les moyens indiqués pour la potasse et la soude (50) et particulièrement la limonade sulfurique :

Prenez : Acide sulfurique. . . . . . 2 gr.
Sucre . . . . 60 —
Eau . . . . 1 litre.

Mêlez. Faites prendre par petites tasses.

Chaux

59. La *chaux* vive a toutes les propriétés d'un poison corrosif ; on sait son avidité pour l'eau et la haute chaleur

qu'elle développe quand elle est mise en contact avec elle ; transportée sur des muqueuses humides, comme celle de l'estomac, elle y produit une véritable brûlure. Elle se distingue de la baryte, en ce qu'elle ne possède pas de propriétés vénéneuses spéciales.

Premiers secours. — Lui opposer les moyens indiqués pour la potasse et la soude (50).

Eau de Javel, Liqueur de Labarraque, Chlorure de chaux.

60. Ces trois substances ont une constitution analogue et portent le nom générique d'*hypochlorites*.

L'*eau de Javel* (*hypochlorite de potasse*) est une liqueur colorée en rose par le chlorure de manganèse, et fort employée par les blanchisseuses. Elle contient non seulement de l'hypochlorite de potasse, mais encore du carbonate de potasse et de la potasse libres, qui en augmentent les propriétés irritantes.

La *liqueur de Labarraque*, aussi nommée *chlorure de soude*, *chlorure d'oxyde de sodium*, est une dissolution d'hypochlorite de soude, avec excès de carbonate de soude.

Le *chlorure de chaux* est une poudre blanche, qui attire l'humidité de l'air, soluble en partie seulement dans l'eau. Il contient un grand excès de chaux qui forme le résidu.

Ces trois produits ont une odeur particulière de chlore et possèdent des propriétés semblables, mais beaucoup plus marquées dans l'eau de Javel. C'est elle que nous prendrons pour type de ce genre d'empoisonnement, surtout parce qu'elle est plus connue et a été employée bien des fois dans un but de suicide.

Quand les hypochlorites sont mis en contact avec un acide, ils dégagent du chlore, gaz jaune verdâtre, non seulement impropre à la respiration, mais extrêmement irritant et délétère (47, 198). Or le suc gastrique sécrété par l'estomac est acide. Nous avons noté plus haut, d'autre part, la présence dans l'eau de Javel d'un excès de potasse. C'est donc un poison multiple qui agira par ses deux éléments également irritants et corrosifs, le *chlore* et la *potasse*, mais avec une intensité moindre.

Il se manifeste d'abord une sensation de chaleur et de brûlure depuis la bouche jusqu'à l'estomac ; il y a ensuite salivation abondante, des vomissements, de la diarrhée, et quelquefois des convulsions. L'haleine a une odeur de chlore. L'intérieur de la bouche est blanc, décoloré. Un affaiblissement graduel s'empare du malade et peut aller en s'aggravant jusqu'à la mort. Il est rare toutefois que ce dénouement se produise, et il faut pour cela que la dose ingérée soit énorme.

Tels sont les symptômes les plus graves, consécutifs à l'ingestion de l'eau de Javel ; le chlorure de soude et le chlorure de chaux sont moins actifs.

Premiers secours. — Malgré la présence d'un excès d'alcali dans les hypochlorites, il ne faut pas songer à employer comme contre-poisons les liqueurs acides indiquées pour la potasse et la soude ; on éviterait un mal pour retomber dans un plus grand, en dégageant dans l'estomac même une quantité énorme de chlore. Il faut provoquer les vomissements, après avoir administré au plus vite une grande quantité d'eau albumineuse (12), et faire prendre ensuite de la magnésie calcinée délayée dans l'eau (13).

Cataplasmes sur les parties douloureuses. Frictions avec une flanelle chaude ; fomentations avec l'alcool camphré, l'eau de Cologne, le vinaigre de toilette étendu d'eau.

Sulfures alcalins.

61. On désigne ainsi diverses combinaisons du potassium et du sodium avec le soufre. Le plus commun, appelé vulgairement *foie de soufre, sel de Barèges,* est un sulfure de potassium et se présente tantôt sous forme de plaques jaune brunâtre à l'intérieur, gris verdâtre à l'extérieur, tantôt sous forme d'un liquide brun foncé. Tous ces sulfures ont une odeur d'œufs pourris caractéristique, produite par un dégagement continu d'hydrogène sulfuré, gaz délétère (197). En présence d'un acide, le dégagement augmente, et c'est en effet ce qui se produit dans l'estomac au contact du suc gastrique. Tous ces sulfures sont caustiques, irritants, ceux de potassium plus que ceux de sodium, et les empoisonnements dont ils sont l'origine ont de la gravité. Cependant leur odeur repoussante fait qu'ils ne sont pas employés dans un but criminel ; tous les faits relevés contre eux résultent de méprises ; par exemple, on aura bu pour de l'eau de Barèges *naturelle* de l'eau de Barèges *pour bains.*

L'haleine du malade a une odeur d'œufs pourris ; il éprouve dans la bouche une sensation de chaleur âcre, qui se continue dans l'œsophage et dans l'estomac. Il a des renvois à odeur sulfurée, qui sont bientôt suivis de vomissements de matières jaune verdâtre, mêlées de petits grains de couleur citrine. Des selles semblables succèdent à de violentes coliques. Le pouls est petit, misérable, et, si rien n'a enrayé la marche de l'empoisonnement, on voit bientôt apparaître les effets dus à l'absorption de l'acide sulfhydrique ou hydrogène sulfuré, tels qu'ils se montrent dans l'asphyxie par ce gaz : convulsions, tétanos, coma, coloration violette de la face et des doigts.

62. Premiers secours. — Eau albumineuse en abondance (12), pour faciliter les vomissements, qu'il convient de provoquer au besoin, le point important étant de faire expulser au plus vite le poison ingéré (6).

Donner ensuite l'antidote multiple à l'hydrate ferrique du Dr Jeannel (30).

Contre les symptômes d'asphyxie, faciliter et activer la respiration par tous les moyens possibles, transporter au grand air, laver le corps à l'eau très chaude, et, si c'est possible, faire respirer de l'oxygène (71).

Sulfhydrate d'ammoniaque.

63. C'est un liquide jaune à odeur fétide employé dans les laboratoires. Ses propriétés toxiques sont très énergiques ; mais son odeur est tellement repoussante, qu'elle garantit contre toute méprise. Étant très volatil, il est plus redoutable comme gaz délétère que comme liquide caustique ; il fait partie du gaz des fosses d'aisances. Voyez *Asphyxie* (186).

Premiers secours. — Contre l'empoisonnement par ingestion, il faudrait employer les moyens indiqués pour les sulfures alcalins (62).

Sels de potasse.

64. Parmi les sels de potasse les plus usités, on a noté quelques accidents au compte du *sulfate de potasse (sel Duobus)*, employé par les nourrices pour faire passer leur lait, et du *bitartrate de potasse (crème de tartre)*, qui n'est autre que le tartre des vins purifiés. Ce sont de simples purgatifs qui, comme les substances les plus inoffensives, causent des troubles, quand ils sont pris à dose exagérée.

65. Le *chlorate de potasse*, très usité contre les maux de gorge, paraît très dangereux à dose massive.

Premiers secours. — Ce ne sont pas là des poisons, et contre des accidents inattendus provoqués par eux, il suffirait d'administrer un purgatif doux : huile de ricin 30 gr., et des lavements d'eau de guimauve additionnés de 60 gr. de miel de mercuriale.

Bichromate de potasse.

Le bichromate de potasse, sel en cristaux rouge-orangé foncé, est un poison violent. Ses propriétés rappellent, avec une intensité moindre, celles de l'acide chromique. Les ouvriers qui le travaillent sont exposés à des éruptions qui à la longue s'ulcèrent et ont principalement leur siège dans les fosses nasales. Il est corrosif et caustique (39).

Premiers secours. — Un des meilleurs contre-poisons est un mélange d'eau de chaux avec du lait ou du blanc d'œuf. Voy. *Acide chromique* (39).

Sel ammoniaque

66. Ce sel (en chimie, *chlorhydrate d'ammoniaque*) est un poison, mais son action locale est un diminutif de celle du carbonate d'ammoniaque. Bien qu'il soit très connu dans le commerce et employé par nombre d'industries, il n'est guère utilisé comme poison ; il produit une irritation locale, suivie bientôt d'affaiblissement musculaire, de ralentissement de la circulation, de violents battements de cœur, et parfois de convulsions tétaniques.

Premiers secours. — Vomitif (6), pour débarrasser l'estomac ; puis eau albumineuse (12), lait, tisanes émollientes (14). Frictions sèches ou aromatiques.

Sel d'alumine

67. Parmi les sels à base d'alumine, les plus répandus sont l'*alun* ordinaire (*sulfate d'alumine et de potasse*), le

sulfate d'alumine, employé dans l'industrie et l'*acétate d'alumine*, dont on fait usage dans la teinture.

De ces trois sels, qui sont certainement toxiques, un seul, l'alun, le moins dangereux des trois, sert de poison. On le connaît sous deux formes principales : l'*alun ordinaire*, cristallisé ou en poudre, et l'*alun calciné*, qui est le même corps privé d'eau et par conséquent plus actif.

Tous les sels d'alumine ont un goût âpre, astringent, qui dénonce leur présence dans les matières alimentaires, et, à haute dose, produisent sur les muqueuses une action irritante très manifeste.

Voici les symptômes qui ont été notés à la suite de l'ingestion de fortes doses d'alun. Sensation de brûlure vive dans la bouche, la gorge et l'estomac ; vomissements plus ou moins abondants ; coliques violentes, suivies de selles ; malaise général et anxiété. Quand les vomissements et les selles ne se produisent pas, le danger est plus imminent pour le malade. Quand le poison a été au contraire en grande partie rejeté, il y a lieu de compter sur la guérison dans un espace de quelques jours. Les secours dans ce cas ont donc une grande opportunité, puisqu'ils évitent des complications rapides capables d'entraîner la mort, telles que prostration, abaissement du pouls, réfrigération.

Premiers secours. — Donner une grande quantité d'eau albumineuse (12) et immédiatement après provoquer les vomissements, en titillant la luette, et au besoin en administrant un vomitif (6).

Le lait en abondance, la magnésie calcinée (une cuillerée délayée dans l'eau), sont aussi de bons contrepoisons, si l'on ne dispose de ceux indiqués en première ligne.

Sel de baryte

68. Nous avons déjà parlé de la baryte caustique (57), comme d'un poison irritant corrosif ; les sels qu'elle forme en se combinant aux acides présentent, quand ils sont solubles, des propriétés vénéneuses plus accusées. Outre l'action locale par laquelle ils attaquent la substance même des organes, ils sont absorbés et atteignent profondément le système nerveux. Les sels solubles les plus communs sont le *chlorure*, le *nitrate* et l'*acétate*. Ils sont employés seulement dans les laboratoires de chimie.

A la saveur âcre et styptique qu'ils produisent au passage dans la bouche et la gorge, succèdent des nausées et des vomissements ; mais bientôt l'absorption du poison et son mélange au sang se manifestent par un malaise indéfinissable et une grande faiblesse. La face est pâle, le pouls presque insensible, la respiration accélérée. Plus tard arrivent les suffocations et une véritable paralysie qui remonte des membres inférieurs jusqu'au tronc et au cou. Le patient se refroidit de plus en plus et meurt dans l'immobilité par syncope ou asphyxie ; quelquefois il se produit des tremblements musculaires et même des convulsions.

69. Premiers secours. — Les sels solubles de baryte, mis en contact avec un sulfate ou un carbonate solubles, se transforment en des précipités insolubles peu ou point dangereux. C'est donc la première indication à remplir : on donnera au malade une solution faite avec :

Sulfate de soude ou sulfate de magnésie. . 30 grammes
Eau. . . . . 1 litre

70. Si l'on n'a pas ces sels sous la main, on délayera

dans un litre d'eau une poignée de cendres de bois ; on passera à travers un linge fin et on fera boire par verrées rapidement.

Aussitôt après on fera vomir et on terminera par un lavement purgatif au sulfate de soude ou de magnésie : 30 grammes.

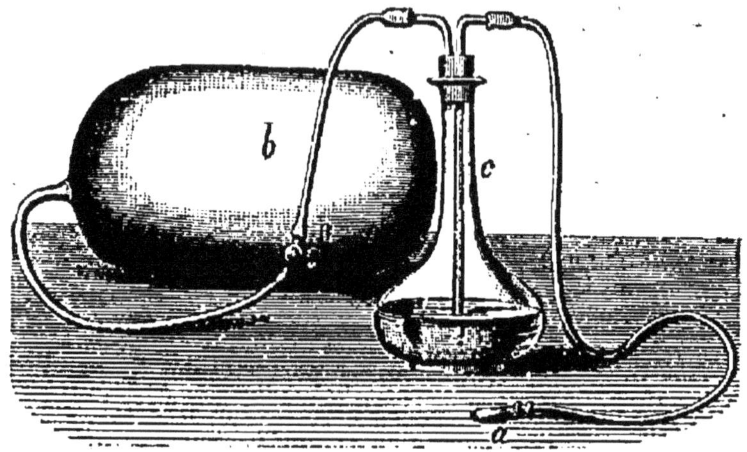

Fig. 1. — Appareil Limousin, pour le transport et l'administration de l'oxygène.

a, tube d'aspiration ; b, ballon contenant le gaz ; R, robinet permettant d'ouvrir ou de fermer l'issue du gaz ; c, carafe contenant de l'eau pour laver l'oxygène.

Quand les troubles produits par l'absorption sont déjà marqués, il faut avoir recours au médecin ; toutefois les aspirations d'oxygène pourraient rendre service contre les menaces d'asphyxie (186).

71. L'oxygène est un gaz dont la préparation n'offre aucune difficulté ; mais, pour en faire usage dans de bonnes conditions, il faut disposer d'un appareil spécial comme celui qu'a imaginé M. Limousin. Dans les grandes villes, les pharmaciens sont ordinairement en possession de cet appareil (fig. 1).

Sels de zinc.

72. L'*acétate*, le *chlorure* et le *sulfate de zinc (vitriol blanc, couperose blanche)* sont des sels solubles et vénéneux. Le chlorure est le plus corrosif, mais le sulfate a donné lieu à des accidents plus nombreux, parce qu'il est plus employé, et qu'il se confond aisément avec le sulfate de soude ou le sulfate de magnésie. Presque tous les empoisonnements dus au sulfate de zinc ont été le résultat de cette confusion malheureuse.

Ces sels ont une saveur styptique et métallique et produisent à la gorge une forte constriction ; ils sont vomitifs et même utilisés comme tels en médecine (6). Les vomissements ne tardent donc guère après leur ingestion, mais ces vomissements peuvent être mêlés de sang ; ils sont suivis de coliques et de diarrhée. Quand l'absorption du poison l'a transporté dans l'organisme, on observe des accidents analogues à ceux que nous avons décrits pour les sels de baryte (68) : affaiblissement graduel, refroidissement, crampes, la mort peut être la conséquence de ces graves désordres.

Premiers secours. — Provoquer les vomissements, s'ils ne se sont pas déjà produits, au moyen d'une barbe de plume huilée, puis donner abondamment de l'eau albumineuse (12), de la magnésie délayée dans l'eau (43).

73. Administrer ensuite un lavement ainsi composé :

> *Prenez* : Eau de guimauve . . . . 250 gr.
> Huile d'olive . . . . . 60 —

Sels de fer.

74. Le *sulfate de fer (vitriol vert, couperose verte)*, et le *perchlorure de fer* en solution concentrée, le premier surtout, ont une action irritante assez forte pour produire de graves accidents et même la mort.

Outre les symptômes généraux déterminés par les substances de ce groupe, ils provoquent des vomissements et des évacuations abondantes de matières brunes.

75. Premiers secours. — Faire vomir et immédiatement après faire boire abondamment une forte décoction de café (83), d'écorce de chêne ou de quinquina :

> *Prenez* : Quinquina gris . . . . . . 60 gr.
> Eau . . . . 1 litre.

Faites bouillir un quart d'heure, passez et administrez par tasses.

76. Pour la décoction d'écorce de chêne :

> *Prenez* : Écorce de chêne . . . . 100 gr.
> Eau . . . . 1 litre.

Préparez de la même manière.

Faute de mieux, eau albumineuse (12), eau de cendres (70), magnésie délayée dans l'eau (43).

Sels d'argent.

77. Le seul, parmi les sels d'argent, qui puisse être mis au nombre des poisons irritants et corrosifs, est le *nitrate* ou *azotate d'argent*, qui est employé en médecine, tantôt sous la forme cristallisée (*azotate d'argent cristallisé*), tantôt sous forme de crayons (*azotate d'argent fondu*).

Ses effets sont variables, et peut-être est-il plus dangereux quand il est ingéré en solution étendue qu'à dose massive. L'état de vacuité ou de plénitude de l'estomac modifie beaucoup les symptômes consécutifs, mais en général les premiers accidents, tels que : insensibilité générale, dilatation de la pupille, spasmes des membres supérieurs, sont de courte durée et incapables de menacer la vie. Cependant, en raison de l'incertitude où l'on est sur les suites de l'accident, les secours ont une grande opportunité.

Premiers secours. — Les vomissements arrivent généralement d'eux-mêmes après l'ingestion du nitrate d'argent; aussi le plus pressé, c'est de neutraliser le poison. Pour cela, on fera boire de l'eau albumineuse (12), à laquelle on aura ajouté une cuillerée de sel de cuisine.

78. La magnésie, le bicarbonate de soude (10 gr. dans un demi-litre d'eau) seraient administrés, à défaut du contre-poison précédent.

Sels d'or.

79. Le *chlorure d'or* et le *chlorure double d'or et de sodium* sont des sels solubles employés comme médicaments. A haute dose, ce sont de violents poisons corrosifs, le premier surtout. Les effets observés sont analogues à ceux que produit le sublimé corrosif (120).

Premiers secours. — Favoriser ou provoquer les vomissements par la titillation de la luette et les boissons mucilagineuses (eau de guimauve, de graine de lin sucrée) (14) données en abondance.

Bains tièdes, lavements émollients (73).

III. IRRITANTS VÉGÉTAUX OU D'ORIGINE VÉGÉTALE

80. Le plus grand nombre des poisons dont nous allons nous occuper sont employés comme médicaments. A dose médicinale, ils se comportent comme des purgatifs très puissants, et ils doivent à cette propriété le nom de *drastiques*, sous lequel on les désigne.

Les plus violents contiennent un principe actif, que les

chimistes ont isolé et nommé *vératrine*. C'est un de ces corps dangereux qu'on appelle des *alcaloïdes*, et ses effets toxiques peuvent être donnés comme le type des désordres que les drastiques produisent dans nos organes.

D'autres végétaux renferment également des alcaloïdes très vénéneux, plus ou moins rapprochés de la vératrine, mais d'une composition différente.

Enfin, il en est qui doivent leurs propriétés irritantes à des matières résineuses âcres, capables d'attaquer la peau revêtue de son épiderme, aussi bien que les muqueuses qui tapissent l'estomac et les intestins.

Toutes ces substances : végétaux, résines, huiles, alcaloïdes, ont été rangées par Tardieu dans la classe des poisons irritants et corrosifs, en raison de leur action locale sur les tissus. Ils les détruisent ou les altèrent profondément. Cependant, tandis que les poisons chimiques laissent des traces de leur passage dans les premières voies, sur les lèvres, dans la bouche, la gorge et l'estomac, les poisons végétaux s'attaquent plutôt à l'intestin, et c'est là qu'on a retrouvé les traces de leur présence, dans les cas où l'autopsie des victimes a pu être faite.

Il y a d'assez nombreux exemples d'empoisonnements par les drastiques, mais plutôt accidentels que criminels. Tantôt la dose trop élevée a transformé le purgatif en poison ; tantôt une racine dangereuse a été prise pour une racine alimentaire (bryone) ; tantôt enfin l'empoisonnement est la suite de tentatives abortives conseillées par des empiriques. Ceci prouve avec quelle circonspection il faut user des remèdes qu'on ne connaît pas bien et combien les avis compétents d'un médecin sont nécessaires pour diriger l'emploi des médicaments actifs.

Vératrine

81. La vératrine est le principe actif de l'ellébore blanc (80) et de plusieurs plantes voisines. On la retire principalement de la semence de cévadille (87). C'est une poudre cristaline blanche, presque insoluble dans l'eau, et l'un des plus violents poisons que l'on connaisse.

Si peu qu'on agite de la vératrine, par exemple en ouvrant une boîte, un flacon qui en contiennent, en dépliant le papier où elle est renfermée, il se répand dans l'air des particules légères de cette substance qui suffisent pour déterminer des éternûments violents et une sensation d'âcreté dans le sang.

Prise à l'intérieur à dose vénéneuse, elle provoque bientôt des douleurs brûlantes dans le ventre, des nausées, des vomissements bilieux très répétés et très pénibles, des selles abondantes souvent mêlées de sang comme dans la dysenterie et le choléra. Le malade se refroidit bientôt ; son pouls est petit, presque insensible ; à une extrême prostration succèdent des convulsions et des paralysies locales. La mort peut arriver en moins de douze heures.

Tous ces symptômes, plus ou moins atténués, appartiennent aux poisons drastiques et surtout aux végétaux qui contiennent de la vératrine.

82. **Premiers secours.** — Avant même de provoquer les vomissements, qui ne peuvent tarder à se produire d'eux-mêmes, on fera prendre au malade une forte décoction de café.

83. Pour préparer cette décoction :

Prenez : Café torréfié en poudre.   .   .   .   125 grammes
Eau bouillante   500   —

Faites passer rapidement et administrez coup sur coup et par petites tasses.

84. Ou bien la solution de tanin :

Prenez : Tanin. . . . .   5 grammes
Eau tiède   250   —

Agitez et administrez de même.

Quand des vomissements répétés se seront produits, on fera prendre de l'eau tiède en abondance, mêlée de quelques cuillerées d'huile d'olive.

85. Si des convulsions aggravaient l'état du malade, on donnerait tous les quarts d'heure une cuillerée à bouche de potion calmante :

Prenez : Eau commune. . . . . . .   100 grammes
Sirop de fleurs d'oranger . .   30   —
Éther . . . .   30 gouttes
Laudanum de Sydenham . .   30 gouttes

Mêlez.

Puis boissons émollientes, infusion de mauve miellée. Cataplasmes arrosés d'huile camphrée sur le ventre.

Ellébore blanc.

86. C'est une belle plante, *Veratrum album* L. (fig. 2, 3 et 4) commune dans les pays montagneux. La racine est employée en médecine.

Contenant de la vératrine, l'ellébore blanc se comporte comme un diminutif de ce violent poison. La poudre de racine est fortement sternutatoire.

Ingéré, l'ellébore provoque des vomissements, une purgation excessive, des selles dysentériques et ensuite tous les symptômes indiqués pour la vératrine (81), si la dose est très élevée.

Premiers secours. — Les mêmes que pour la vératrine (82).

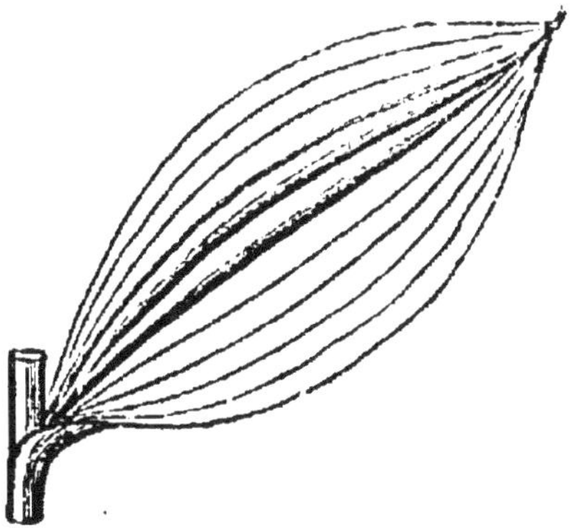
Fig. 3. — Ellébore blanc, feuille.

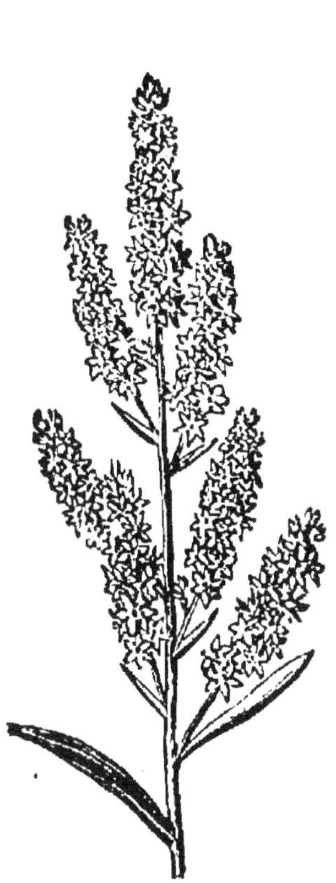
Fig. 2. — Ellébore blanc,
tige.

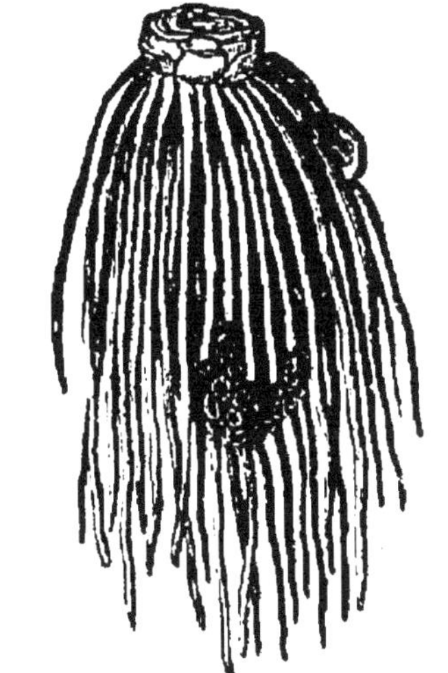
Fig. 4. — Ellébore blanc, racine.

Cévadille

87. Les semences de cette plante mexicaine (*Veratrum
officinale* Sch.) se trouvent chez les pharmaciens et droguistes. Elles sont très dangereuses parce qu'elles contiennent de la vératrine (81) et de plus un autre principe non

moins violent, le *sabadilline*. La poudre de cévadille est employée dans quelques pays, sous le nom de *poudre du capucin*, pour détruire les poux des enfants. Les accidents qu'elle peut produire ressemblent absolument à ceux qui suivent l'ingestion de la vératrine.

Premiers secours. — Les mêmes que pour la vératrine.

Colchique et colchicine.

88. Le *colchique* (*Colchicum autumnale* L.) a des fleurs roses qui émaillent nos prairies au commencement de l'automne (fig. 5); toutes les parties, mais surtout les semences et le bulbe, sont vénéneuses.

Les chimistes en ont extrait un alcaloïde, principe actif, la *colchicine*, poison que sa violence a fait placer à côté de la vératrine.

Les semences et le bulbe se trouvent dans les drogueries et les pharmacies ; mais la plante est si commune dans les prés, qu'il suffit de quelques coups de bêche pour se procurer des bulbes. Cependant les accidents auxquels ils ont donné lieu sont presque tous accidentels ou le résultat de tentatives de suicide. Les médicaments à base de colchique étant fréquemment employés contre la goutte, il est arrivé qu'on a pris d'un coup de fortes doses, soit par erreur, soit volontairement.

Le bulbe de colchique est facile à reconnaître ; il est gros comme un marron, conique, convexe d'un côté, aplati et creusé d'un sillon profond sur la face opposée. La chair en est blanche, à cause de la grande quantité d'amidon qu'il contient.

Les symptômes de l'empoisonnement par le colchique sont plus longs à apparaître que lorsqu'il s'agit de l'ellébore et de la vératrine, mais ils n'en sont pas moins redoutables; au bout d'une, deux et même trois heures, arrivent les nausées et des vomissements persistants, accompagnés de violentes douleurs de l'estomac et du ventre ;

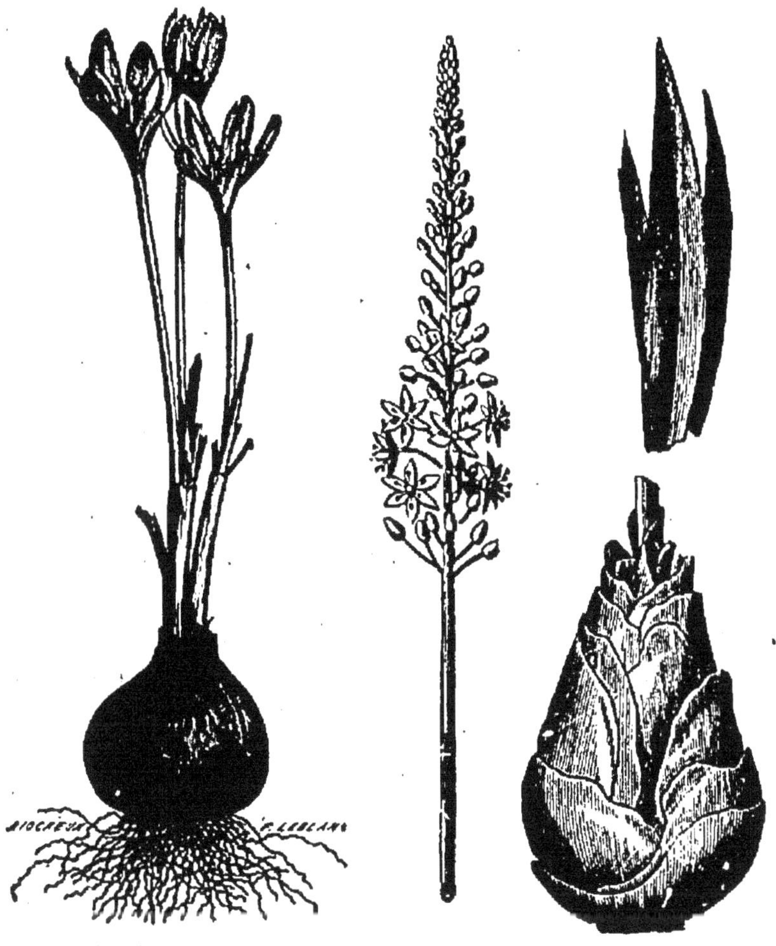

Fig. 5. — Colchique

Fig. 6. — Bulbe, feuille et sommité fleurie de scille.

bientôt après des selles muqueuses, sanguinolentes et même de sang pur. Des symptômes cholériformes se manifestent : faiblesse du pouls, refroidissement des extrémités, quelquefois convulsions, prostration, syncope mortelle.

Premiers secours. — Il faut employer les moyens indiqués pour la vératrine (82). Café et tanin, et aussitôt après provoquer les vomissements, s'ils n'ont pas eu lieu abondamment.

Plus tard, potion calmante (85), thé au rhum brûlant.

Administrer des lavements additionnés d'huile d'olive : 60 grammes (73).

Scille et scillitine.

89. La scille (*Scilla maritima* L.) est une belle plante des bords de la Méditerranée que l'on cultive dans les appartements (fig. 6). Le bulbe, qui est énorme, contient un suc amer, âcre et corrosif. Ce bulbe est formé de tuniques superposées que l'on fait sécher et qui sont employées en pharmacie.

Le principe actif est la *scillitine*, substance toxique et capable de produire, même à la dose de 5 centigrammes, une vive irritation de l'estomac et des intestins. La scille elle-même, à dose suffisante, peut provoquer des accidents analogues. Après des vomissements et des selles nombreuses, le malade tombe dans une sorte de coma et pourrait succomber à la paralysie des mouvements du cœur.

Premiers secours. — Après avoir facilité les vomissements, il convient d'employer rapidement les médicaments opiacés, comme la potion calmante (85), et les aromatiques alcooliques (thé au rhum), alternant avec de l'eau de Seltz artificielle.

Staphisaigre et delphine.

90. La staphisaigre (*Delphinium Staphisagria* L.) croît dans le midi de la France. Ses semences sont employées en poudre contre la gale et pour détruire les poux. Elles

sont purgatives et vomitives. On extrait de la staphisaigre la *delphine*, principe très vénéneux. Son action est semblable à celle des autres poisons de ce groupe : son ingestion est suivie de vomissements, de selles en diarrhée ; puis agitation, faiblesse, mouvements convulsifs.

Premiers secours. — Comme pour la vératrine (82).

Euphorbe, gomme-gutte.

91. La résine d'euphorbe des pharmacies (*Euphorbia canariensis* L.) vient d'Afrique. C'est un irritant des plus violents, qui produit tous les accidents déjà décrits et pourrait même causer la mort.

92. La gomme-gutte, résine du *Cambogia Gutta* L., vient de Ceylan : purgatif drastique, peu employé aujourd'hui à cause de son action trop vive sur l'intestin. A haute dose, elle se comporte comme un véritable poison.

Premiers secours. — Après avoir débarrassé l'économie de la substance dangereuse par les vomissements, on donnera la potion calmante (85) et des boissons mucilagineuses : eau de guimauve, sucrée avec le sirop de gomme.

Lavements de graine de lin (14). Cataplasmes.

Coloquinte, elaterium, bryone.

93. Le fruit de la *coloquinte* (*Cucumis colocynthis* L.), le suc du *concombre sauvage* (*Momordica Elaterium* L.), la racine de la *bryone* (*Bryonia dioïca* Jacq.) (fig. 7) sont trois irritants drastiques fournis par la famille des *Cucurbitacées*.

Pris à haute dose, ils provoquent les symptômes déjà plusieurs fois décrits et réclament les mêmes secours (82).

Autres substances dangereuses.

94. Nous réunissons ici un certain nombre de substances âcres qui, par suite de méprises, ont donné lieu à des accidents graves. Toutes ont, au point de vue de l'action sur notre organisme, des caractères communs.

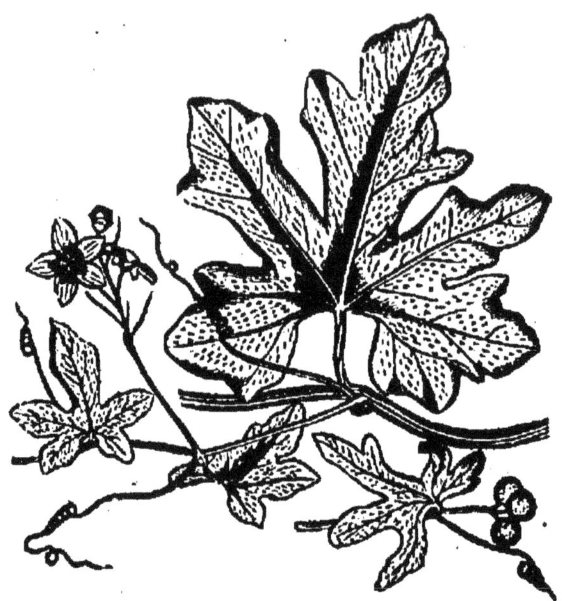

Fig. 7. — Bryone.

95. Anémones. — L'*anémone des bois* ou *sylvie*, l'*anémone des prés* ou *pulsatille noire*, l'*anémone pulsatille* ou *coquelourde* (fig. 8) et l'*hépatique* sont des plantes âcres, qui perdent leurs propriétés dangereuses par la dessiccation.

96. Croton tiglium. — Semences originaires des Moluques, dont on extrait une huile irritante, très usitée en médecine. Ces semences sont ovales, recouvertes d'une enveloppe dure, noirâtre, présentant deux nervures latérales

saillantes. L'huile est encore plus dangereuse que la semence elle-même ; une ou deux gouttes produisent une purgation violente.

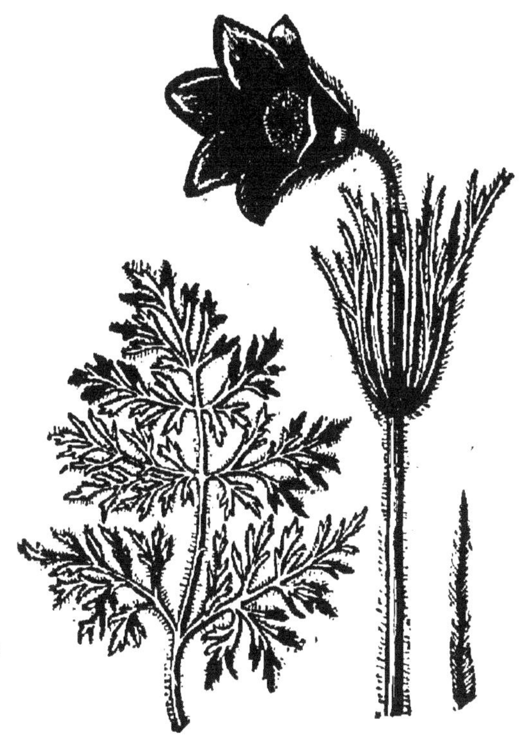

Fig. 8. — Anémone pulsatille.

97. ÉPURGE (*Euphorbia Lathyris* L.). — Plante commune dans nos contrées, dont les semences fournissent une huile analogue à l'huile de *Croton tiglium*.

98. GAROU (*Daphne Gnidium* L.). — L'écorce de garou et celle d'un arbrisseau voisin, le *bois gentil* (*Daphne Mezereum* L.) sont encore employées dans les campagnes pour établir les vésicatoires.

99. GRATIOLE (*Gratiola officinalis* L.). — Plante commune dans les lieux humides et connue dans les campa-

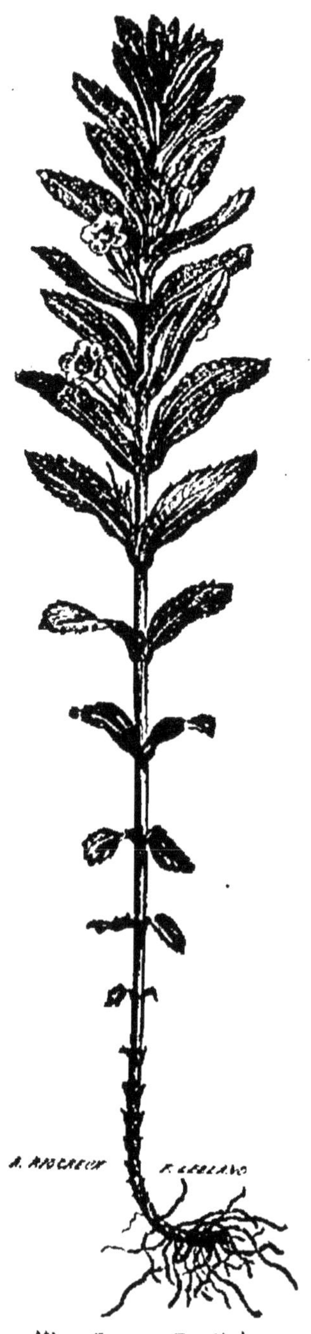

Fig. 9. — Gratiole.

gnes sous le nom d'*herbe à pauvre homme* (fig. 9). C'est un purgatif violent, dangereux même.

100. JALAP (*Exogonium Purga* Benth.). — Les tubercules de jalap nous viennent du Mexique ; on les réduit en poudre, on en extrait une résine et, sous ces deux formes, le jalap constitue un purgatif drastique irritant. La résine surtout doit être employée avec précaution.

101. MOURON ROUGE (*Anagallis phœnicea* L.). — Petite plante, à fleurs rouges, commune dans les champs.

102. PIGNON D'INDE. — On connaît sous ce nom les semences du *médicinier* (*Jatropha Curcas* L.), arbre qui croît au Pérou. Elles ressemblent comme forme aux semences de ricin, mais sont plus grosses, d'une couleur noirâtre terne. L'amande, qui est blanche, contient une huile drastique, irritante, un peu moins active cependant que celle du *Croton tiglium*.

103. RICIN (*Ricinus communis* L.). — Originaire des pays chauds, mais cultivé dans les jardins comme plante d'ornement (fig. 10).

Les semences donnent, par expression, une huile très usitée comme purgatif. L'amande, avant comme après l'extraction de l'huile, est un poison âcre, dangereux (fig. 11 et 12.

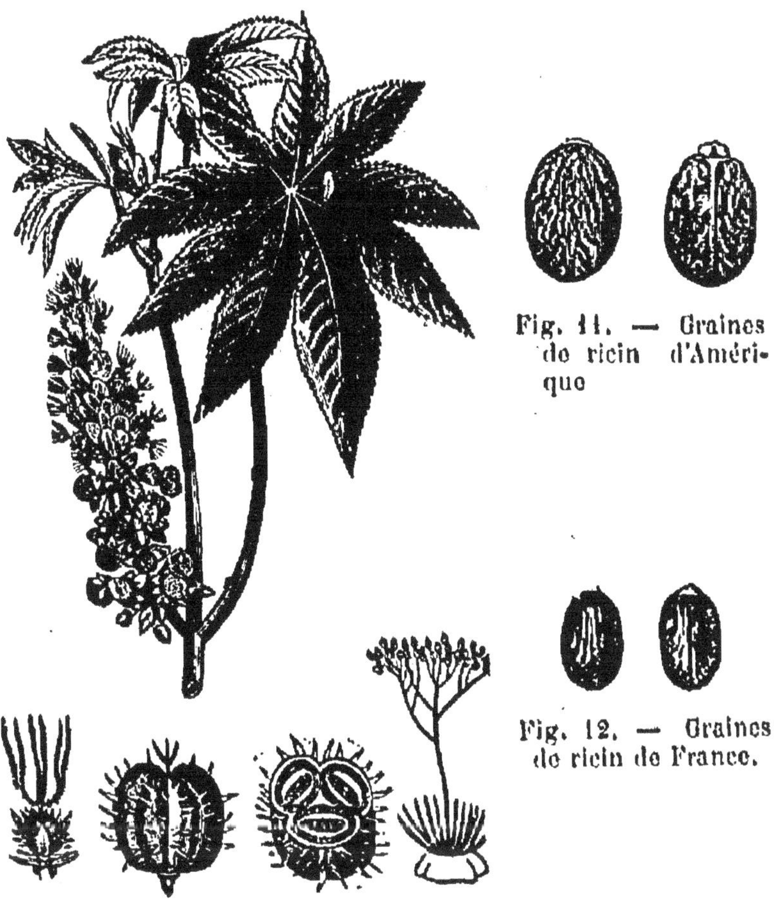

Fig. 11. — Graines de ricin d'Amérique

Fig. 12. — Graines de ricin de France.

Fig. 10. — Ricin, [plante fleurie et fruit.

101. Rue (*Ruta graveolens* L.) (fig.13). — Plante vivace, à laquelle on attribue des propriétés abortives. Son usage dans un but criminel a souvent causé des empoisonne-

ments. Elle a des feuilles glauques, des feuilles jaunes et répand une odeur désagréable.

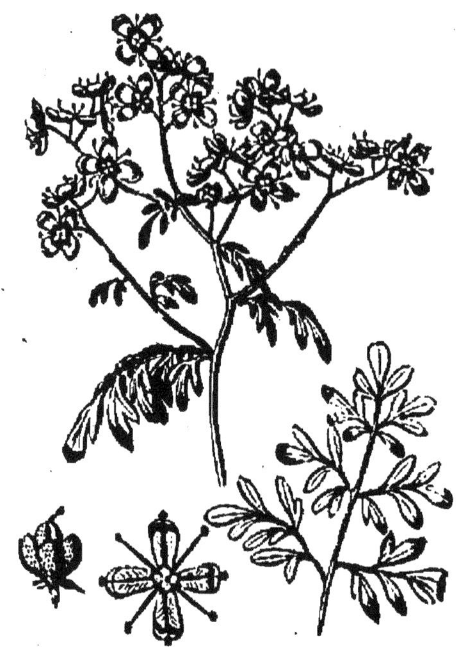

Fig. 13 — Rue.

105. SABINE (*Juniperus Sabina* L.). — Arbrisseau du midi de l'Europe, à feuillage linéaire, vert foncé, à odeur fétide. Elle est, de même que la précédente, considérée comme abortive, et a donné lieu aux mêmes accidents.

106. SUMAC VÉNÉNEUX (*Rhus radicans* et *Rhus toxicodendron* L.). — Ces plantes, d'origine américaine, sont cultivées en Europe ; on leur attribue une propriété singulière : elles dégageraient en été, le soir principalement, des vapeurs âcres et irritantes, lesquelles détermineraient, chez certaines personnes à peau délicate, des démangeaisons et des gonflements du visage, des mains et même des parties recouvertes par les vêtements. Cependant ces accidents disparaissent rapidement, quand on a soin de s'éloigner de la cause qui les a produits.

On conçoit qu'une plante dont les émanations sont à ce point dangereuses doive agir à l'intérieur comme un poison irritant corrosif.

107. Les CLÉMATITES, la CHÉLIDOINE OU GRANDE ÉCLAIRE dont le suc jaune est caustique, la COURONNE IMPÉRIALE, la JOUBARBE DES TOITS, le NARCISSE DES PRÉS, doivent être rangés au nombre des poisons irritants végétaux.

Premiers secours. — Obtenir les vomissements sans employer les vomitifs, donner la décoction de café (83) ou la solution de tannin (84), puis la potion calmante (85).

IV. POISONS IRRITANTS MÉCANIQUES

108. Ce qui distingue tout d'abord les poisons irritants, c'est l'action locale énergique qu'ils exercent sur les parties du corps avec lesquelles ils sont mis en contact. A ce point de vue, il paraît logique de ranger dans la même classe, les matières, d'ailleurs parfaitement inoffensives, qui, par leurs formes, sont aptes à entamer, à pénétrer les tissus, tels que la membrane qui tapisse l'estomac et les intestins. Quelques exemples pour expliquer notre pensée :

Le fer métallique n'a pas de propriétés toxiques, aussi l'emploie-t-on journellement dans l'économie domestique sous forme de vases, de couteaux, de fourchettes, sans inconvénient aucun ; de même on pourrait avaler des grains de fer arrondis, sans que la santé en fût aucunement dérangée. Mais on comprend aussi que, sous forme d'aiguilles, de lames de canif, etc., le fer ne soit pas recherché comme aliment.

Le verre réduit en poudre fine, ou sous forme de glo-

bules sphériques, pourrait être avalé sans danger ; il par-
courrait le canal digestif d'un bout à l'autre, sans éprouver la plus légère modification ; mais qu'on le suppose
en morceaux anguleux, tranchants, ses débris pourront
s'implanter ici et là, traverser les membranes et les tissus,
cheminer dans diverses parties du corps et susciter tôt ou
tard des accidents de la plus haute gravité.

Ce ne sont pas là des poisons à proprement parler, mais
plutôt des corps étrangers dangereux. Ce qui nous engage
à les faire figurer ici à côté des poisons irritants, c'est
que la croyance populaire les considère comme tels, et
que cette croyance s'est manifestée maintes fois par des
tentatives criminelles.

Verre et émail pilés

109. Le verre et l'émail finement pulvérisés peuvent
être avalés impunément ; en morceaux anguleux, ils peuvent, comme tout autre corps aigu, déchirer et enflammer
les membranes de l'estomac. Dans ce cas, la victime se
plaindrait de douleurs de l'estomac, de chaleur, et des
autres symptômes qui caractérisent ordinairement une
lésion de cet organe. Il peut arriver qu'aucun phénomène
inquiétant ne se manifeste d'abord et que les suites de
l'accident ne se révèlent qu'un long temps après ; mais
alors les soins d'un médecin, éclairé sur la situation,
pourraient seuls avoir de l'efficacité.

Premiers secours. — Il s'agit de soustraire les parois
stomacales, autant que possible, au contact des débris
tranchants ; la première indication à remplir sera donc
d'accumuler dans l'estomac une grande masse d'aliments:
haricots, pois, pommes de terre, féculents de toute sorte;

choux, panade épaisse. Cela fait, on provoquera les vomissements au moyen de l'émétique (6).

Ensuite faire boire du lait ; administrer des lavements
émollients ; couvrir le ventre de cataplasmes laudanisés.

Aiguilles et épingles

110. Mêlées aux aliments par accident ou par malveil-
lance, elles peuvent s'implanter dans un point quelconque du tube digestif, pénétrer dans les organes voisins et
provoquer dans un délai très variable des symptômes inquiétants. Ceci cependant est l'exception ; en général,
elles cheminent avec les matières alimentaires et sortent
avec les selles, sans donner lieu à d'autres symptômes que
des douleurs aiguës et passagères qui cessent aussitôt
qu'elles ont été expulsées.

Souvent aussi on a vu des aiguilles, avalées depuis
longtemps, venir poindre sous la peau dans des régions
quelquefois très éloignées, sans avoir jamais produit
aucun accident. On cite des cas où les aiguilles ont été
ainsi éliminées par centaines et n'ont aucunement contribué à la mort des individus.

Premiers secours. — Il faut se garder de donner un
vomitif ; le mieux est de faire boire de l'eau gommée (13) en abondance, mélangée de quelques cuillerées
d'huile d'olives ou d'amandes douces.

111. Pour soulager le malade, s'il a des douleurs vives,
faire des fomentations calmantes.

> *Prenez :* Baume tranquille . . . . . . 60 grammes
> Laudanum de Sydenham . . . 4 —
> Chloroforme . . . . 4 —

Mêlez. Versez sur une flanelle chaude et frictionnez
doucement.

II. Poisons hyposthénisants.

112. Ce qui distingue les poisons de cette classe, c'est que leur action devient dangereuse surtout après qu'ils ont été absorbés et portés dans la circulation. Tout d'abord leurs effets peuvent offrir une certaine ressemblance avec ceux des corps irritants ; plusieurs ont une saveur âcre, provoquent la constriction de la gorge, des nausées, des vomissements, de la diarrhée, mais ces symptômes sont moins subits, moins intenses, et, bientôt après, ils sont suivis d'une prostration extrême, d'un état syncopal fort alarmant. Il faut ajouter à ces signes : l'oppression, la soif ardente, l'absence d'urine, le ballonnement du ventre, le refroidissement, les crampes et parfois des convulsions partielles ou générales. Peu à peu la voix s'éteint, la peau est cyanosée par places, puis les sueurs visqueuses se montrent, accompagnées de convulsions et suivies d'une syncope souvent mortelle.

Quand le malade guérit, la convalescence est longue et troublée par des retours inattendus des précédents accidents ; la santé peut être altérée pour longtemps et même à jamais perdue.

Quelques maladies à marche rapide peuvent être confondues avec ce genre d'empoisonnement ; telles sont : l'indigestion grave (204), le choléra (206), certaines formes de fièvre typhoïde : dans ce dernier cas, un médecin ne s'y tromperait pas.

113. Premiers secours. — En l'absence de toute indication précise, et les symptômes n'offrant pas la gravité effrayante de ceux qui suivent l'ingestion des poisons irritants, on aura recours avec une certaine prudence aux

moyens indiqués (5). On fera boire au malade du lait, de l'eau albumineuse (12) en quantité ; au besoin, on aura recours à l'antidote à l'hydrate ferrique du Dr Jeannel (30) ; on combattra le refroidissement et les crampes par les moyens ordinaires.

Nous supposerons qu'on a quelques renseignements sur la nature du poison et, pour faciliter les recherches, nous diviserons les hyposthénisants en trois sections répondant à leur origine : minérale, végétale ou animale.

I. HYPOSTHÉNISANTS MINÉRAUX.

Arsenic.

114. L'histoire de l'empoisonnement en général a été pendant longtemps celle de l'arsenic ; mais l'usage criminel qui en a été fait ayant forcé les chimistes à concentrer leur attention sur lui, on est parvenu à instituer des méthodes qui permettent de constater sa présence dans les entrailles des victimes, en quantité infinitésimale, et peu à peu les empoisonneurs ont dû s'adresser à des agents moins connus. Cependant il occupe encore une place considérable dans la statistique, soit parce qu'il est assez aisé de se le procurer, soit parce que les criminels, ayant en général des connaissances toxicologiques peu étendues, y ont recours de préférence.

Les différentes formes sous lesquelles l'arsenic se rencontre dans le commerce et l'industrie sont toutes dangereuses. Nous allons indiquer les principales :

L'arsenic du commerce (*acide arsénieux, oxyde blanc d'arsenic*) est un des poisons les plus violents à la dose de quelques centigrammes. Il est le plus souvent en poudre, plus ou moins fine, ressemblant à du sucre et presque sans saveur. Ces apparences bénignes font qu'il est d'autant plus dangereux ; il peut être mêlé aux aliments, aux boissons et avalé par la victime, sans dénoncer sa présence autrement que par ses effets. Très répandu dans l'industrie des arts chimiques, il entre également dans la composition de la *mort-aux-rats*.

Les *arséniates de potasse, de soude* et *d'ammoniaque,* l'*arsénite de potasse (liqueur de Fowler)* sont des poisons également actifs, mais ne se trouvent que dans les pharmacies.

Les *sulfures d'arsenic* artificiels (*orpiment* et *réalgar*), employés comme matières colorantes et utilisés comme épilatoires, sont surtout dangereux par la forte proportion d'acide arsénieux qu'ils contiennent. L'orpiment fait partie du *rusma* ou pâte épilatoire des Turcs.

Le *cobolt, cobalt* ou *arsenic noir, mort-aux-mouches,* est de l'arsenic métallique impur ; il contient toujours un peu d'acide arsénieux, qui lui donne une action toxique des plus nettes.

Les *pâtes arsenicales,* dites du frère Côme, de Rousselot, de Dupuytren, de Dubois, sont des médicaments caustiques à base d'arsenic, que le public n'a pas ordinairement sous la main.

Beaucoup de couleurs vertes sont des sels formés par la combinaison de deux substances toxiques : l'arsenic et le cuivre. Tels sont le *vert de Scheele,* le *vert de Schweinfurt,* le *vert Paul-Véronèse.* Les ouvriers qui les emploient, spécialement les fleuristes, sont exposés à des affections de la peau, qui n'ont pas d'autre origine.

Enfin une préparation utilisée par les naturalistes pour conserver les dépouilles d'animaux et connue sous le nom de savon de *Bécœur*, contient près du tiers de son poids d'acide arsénieux.

Tous les composés arsenicaux sont des poisons énergiques, même à faible dose. Pris par l'estomac, introduits dans l'intestin ou appliqués sur une plaie, ils déterminent des accidents généraux identiques, indépendamment de leur action locale. Les symptômes qui suivent l'absorption sont assez variables, mais se distinguent toujours par la dépression des forces, qui fait de l'arsenic le type des poisons hyposthénisants ; cependant cet effet ultime est le plus ordinairement précédé d'accidents caractéristiques que nous devons rapidement indiquer. L'individu empoisonné éprouve à la gorge une sensation de chaleur âcre, bientôt suivie de vomissements répétés de matières alimentaires, puis de matières blanchâtres. La soif ardente appelle les boissons, qui amènent de nouveaux vomissements. L'estomac est douloureux, d'une sensibilité extrême à la pression ; les traits sont altérés, le pouls petit ; la faiblesse extrême se traduit souvent par la syncope. Cet état, avec des intermittences irrégulières, peut se prolonger plusieurs jours ; cependant, malgré la cessation des vomissements, on voit persister l'âcreté de la gorge, la soif, la prostration, les étouffements et l'irrégularité du pouls. Le ventre est ballonné et sensible ; il y a de la fièvre ; le malade, qui ne peut trouver un instant de sommeil, est tantôt agité, tantôt défaillant.

Nous ne continuerons pas ce tableau, parce que les secours médicaux sont déjà acquis à la victime quand les symptômes ont pris cette gravité. Ce que nous avons dit suffit pour indiquer aux assistants éclairés le poison qu'ils ont à combattre.

Premiers secours. — Débarrasser l'estomac des matières qu'il contient en provoquant les vomissements par des titillations de la luette, de l'eau tiède en abondance, et au besoin par les vomitifs (6).

Ensuite, administrer un purgatif huileux (huile de ricin, 30 grammes).

115. Quelques instants après, faire prendre de la magnésie hydratée :

> *Prenez* : Magnésie calcinée . . . . 20 gr.
> Eau distillée ou de pluie . . 500 —

Faites bouillir le tout pendant vingt minutes ; faites prendre par verrées de quart d'heure en quart d'heure.

116. L'hydrate de peroxyde de fer est aussi un excellent contre-poison :

> *Prenez* : Perchlorure de fer liquide . 30 gr.
> Eau de pluie. . . . . . . 3 litres.

Mélangez et versez peu à peu dans une terrine, où vous avez mis d'avance un verre d'ammoniaque. Il se produit un précipité rougeâtre, qu'on laisse déposer, qu'on lave avec soin et qui, délayé dans l'eau, est peut-être le meilleur et le plus inoffensif des contre-poisons de l'arsenic.

On peut également utiliser avec succès l'antidote à l'hydrate ferrique du Dr Jeannel (1).

Phosphore.

117. Le phosphore a pris une place voisine de l'arsenic dans la statistique criminelle. Cela s'explique par la facilité qu'on a à se procurer des préparations qui le contiennent ; *allumettes* et *pâtes phosphorées* destinées à la destruction des rats. D'ailleurs les ouvriers qui le travaillent sont exposés à des affections graves, et, pour toutes ces

raisons, on a cherché à introduire dans l'usage une modification physique du phosphore, connue sous le nom de *phosphore rouge*, qui malheureusement n'a pas tenu toutes les promesses qu'on avait faites en son nom. Les dangers auxquels sont exposés les ouvriers paraissent être évités au moyen d'une précaution préventive qui a été indiquée par M. le professeur Personne. On leur fait porter, attachée à la poitrine, une fiole ouverte contenant une petite éponge ou du coton, imbibés d'essence de térébenthine. Les vapeurs d'essence répandues dans l'atmosphère annihilent les effets toxiques, qu'on attribuait avec raison aux vapeurs de phosphore.

Le phosphore pur en bâtons ne se trouve que dans les laboratoires. Les allumettes et les pâtes phosphorées ont, au contraire, servi souvent à des tentatives de suicide ou à des empoisonnements criminels.

Les symptômes sont les suivants : aussitôt après que le poison a été avalé, il se produit des hoquets, des éructations à odeur d'ail et lumineuses dans l'obscurité ; les vomissements se font souvent attendre quatre ou cinq heures et sont précédés de douleur à la gorge, avec gonflement de la langue et sensation de chaleur vive au creux de l'estomac. Les matières vomies sont phosphorescentes ; le ventre est sensible et ballonné ; quelques selles en diarrhée peuvent se produire. Le pouls est petit, ralenti, faible. Après un certain temps, les accidents paraissent se calmer et se réduire à une simple jaunisse, mais ce calme est souvent trompeur et il est nécessaire d'avoir recours au médecin qui institue le traitement approprié. Il ne faut pas oublier que cet empoisonnement est souvent mortel alors même que tous les accidents semblent s'atténuer et que la convalescence paraît s'établir.

Premiers secours. — Il faut d'abord débarrasser l'estomac par un vomitif (6).

118. Ou par un éméto-cathartique, dont voici la formule :

> *Prenez* : Émétique . . . . . . 10 cgr.
> Sulfate de soude . . . . 15 gr.
> Eau chaude. . . . . . 250 —

A donner en trois doses, à un quart d'heure d'intervalle. Cette préparation provoque à la fois les vomissements et les selles.

Faire prendre ensuite de l'eau albumineuse (12), de l'eau de chaux (44), de la magnésie calcinée délayée dans l'eau (43) ; faute de mieux, du lait.

Éviter l'*huile* et les *corps gras*.

Cuivre.

119. Le cuivre à l'état métallique n'est pas vénéneux, mais tous les composés dont il fait partie le sont plus ou moins. Parmi ses composés, les plus communs sont les suivants :

Le *sulfate de cuivre* (*vitriol bleu*), très employé dans les arts et même dans la fabrication des conserves pour donner aux légumes une belle couleur verte.

L'*acétate de cuivre* (*cristaux de Vénus*, *verdet cristallisé*), également commun et presque aussi actif que le précédent.

Le *verdet gris* ou *vert-de-gris* du commerce et le *vert-de-gris* qui se forme dans les ustensiles de cuivre sont moins dangereux, bien qu'encore redoutables.

Les empoisonnements par le cuivre sont généralement dus à des imprudences ; la saveur atroce de ses sels éloigne l'idée des tentatives criminelles.

Les symptômes varient suivant la forme de l'empoisonnement, qui peut être aiguë ou lente. Nous n'avons à nous occuper ici que de la forme aiguë, dont voici les signes : moins d'un quart d'heure après l'absorption, surtout quand il s'agit du vert-de-gris, vomissements verdâtres abondants, coliques atroces, selles répétées, douleurs vives dans la tête et dans la région du cœur. La langue est humide, mais la bouche est pâteuse avec sentiment de dégoût et saveur cuivreuse persistante. Le pouls se déprime, en même temps que se montrent des sueurs abondantes, des crampes, des contractions violentes de la gorge et des mâchoires. Les secours convenablement administrés peuvent enrayer les accidents, bien que la faiblesse générale, les douleurs de tête et du cœur puissent persister longtemps encore.

Premiers secours. — On favorisera les vomissements et les selles par des boissons tièdes et des lavements émollients, et tout aussitôt on administrera en grande quantité de l'eau albumineuse (12), qui est le meilleur contre-poison des sels de cuivre.

On peut donner également l'antidote au sulfure de fer du Dr Jeannel (15).

Mercure.

120. Le mercure métallique, tel qu'il est employé à la fabrication des baromètres et des thermomètres, est inoffensif ; mais quand il est très divisé par la trituration avec une autre substance, comme le sucre, un corps gras, une conserve de fruits, il a des propriétés vénéneuses très marquées. Les sels surtout sont de violents poisons, et parmi eux il faut faire une place à part au *sublimé corrosif* ou *deutochlorure de mercure*, que nous prendrons comme

type dans la description des symptômes de l'empoisonnement mercuriel.

C'est un sel blanc satiné, cristallisé en aiguilles agglomérées et très lourd. C'est de tous les composés mercuriels celui qui a causé le plus d'accidents.

Le *cyanure de mercure*, beaucoup moins répandu, est tout aussi violent. Le *précipité rouge (oxyde de mercure)*, les *iodures*, le *nitrate acide* des pharmacies, le *sulfure rouge (vermillon ou cinabre)*, employé comme couleur, sont très vénéneux.

Le *calomel (protochlorure de mercure)*, usité comme purgatif et inoffensif à dose modérée, devient un toxique puissant par son mélange avec certains corps, comme le sel de cuisine et les acides. Il faut donc éviter, quand on se purge avec le calomel, de prendre en même temps du bouillon salé ou des limonades.

L'empoisonnement mercuriel peut avoir pour cause l'application de certains médicaments sur la peau, ou l'absorption des vapeurs que ce métal dégage. Mais, dans ces deux cas, on a affaire à une intoxication lente qui se manifeste par des symptômes beaucoup moins tranchés, et l'intervention de secours immédiats n'est pas nécessaire.

Il n'en est pas de même quand le sublimé corrosif a été pris à l'intérieur ; les symptômes éclatent avec une grande rapidité : on croirait être en présence d'un de ces empoisonnements rapides, menaçants, que provoquent les irritants. Au début, le malade ressent dans la gorge et la bouche une saveur métallique désagréable, puis la langue, les gencives se tuméfient et une sensation de brûlure s'étend jusqu'au creux de l'estomac en provoquant des douleurs atroces. Les vomissements arrivent abondamment, suivis de selles répétées, avec tension et douleurs vives du ventre.

Le visage, tantôt rouge, fiévreux, tantôt livide, baigné de sueurs visqueuses, exprime la souffrance, l'abattement, l'anéantissement des forces. Le pouls tombe rapidement, les urines sont rares ou nulles, la respiration est haletante, pénible. L'haleine devient fétide et prend une odeur spéciale ; la salivation est très abondante, les dents sont ébranlées, les lèvres et les joues sont d'un rouge luisant. Après un moment de calme relatif, tous ces symptômes peuvent se montrer de nouveau et se prolonger jusqu'à la mort ; il importe de porter des secours prompts et appropriés.

121. Premiers secours. — Il existe heureusement un merveilleux contre-poison des sels de mercure, c'est l'albumine. Elle forme avec eux des corps insolubles ou peu solubles d'une action bien moins énergique, et en ayant soin de provoquer les vomissements après l'administration du contre-poison, on enraye rapidement les progrès du mal. On donnera donc immédiatement un verre d'eau albumineuse (12), puis on fera vomir ; on recommencera de même trois ou quatre fois de suite.

Pour préparer cette eau albumineuse, il est inutile de séparer les blancs des jaunes ; leur mélange est efficace. On cassera donc dans un grand bol cinq ou six œufs, que l'on délayera avec deux verres d'eau au moyen d'un balai ou d'une fourchette, et l'on fera prendre au malade comme précédemment.

A défaut d'œufs, une poignée de farine délayée dans l'eau, du lait, même de l'eau ordinaire donnée en quantité, rendront d'utiles services. Les eaux sulfureuses, comme celles d'Enghien, de Bonnes, etc., sont aussi de bons contre-poisons.

Antimoine

122. L'antimoine métallique serait sans action sur l'économie, s'il n'était facilement attaqué par les sucs que sécrètent l'estomac et l'intestin. Les acides et les sels que contiennent nos humeurs dissolvent une très petite quantité de métal et il en résulte des effets vomitifs et purgatifs marqués. C'est sur cette observation qu'était fondé autrefois l'usage des *pilules perpétuelles*, globules d'antimoine, que l'on avalait pour se purger et qui — cela paraît révoltant aujourd'hui — servaient indéfiniment au même usage.

Les sels d'antimoine solubles sont très vénéneux. L'action de l'*émétique* (*tartrate d'antimoine et de potasse, tartre stibié*) en est le type le plus accentué. Le *kermès* des pharmacies, l'*antimoine diaphorétique*, ne sont des poisons qu'à des doses beaucoup plus élevées, ou quand on les met en présence de liquides qui les dissolvent en partie. Malgré la facilité avec laquelle on se procure l'émétique, les empoisonnements qui peuvent lui être attribués (suicides ou criminels) sont relativement rares.

Les symptômes varient suivant que le poison a été administré d'un seul coup ou par petites doses réitérées.

Dans le premier cas, au bout de quelques minutes, la victime accuse dans la bouche une saveur métallique et est prise de vomissements abondants et répétés, suivis de selles liquides. Le creux de l'estomac est le siège d'une vive douleur et bientôt se montrent les défaillances, les syncopes, avec agitation, vertiges, ivresse apparente. Si les accidents s'aggravent et n'ont pas été enrayés par les vomissements, un hoquet s'empare du malade, les extrémités se refroidissent, prennent une teinte bleuâtre, et un dénoûment funeste est à craindre.

Une dose excessive d'émétique prise d'un seul coup peut ne pas produire de vomissements, mais seulement des selles, une prostration complète et la mort en quelques heures.

Quand l'empoisonnement a lieu par l'administration de petites doses répétées, les symptômes sont plus insidieux, moins faciles à reconnaître, mais non moins redoutables : nausées pénibles, vomissements bilieux, abattement, diarrhée alternant avec de la constipation, pouls petit, serré, pâleur de la face, perte de la voix et des forces, sueurs visqueuses, épuisement rapide. Mais ici, l'aggravation marche lentement et les soins à prescrire sont de la compétence seule du médecin.

L'émétique peut encore causer un empoisonnement grave, quand il est appliqué en grande quantité sur une plaie vive. Le poison étant absorbé amène rapidement les désordres que nous avons indiqués dans l'empoisonnement aigu.

Premiers secours. — Pendant qu'on favorise les vomissements par la titillation de la luette, au moyen d'une barbe de plume huilée, on prépare à la hâte une solution de tanin ou une décoction de l'une des substances astringentes que l'on peut avoir sous la main.

123. La solution de tanin sera ainsi composée :

Prenez : Tanin . . . . 2 grammes
Eau de pluie. . . . . . . 100 —

Faites dissoudre et administrez en deux fois à quelques minutes d'intervalle.

124. A défaut de tanin, donner de même la décoction de

quinquina, de noix de galle, d'écorce de chêne, de roses de Provins, de cachou :

> *Prenez :* Noix de galle . . . . 6 grammes
> Eau de pluie. . . . . . . 125 —

Faites bouillir dix minutes et passez.

On préparerait de même les autres décoctions, que l'on administrerait comme plus haut.

125. Ou encore une forte décoction de café :

> *Prenez :* Café . . . . 30 grammes
> Eau bouillante . . . . . 100 —

Le tanin et les substances qui renferment ce principe sont d'excellents contre-poisons de l'émétique et généralement de tous les composés antimoniaux. Administrés à temps, ils enrayent les accidents et permettent d'attendre l'arrivée du médecin.

Sels d'étain

126. Parmi les sels d'étain, on ne cite guère que le *protochlorure*, qui ait, dans une circonstance, occasionné des accidents : une bonne avait salé les aliments de ses maîtres avec ce sel qu'elle avait pris pour du sel de cuisine. Les victimes de cette erreur furent prises, quelques heures après, de vives douleurs épigastriques, de violentes coliques et de selles abondantes ; mais elles furent rétablies au bout de deux jours.

Les expériences faites sur les animaux prouvent d'ailleurs que les sels solubles d'étain sont très vénéneux à haute dose et qu'ils pourraient causer la mort.

Premiers secours. — Faire vomir (6), puis donner au malade une grande quantité de lait et d'eau albumineuse (12), qui forment avec le poison des combinaisons insolubles et par conséquent inertes.

Sel de nitre et sel d'oseille.

127. Le *sel de nitre* (*azotate* ou *nitrate de potasse, salpêtre*) est souvent confondu avec le *sel de Sedlitz*, usité comme purgatif et dans ces circonstances il a causé de graves accidents.

Le *sel d'oseille* (*oxalate de potasse*), qu'on emploie pour enlever les taches d'encre ou de rouille, a aussi occasionné quelques méprises.

Ces deux sels ont une action analogue et, pris à une dose élevée, sont des poisons dangereux.

Les symptômes sont les vomissements et les selles, des syncopes, une douleur vive du cœur et de l'estomac, l'abaissement du pouls, le refroidissement général. Des secours rapides sont urgents, car l'aggravation des accidents peut entraîner la mort.

Premiers secours. — Favoriser les vomissements, puis donner 30 gr. d'huile de ricin.

Si c'est le nitre qu'il s'agit de combattre, on fera prendre ensuite des boissons chaudes, additionnées d'eau-de-vie ou de rhum pour relever les forces.

S'il s'agit du sel d'oseille, on emploiera les moyens indiqués à l'article *Acide oxalique* (42).

II. HYPOSTHÉNISANTS VÉGÉTAUX

Digitale et Digitaline.

128. La *digitale pourprée* (*Digitalis purpurea* L.) contient un principe particulier, la *digitaline*, qui est un des poisons les plus violents. Aussi les effets de la plante elle-

même ne sont-ils qu'une atténuation de ceux de son principe actif. La digitale (fig. 14) a été quelquefois confondue

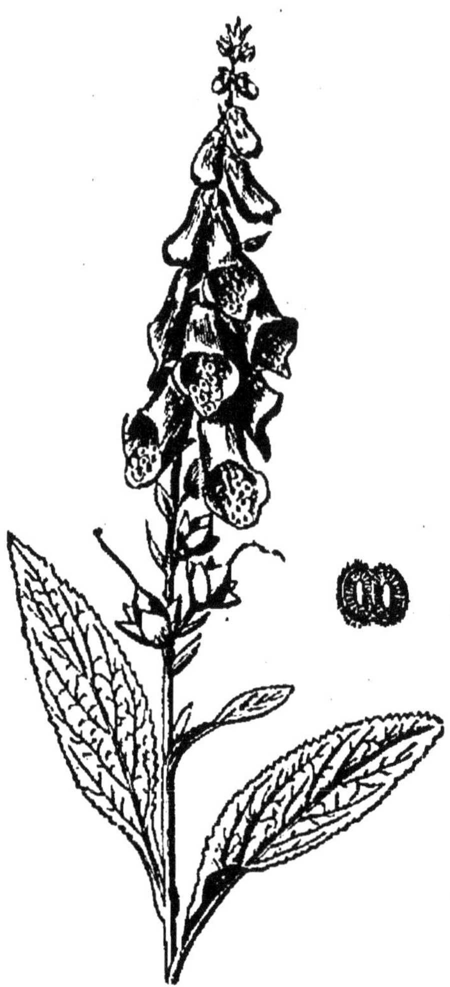

Fig. 14. — Digitale pourprée.

avec des plantes inoffensives, comme la *grande consoude* ou le *bouillon blanc*; quant à la digitaline, elle a été l'instrument de tentatives criminelles, comme dans l'affaire Lapommerais.

Les différents médicaments préparés avec la digitale : *poudre, teintures, extraits,* etc., ne doivent pas être laissés à la portée des enfants ou même des ignorants.

Les symptômes sont le malaise, les vomissements répétés, quoique souvent tardifs, de matières glaireuses, verdâtres ; la vue et l'ouïe se troublent, le visage pâlit ; le malade tombe dans une extrême prostration. Le pouls, d'abord désordonné et violent, s'affaiblit et tombe à 50 ou 40 pulsations par minute ; la respiration devient courte, haletante, et une diarrhée abondante s'établit.

Premiers secours. — Provoquer ou favoriser les vomissements (6) ; administrer un lavement purgatif (9), faire prendre dans l'intervalle des vomissements la solution de tanin (84) ou la décoction astringente (76, 124).

Combattre l'affaiblissement et le ralentissement de la circulation par des frictions sèches, aromatiques, alcooliques. Sinapismes au creux de l'estomac, contre les douleurs de cette région.

Laurier-rose.

129. Le *laurier-rose* (*Nerium oleander* L.) est une plante dangereuse, dont les effets sont analogues à ceux de la digitale (128).

Premiers secours. — Mêmes moyens que pour la digitale.

Pain moisi ou altéré

130. Le *pain moisi* ou *altéré* par le développement de champignons microscopiques peut causer de graves indispositions, accompagnées de symptômes analogues à ceux que causent les viandes altérées (131).

III. HYPOSTHÉNISANTS D'ORIGINE ANIMALE

Viandes altérées.

131. Les viandes, surtout celles qui ont été conservées par les divers moyens usités (1), et les charcuteries, même fraîches, occasionnent souvent des empoisonnements mortels.

Les symptômes observés sont les suivants : malaise avec refroidissement des extrémités ; pâleur, anxiété, coliques

____

(1) Voyez Brevans, *Les Conserves.*

violentes, suivies de selles et de vomissements ; le ventre est parfois très douloureux, parfois insensible ; les traits sont altérés, le pouls est faible ; les forces sont profondément déprimées.

Premiers secours. — Administrer rapidement un vomitif (6), ou la solution éméto-cathartique (118). Donner ensuite des boissons acidulées (29), limonade au citron, eau vinaigrée (28), etc.

132. La potion éthérée et laudanisée est aussi d'un bon effet :

Prenez : Eau de tilleul.	120	grammes.
Sirop de fleurs d'oranger.	30	—
Éther	2	—
Laudanum	XV	gouttes.

Frictions avec flanelle chaude, aromatiques, avec le baume de Fioravanti.

III. Poisons stupéfiants.

133. Nous avons indiqué (21) les caractères particuliers qui distinguent ce groupe ; nous n'y insisterons pas. Les effets généraux de l'empoisonnement par les stupéfiants sont des malaises, des défaillances, des vertiges, des douleurs à la tête et au creux de l'estomac. Puis surviennent les nausées, les vomissements avec ballonnements du ventre. Bientôt après, le malade est pris de délire, avec hallucinations, coma, paralysie et insensibilité générale ou partielle. Les pupilles sont dilatées, les traits altérés, la respiration embarrassée se ralentit, et la mort peut survenir rapidement dans les convulsions ou le coma.

Quelques maladies, telles que la méningite, l'apoplexie, les paralysies, l'hystérie, présentent des symptômes analogues à ceux que nous venons d'énumérer, de sorte qu'il est toujours nécessaire de s'enquérir des antécédents, des circonstances, des conditions dans lesquelles les phénomènes se sont produits.

Premiers secours. — A défaut de renseignements précis, on utilisera les moyens généraux (5).

Nous divisons les poisons stupéfiants en trois sections : stupéfiants minéraux, stupéfiants d'origine végétale, anesthésiques et gaz délétères.

I. STUPÉFIANTS MINÉRAUX.

Plomb.

134. Tous les sels, tous les composés dans lesquels entre le plomb, sont vénéneux. Solubles ou insolubles, ils sont facilement attaqués par les liquides employés dans l'alimentation ; le métal lui-même, quand il a été en contact pendant longtemps avec l'eau ou le vin, leur communique des propriétés toxiques. Une maladie particulière aux ouvriers peintres, la *colique de plomb*, résulte de l'absorption lente par la peau et les organes respiratoires des poussières de céruse (*carbonate de plomb*).

Les composés les plus répandus, sont la *céruse* (*blanc de plomb, blanc d'argent*), le *jaune de chrome* (*chromate de plomb*), la *litharge*, le *massicot*, le *minium* (*rouge de Saturne*), tous employés comme couleurs ; l'*acétate de plomb* (*sel de Saturne, extrait de Saturne*), très usité en pharmacie et qu'on a imprudemment et trop souvent employé à la clarification des boissons.

Outre les dangers que présente un empoisonnement par une dose élevée de l'une ou l'autre de ces substances, le plomb, par ses emplois divers, menace incessamment la santé des populations : ce sont les tuyaux de conduite des eaux, les étamages à bon marché, les vernis des poteries grossières, les vins, les bières, les cidres adoucis par la litharge ou clarifiés au sel de Saturne, les confiseries colorées avec des couleurs minérales qui, trompant notre confiance, introduisent lentement dans notre alimentation une matière vénéneuse.

Les accidents qui suivent l'ingestion d'une forte dose de sel de plomb consistent en violentes douleurs intestinales, d'abord intermittentes, puis continues, et qui sont calmées par la pression. En même temps les parois abdominales sont rétractées, la constipation est opiniâtre ; il se produit quelques vomissements ; le pouls est lent et dur ; le malade s'agite dans une grande anxiété. Souvent il se plaint de douleurs vives dans les membres, qui, comme les coliques, redoublent par moments, et sont soulagés par la pression. Quelquefois les membres sont contractés ; il y a de l'insensibilité dans quelques parties du corps, du délire, des convulsions ou du coma.

Plusieurs de ces symptômes peuvent faire défaut et même le poison, dans certains cas, agissant à la façon d'un irritant, corrode l'estomac ou les intestins, et détermine une mort rapide.

135. Premiers secours. — Il existe des antidotes propres à enrayer immédiatement l'action vénéneuse des sels de plomb, qu'il convient d'employer même avant de provoquer les vomissements ; ce sont les sulfates purgatifs :

> *Prenez* : Sulfate de soude ou de magnésie.   50 grammes
> Eau . . . .   1 litre

Faites dissoudre et administrez rapidement par verrées.

Il se forme une combinaison insoluble de plomb qui est rejetée avec les selles ; d'ailleurs, peu après que cette boisson a été ingérée, on peut provoquer les vomissements au moyen de la poudre d'ipécacuanha (6).

A défaut d'autre ressource, faire boire abondamment de l'eau albumineuse (12) ou du lait.

II. STUPÉFIANTS D'ORIGINE VÉGÉTALE

Belladone, stramoine, jusquiame, morelle

136. Ces plantes appartiennent à la famille des Solanées, dont beaucoup d'espèces sont vénéneuses, tandis que quelques autres fournissent des produits comestibles.

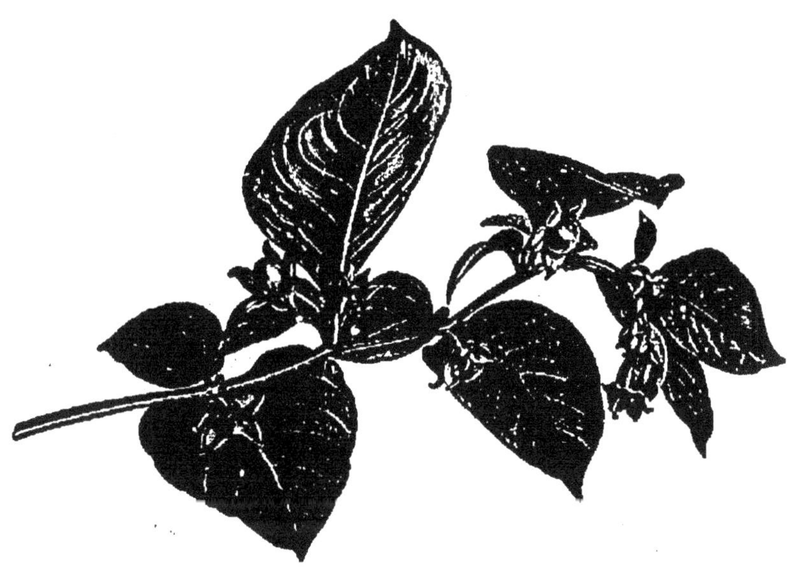

Fig. 15. — Belladone.

La *belladone* (*Atropa Belladona* L.) est le type des espèces toxiques (fig. 15) ; elle doit ses propriétés à un principe l'*atropine*, répandu dans toutes ses parties. On emploie en pharmacie les feuilles et les racines dont on fait des poudres, extraits, teintures, etc. Les fruits, qui sont des baies noires à leur maturité, ont été quelquefois confondus avec des cerises ou des raisins.

La *stramoine (Datura Stramonium)*, ou *pomme épineuse* (fig. 16 et 17) fournit à la pharmacie ses feuilles et ses graines. Certaines variétés sont cultivées dans les jardins pour la beauté de leurs fleurs.

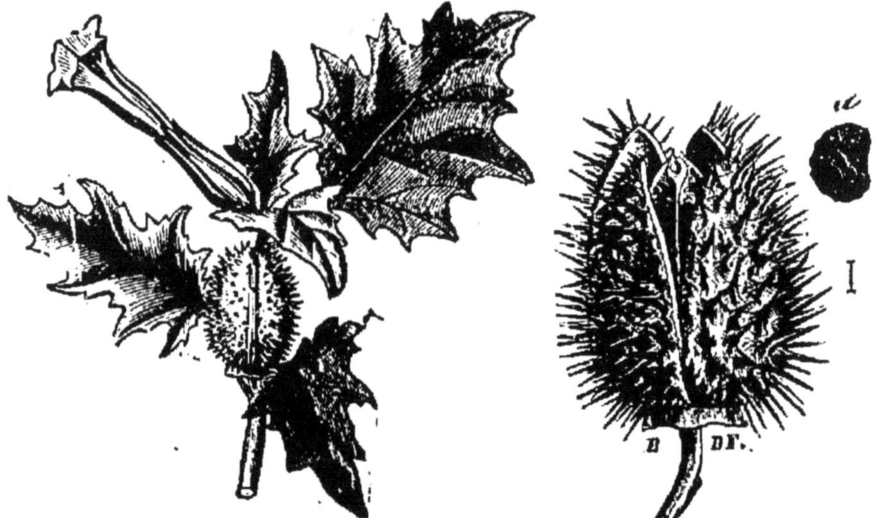

Fig. 16. — Stramoine.   Fig. 17. — Fruit de stramoine;
a, graine grossie.

Elle n'est pas moins active que la précédente.

La *jusquiame (Hyocyamus niger* L.) a des racines qui ressemblent à de petits panais, et des semences fort petites et très vénéneuses.

La *morelle (Solanum nigrum* L.) est, dit-on, comestible dans les contrées du Nord, quand elle est jeune. En France, elle n'est usitée que comme médicament, et présente les propriétés affaiblies des trois plantes précédentes.

La stramoine et la jusquiame contiennent, comme la

belladone, un principe actif : *daturine, hyoscyamine,* très violent à petite dose.

Les symptômes qui permettent de reconnaître l'empoisonnement dû à l'une de ces plantes sont les suivants : début rapide des accidents par des vertiges et des nausées, sans vomissements ; la vue se trouble, *les pupilles sont largement dilatées :* défaillances, sueurs froides, paralysie de la vessie et du rectum ; délire le plus souvent gai avec un sourire niais ; hallucinations, suivies de coma ou de convulsions. Souvent aussi le malade éprouve une soif ardente, un sentiment de strangulation, des douleurs dans la région du cœur, une grande pesanteur de tête.

137. Premiers secours. — Faire évacuer le poison au moyen d'un vomitif (6), puis donner un purgatif (135) et des lavements purgatifs (9).

138. Quand le danger n'est plus imminent, donner des boissons alcooliques ou la potion suivante, par cuillerées tous les quarts d'heure :

Prenez : Eau de tilleul. . . . . . . 100 grammes
Sirop diacode. . . . . . 30 —
Eau-de-vie de Cognac. . . 40 —

Les bains de pieds sinapisés sont utilisés avec succès contre la céphalalgie persistante.

Tabac

139. Le principe vénéneux du *tabac* (*Nicotiana Tabacum* L.) est la *nicotine*. Les diverses espèces cultivées en grand ou dans les jardins sont également des poisons. A dose un peu forte, avalé en poudre ou sous forme de décoction, administré en lavements, le tabac détermine des vomissements, de vives douleurs au creux de l'estomac, une prostration extrême alternant avec des convulsions et un tremblement de tous les membres.

La nicotine est un des poisons les plus violents que l'on connaisse. Quelques gouttes suffisent pour amener rapidement la mort au milieu de symptômes tétaniques.

Premiers secours. — Employer les moyens indiqués ci-dessus contre la belladone, la jusquiame, etc. (137). Toutefois remplacer la potion alcoolique par la solution de tanin (84).

Contre l'empoisonnement par les lavements de tabac, donner d'abord un lavement avec la solution de tanin, puis un second lavement purgatif (9).

Ciguë, Œnanthe safranée.

140. On compte trois plantes du nom de *ciguë* :

La *grande ciguë* (Conium maculatum L.) (fig. 18) dont les tiges sont marquées à la partie inférieure de taches pourpre foncé.

La *petite ciguë* (Œthusa Cynapium L.), qui ressemble beaucoup au persil, plus vénéneuse que la précédente. On peut la reconnaître aux caractères suivants : les feuilles sont luisantes et d'un vert sombre ; sans odeur quand elles sont entières, elles deviennent nauséabondes quand on les froisse entre les doigts.

La *ciguë vireuse* (Cicuta virosa L.), qui a une racine ressemblant à celle du panais, mais contenant un suc jaune âcre, qui la fait facilement reconnaître.

Ces trois plantes contiennent un principe, la *cicutine* ou *conicine*, extrêmement vénéneux.

L'œnanthe safranée (Œnanthe crocata L.), plante de la même famille, a causé de fatales méprises par la ressemblance de ses feuilles avec celles du persil et de sa racine avec celle du navet. Cependant sa tige, quand on l'entame, laisse couler un suc jaune, comme la ciguë vireuse. C'est un des végétaux les plus promptement mortels que l'on connaisse.

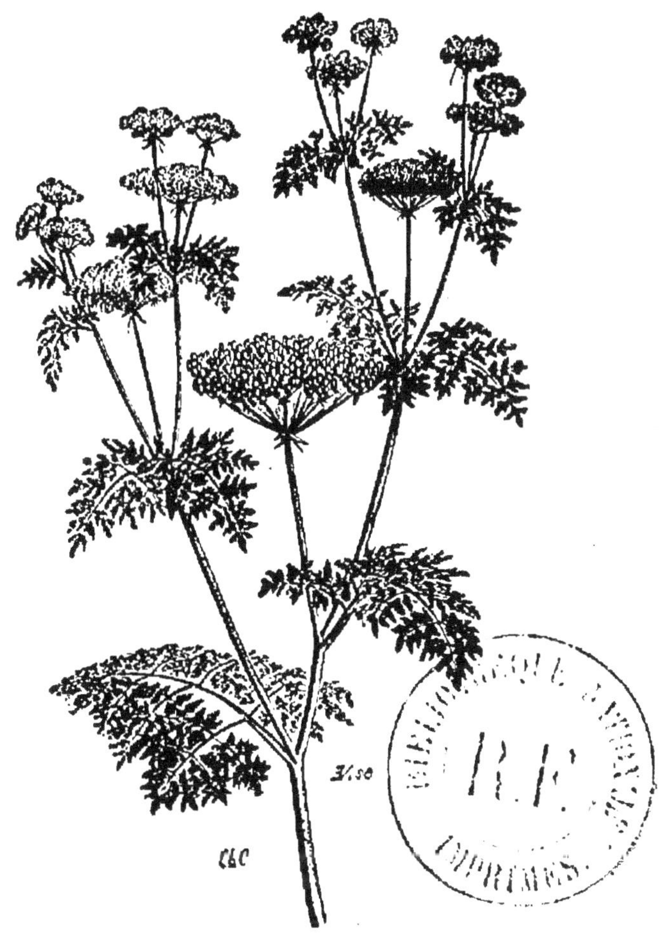

Fig. 18. — Grande ciguë,

Les symptômes sont des vertiges, éblouissements, douleurs de tête et du cœur, anxiété, efforts inutiles pour vomir, troubles de la vue avec dilatation de la pupille, gonflement de la tête et des membres, convulsions, syncope ; l'intelligence reste entière.

141. Premiers secours. — Les mêmes que pour la belladone (137), auxquels on joindra la solution de tanin (84) ou l'infusion de café (83).

Aconit

142. Plusieurs espèces d'aconit croissent naturellement en France ou sont cultivées pour la beauté de leurs fleurs. La plus commune (*Aconitum napellus* L.) (fig. 19) a des feuilles d'un vert foncé et de belles fleurs bleues, disposées en grappes. Ces plantes contiennent un principe très vénéneux, l'*aconitine* ; on prépare en pharmacie divers médicaments avec l'aconit napel, tels que : teinture, alcoolature, extraits, sirop.

Les symptômes consistent en nausées, ardeur à la gorge et à l'épigastre, somnolence, syncope, délire, dilatation de la pupille, ballonnement du ventre, tuméfaction de la face, sueurs froides, et de plus un véritable état de folie.

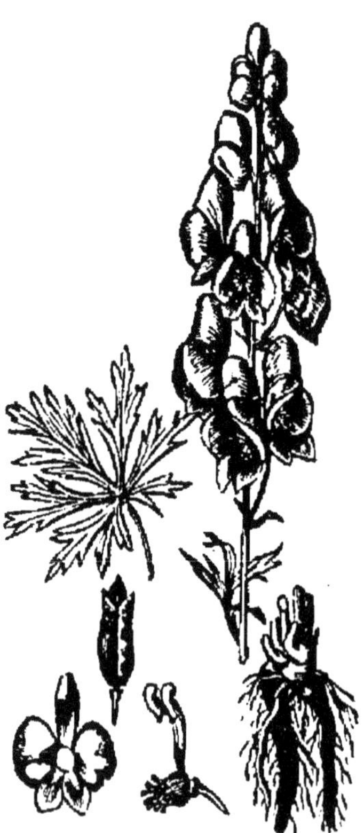

Fig. 19. — Aconit napel.

Premiers secours. — Les mêmes que pour la ciguë (141).

Champignons.

143. Le plus grand nombre des empoisonnements accidentels est dû aux champignons vénéneux. Cela tient à ce que les caractères qui permettent de reconnaître les espèces comestibles sont vagues, et à ce que les moyens préconisés pour enlever le principe toxique sont insuffisants.

En somme, tout champignon qui, cassé, change de couleur, qui a la chair coriace ou molle et aqueuse, qui a une saveur désagréable, ou âcre, ou une odeur nauséabonde, est dangereux.

Un préjugé populaire fait croire qu'en faisant bouillir les champignons avec un objet d'argent, on peut reconnaître, dans le cas où cet objet noircit, que les champignons sont mauvais. C'est là une grave erreur, car tous les champignons contiennent du soufre ou des sulfures en quantités diverses, provenant soit de leur composition organique, soit du sol qui les a produits, et tous font noircir l'argent.

Rien n'est plus imprudent que de compter sur sa propre expérience en pareille matière; tant de variétés nuisibles ressemblent à celles qu'on a maintes fois récoltées et mangées, qu'il y a toujours danger à tenter pareille aventure.

Les quatre espèces admises sur les marchés de Paris doivent être seules considérées comme alimentaires parce qu'elles sont bien caractérisées et aisées à reconnaître ; ce sont : le *champignon de couche* (fig 20), le *cèpe* ou *bolet commun* (*Boletus edulis*) (fig. 21), la *girole* et la *morille*.

Les symptômes observés sont variables suivant les espèces et aussi suivant les individus. Le plus ordinairement ils apparaissent tardivement, sept ou huit heures ou plus après le repas. Ils consistent en malaise général, soif vive, constriction de la gorge, nausées, vomissements, douleurs d'estomac et de ventre, coliques violentes suivies de selles abondantes et fétides. La respiration est gênée, le pouls petit et dur, les forces anéanties, la face altérée. Parfois

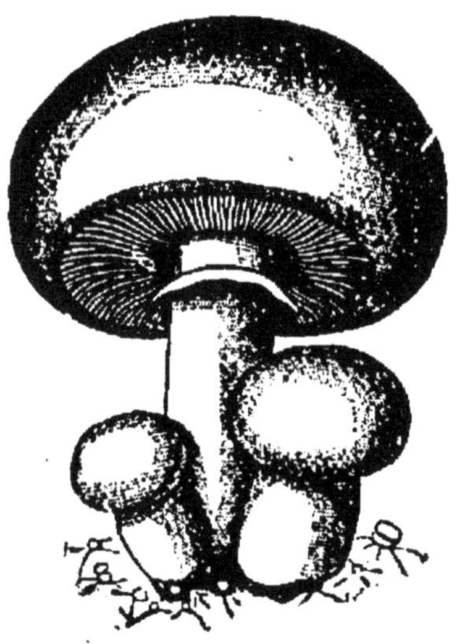

Fig. 20. — Champignon
de couche.

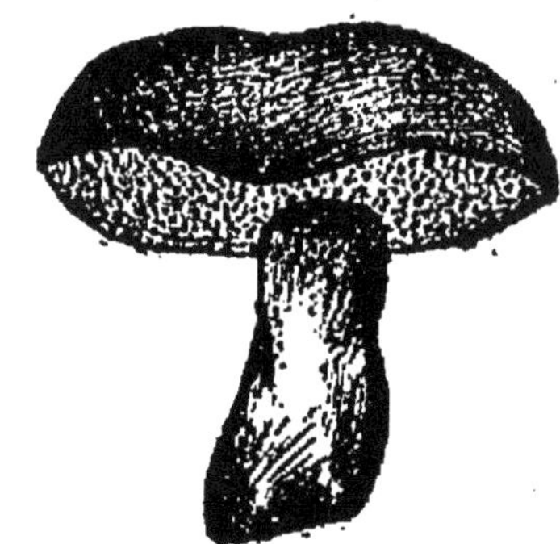

Fig. 21. — Bolet commun
ou cèpe.

les lèvres et les ailes du nez ont une teinte violacée ; il se produit des crampes; des frissons avec sueurs froides ; les extrémités sont glacées et prennent une teinte livide. On observe encore des vertiges, une sorte d'ivresse, de l'assoupissement interrompu par des tranchées ou des convulsions, une angoisse inexprimable à laquelle succèdent le coma et la mort.

Premiers secours. — Débarrasser les voies digestives au moyen d'un vomitif éméto-cathartique (118). Combattre l'irritation et les douleurs avec deux ou trois cuillerées à bouche d'huile d'olive, des cataplasmes, de la tisane de gomme, des lavements de guimauve (14). Contre la stupeur, administrer la potion alcoolique (138).

144. Ou bien la potion cordiale suivante :

Prenez : Eau de tilleul. . . . . 100 gr.
Sirop de capillaire . . . . . . 30 —
Teinture de cannelle. . . . . . 10 —

Mêlez. Par cuillerées, toutes les demi-heures.

Donner du thé ou du café.

Frictions sèches et chaudes, ou bien avec l'eau de Cologne, l'eau de mélisse, le baume de Fioravanti.

Après cessation des accidents, administrer une purgation à l'aide du sel de sedlitz ou de l'huile de ricin.

Créosote. — Acide phénique.

145. La créosote, extraite des goudrons de bois, et l'acide phénique (46), extrait des goudrons de houille, ont sur l'économie des propriétés analogues ; l'usage de ce dernier s'est déjà assez répandu pour qu'on ait eu à enregistrer des empoisonnements dans lesquels il a été l'agent toxique.

La créosote et l'acide phénique agissent d'abord comme caustiques, cautérisant et désorganisant les tissus qu'ils touchent, puis ils provoquent les accidents généraux des stupéfiants : prostration, vertiges, stupeur, gêne extrême de la respiration, frémissements dans les membres, rapidement suivis de mort.

L'odeur spéciale à ces deux poisons, de même que les taches blanches répandues sur les lèvres et dans l'intérieur de la bouche, permettent de les reconnaître immédiatement.

Premiers secours. — Faire vomir (6), puis administrer abondamment l'eau albumineuse (12) et de l'huile d'olive mêlée d'une petite quantité d'huile de ricin.

Fève de Calabar et Esérine.

146. La **Fève** de **Calabar** (*Physostigma venenosum* Balf.) (fig. 22) ne se trouve que chez les droguistes et

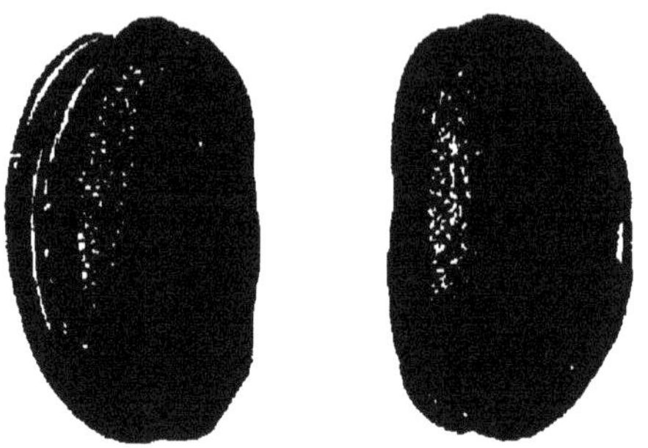

Fig. 22. — Fève de Calabar.

pharmaciens ; elle contient de l'*ésérine*, principe très vénéneux, dont les oculistes font usage pour contracter la pupille.

Premiers secours. — Les effets seront combattus par les moyens indiqués pour la belladone (137).

Curare

147. Le CURARE est le type des poisons dont les sauvages de l'Amérique du Sud se servent pour rendre mortelle la blessure faite par leurs flèches. Ces poisons des flèches, peu dangereux quand ils sont pris par la bouche, sont rapidement mortels quand ils sont introduits dans la circulation par une plaie.

Ces flèches existant dans beaucoup de collections, il est utile d'indiquer les premières précautions à prendre contre les suites d'une blessure accidentelle.

Premiers secours. — Si cela est possible, serrer fortement le membre au-dessus de la plaie, c'est-à-dire interrompre la circulation entre le cœur et la partie atteinte ; on évitera ainsi l'absorption du poison, et on se hâtera de demander un médecin.

If, Safran

118. L'if (*Taxus baccata* L.), le safran (*Crocus sativus* L.), la laitue vireuse (*Lactuca virosa* L.), provoquent des accidents qui les ont fait ranger au nombre des poisons stupéfiants.

Premiers secours. — On les combat par les moyens indiqués pour la ciguë (141).

Ergot de seigle.

149. L'ergot de seigle, fréquemment employé (fig. 23 et 24)

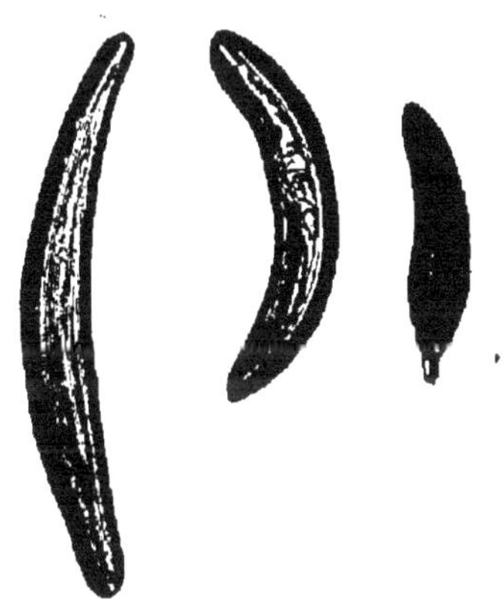

Fig. 23. — Ergot de seigle.

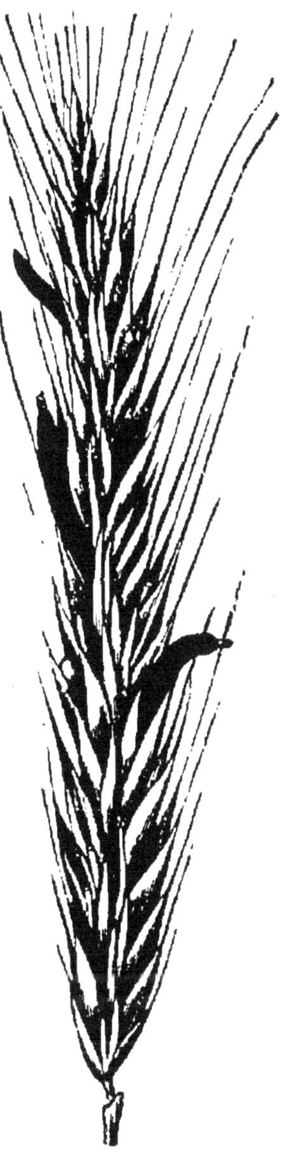

Fig. 24. — Épi de seigle portant des grains altérés.

par les accoucheurs et les sages-femmes, se trouve accidentellement dans la farine, de même que les semences de GESSE-CHICHE ou JAROSSE, de NIELLE et d'IVRAIE.

Le *pain* fait avec ces farines peut causer de véritables empoisonnements.

Premiers secours. — Vomitif (6), potion éthérée (131), limonade au citron, eau vinaigrée (28), frictions sèches et aromatiques.

III. ANESTHÉSIQUES ET GAZ DÉLÉTÈRES

Chloroforme et éther.

150. Le chloroforme et l'éther, dont les usages sont nombreux en thérapeutique et qu'on a appliqués avec succès à la pratique des opérations chirurgicales pour produire l'insensibilité du patient, peuvent provoquer des accidents graves, même occasionner la mort, s'ils sont respirés longtemps à l'état de vapeurs ou ingérés à haute dose dans l'estomac.

L'inhalation des anesthésiques produit trois périodes distinctes, dites d'excitation, d'insensibilité et de résolution ; on ne va pas au delà, quand il s'agit de pratiquer une opération ; le retour à l'état normal s'effectue au bout de 5 à 10 minutes, sans qu'on observe autre chose que quelques nausées et une certaine faiblesse. Mais si l'inhalation est prolongée indéfiniment, le malade pâlit tout à coup, la respiration s'arrête et la mort peut arriver brusquement.

Il faudrait un concours de circonstances fatal pour qu'une personne, involontairement, se trouvât exposée pendant longtemps aux vapeurs d'éther ou de chloroforme ; cependant, on pourrait avoir à secourir la victime d'une tentative de suicide par ces vapeurs.

Quand le chloroforme ou l'éther ont été avalés, les effets se manifestent rapidement, dans l'espace de 10 à 15 minutes. L'action irritante sur l'estomac se traduit par des vomissements dont l'odeur est caractéristique ; si une partie est absorbée, il survient, plus lentement que par les inhalations sans doute, un état de résolution et d'insensibilité presque aussi complet, auquel succèdent le ralentissement de la circulation, un refroidissement général et parfois le coma et la mort.

Premiers secours. — Dans le cas des inhalations, il faut se préoccuper avant tout de rappeler au plus vite la respiration et la circulation. On abaisse la langue qui peut obstruer en arrière les voies respiratoires et on pratique toutes les manœuvres de la respiration artificielle (188). On flagelle le malade et on incline la tête en bas pour faciliter le retour de la circulation.

Quand le poison a été porté dans l'estomac, on facilite les vomissements, et on combat comme précédemment les symptômes d'asphyxie ; on fait prendre ensuite des boissons mucilagineuses : tisane de gomme, de guimauve, des lavements émollients, des bains (13, 14).

Alcool. — Ivresse alcoolique.

151. L'ivresse est un véritable empoisonnement, dont les suites peuvent être mortelles ; on a des exemples de ce dénoûment fatal, à la suite de paris insensés, dont sont le plus souvent victimes non pas les buveurs endurcis, mais les individus peu habitués aux excès et qui se laissent entraîner à boire en quelques instants, par pure forfanterie, des quantités énormes d'eau-de-vie.

Pris à petite dose, l'alcool (sous les diverses formes qui

constituent les boissons usuelles et les liqueurs) ne produit réellement qu'une excitation générale, plutôt favorable que nuisible à la digestion. A dose plus forte, c'est une demi-ébriété qui se manifeste par de la gaieté communicative, de la vivacité de l'esprit et des mouvements. Plus tard, les phénomènes deviennent plus intenses, une sorte de fièvre s'empare du buveur. C'est alors l'ivresse qui se montre avec des caractères variables suivant les individus, mais toujours accompagnée de l'oubli de toute dignité, de tout intérêt et de toute pudeur qui la caractérise. Les nausées et les vomissements sont fréquents et suivis d'un irrésistible besoin de sommeil.

Quand la quantité ingérée est considérable, les accidents deviennent menaçants pour la vie. Le buveur est pris d'attaques qui ressemblent à l'épilepsie ; il est insensible ; ses pupilles sont dilatées ou contractées, sa respiration et sa circulation se ralentissent ; enfin arrive le coma, au milieu duquel il s'éteint.

Les ivrognes invétérés sont sujets à une maladie spéciale, véritable empoisonnement chronique, qu'on désigne sous le nom de *delirium tremens* ; c'est un état de faiblesse générale, de tremblement et d'imbécillité qui rend les sujets qui en sont atteints impropres à tout travail intellectuel ou physique.

Premiers secours. — L'ivresse simple sera combattue par un remède que connaissent bien les buveurs de profession : c'est l'ammoniaque ou l'acétate d'ammoniaque.

152. On fera prendre en une fois le mélange suivant :

<pre>
Prenez . Ammoniaque. .   .   .   . 10 gouttes
         Eau ordinaire .   .   .   . 1 verre
</pre>

Il importe de compter exactement les gouttes et de remuer le liquide.

153. Ou bien la potion suivante :

Prenez : Eau de tilleul. . . . . . 100 grammes
        Sirop de fleurs d'oranger . 30 —
        Acétate d'ammoniaque . . 15 —

À donner en deux fois à un quart d'heure d'intervalle.

Si les symptômes sont inquiétants, faciliter les vomissements ou les provoquer par les moyens ordinaires (6), puis administrer un lavement purgatif (9) salé ou savonneux. Continuer par la potion précédente, en même temps qu'on réchauffera le malade par des frictions énergiques, des briques chaudes, des sinapismes aux jambes, etc.

Gaz délétères.

154. La plupart des gaz susceptibles de causer la mort par asphyxie se rangent par leurs propriétés dans la classe des poisons stupéfiants.

Premiers secours. — L'ensemble des secours qu'il convient d'opposer aux accidents qu'ils déterminent, constitue une sorte de traitement méthodique qui trouvera mieux sa place aux *Asphyxies* (186).

IV. Poisons narcotiques

Opium, Morphine, Codéine.

155. La manière dont l'opium agit sur l'économie ne saurait être comparée à aucune autre et elle se résume principalement dans cet état d'engourdissement, d'insensibilité, d'anéantissement complet qui constitue le *narcotisme*. Sans laisser aucune trace appréciable sur les tissus avec lesquels il a été en contact, sans affecter le goût par

une saveur amère, acide ou caustique, le poison rapidement absorbé va porter son influence funeste sur le système nerveux et atteindre la vie dans ses sources.

L'absence de sensations propres à attirer l'attention et la défiance de la victime, ainsi que les symptômes d'engourdissement et de stupeur qui vont bientôt en s'aggravant, sont des caractères qui doivent faire soupçonner la présence d'un poison narcotique. Aucune douleur vive dans l'estomac, pas de vomissements ; une sorte de somnolence, des vertiges, des douleurs vagues qui deviennent lentement plus nettes et font pousser à la victime des cris sourds ou des plaintes. Puis survient une sorte d'ivresse, un délire variable dans sa forme, le resserrement des mâchoires, des mouvements convulsifs, légers d'abord, puis violents. Il se produit des démangeaisons accompagnées d'élevures à la peau ; la voix s'éteint, et l'insensibilité se produit, surtout dans les membres inférieurs qui semblent paralysés ; le pouls est tantôt fort et plein, tantôt petit et concentré ; la pupille, le plus souvent contractée, est parfois dilatée.

Les caractères de cet empoisonnement, sauf les symptômes de narcotisme qui le dominent sont variables suivant la forme sous laquelle a été administré le poison. Les médicaments opiacés, qui sont le plus souvent employés, soit dans un but de suicide, soit dans un but criminel, ont des propriétés diverses qui dépendent des éléments variés dont ils sont formés. De même, les principes actifs extraits de l'opium, quoique rappelant tous leur origine, ne sont pas moins différents dans leurs effets physiologiques que dans leur constitution chimique : la dose mortelle varie pour chacun d'eux.

Les principales préparations pharmaceutiques dont l'opium forme la base sont les suivantes :

Le *laudanum de Sydenham*, dangereux à la dose de quelques grammes pour un adulte, aussi bien introduit dans l'estomac que pris en lavement ou appliqué sur une plaie vive. Le safran qui entre dans sa composition laisse sur les mains et les lèvres des taches jaunes que des lavages à l'eau font disparaître. Ces taches sont caractéristiques.

Le *laudanum de Rousseau*, qui contient une plus forte proportion d'opium et pas de safran.

La *teinture d'opium*, qui en contient 1/6 de son poids.

L'*extrait*, qui est deux fois plus actif que l'opium.

Parmi les principes extraits de l'opium, les plus répandus sont la *morphine* et la *codéine*. La première surtout est vénéneuse et représente un poids d'opium dix fois plus considérable. La *narcéine*, la *narcotine* et la *méconine*, beaucoup moins usitées, sont aussi vénéneuses.

156. Premiers secours. — Faire vomir par les moyens indiqués (6). Mais quelquefois l'influence du poison empêche les vomissements, et il faut vider l'estomac au moyen de la sonde œsophagienne, qu'un médecin seul peut utiliser. Quand l'estomac est vidé, donner une forte décoction de noix de galle (124), du café (125) en abondance. En même temps, on pratiquera des frictions sèches et aromatiques sur les membres, on promènera des sinapismes aux extrémités et on s'efforcera de maintenir le malade éveillé par tous les moyens possibles.

Pavot.

157. Toutes les parties du pavot sont vénéneuses, à l'exception des graines, dont on tire une huile alimentaire.

Les feuilles entrent dans la composition de diverses préparations pharmaceutiques pour leurs propriétés calmantes ; les têtes sont très usitées dans la médecine populaire. Aussi se les procure-t-on facilement et les a-t-on fréquemment employées à des tentatives de suicide. Leur action est très variable suivant l'époque à laquelle elles ont été récoltées. Comme généralement on les laisse arriver à maturité pour tirer parti de la graine, elles ont perdu leurs principales propriétés narcotiques. Mais il n'en est pas toujours ainsi et il est nécessaire d'en user avec prudence.

Les symptômes de l'empoisonnement par les têtes de pavot sont en petit ceux de l'empoisonnement par l'opium ; c'est la tendance au sommeil qui domine et qu'il faut combattre.

Premiers secours. — Faire vomir, puis administrer la solution de tanin (84) et l'infusion de café (125). Mêmes soins que pour l'opium (156).

V. Poisons névrosthéniques.

158. Caractérisés par les convulsions violentes qu'ils provoquent, rapidement suivies de mort, les poisons de cette classe semblent frapper surtout le système nerveux. Les symptômes se manifestent immédiatement et se succèdent avec une rapidité et une violence telles, qu'il est difficile de les analyser. Cependant quand la dose est relativement faible et que la mort n'est pas pour ainsi dire instantanée, on peut noter les suivants : éblouissements, vertiges, tintements d'oreilles, agitation, délire, frémissements douloureux dans les membres ; accélération de la respiration, raideur des mâchoires ; spasmes, contractions, convulsions générales interrompues par des intervalles de

calme de plus en plus courts, étouffements, cessation de la sensibilité et des mouvements, coma et mort.

Quelques maladies nerveuses offrent pendant les accès convulsifs de l'analogie avec les empoisonnements par les névrosthéniques, par exemple : l'éclampsie, l'épilepsie, l'hystérie, l'angine de poitrine, le spasme de la glotte ; mais les renseignements recueillis autour du malade suffisent d'ordinaire pour prévenir toute méprise de ce genre.

159. **Premiers secours.** — La rapidité avec laquelle ceux-ci sont administrés peut avoir une grande influence sur le résultat, et c'est le cas d'agir en toute hâte. Administrer un ou plusieurs vomitifs (6) et favoriser les vomissements par tous les moyens possibles ; sans attendre qu'ils aient cessé, faire prendre la solution de tanin (84) ou la décoction de café (83).

160. Nous diviserons les poisons névrosthéniques en deux sections : 1° ceux qui sont d'origine végétale ou minérale ; 2° ceux qui sont d'origine animale. En effet, parmi les premiers se rencontrent des corps, qui, comme l'acide prussique, peuvent être retirés des végétaux ou obtenus artificiellement par des procédés chimiques ; ils appartiennent donc également aux deux règnes et ne se prêtent pas à une classification nettement limitée. Il n'en est pas de même de ceux de la seconde section.

I. NÉVROSTHÉNIQUES D'ORIGINE VÉGÉTALE OU MINÉRALE

Noix vomique et fève de Saint-Ignace

161. La *noix vomique* (*Strychnos Nux vomica* L.) et la *fève de Saint-Ignace* (*Ignatia amara* L. f.) sont des semences d'origine indienne, qui contiennent des prin-

cipes immédiats extrêmement dangereux. Ces principes, désignés sous les noms de *strychnine, brucine, igasurine*, sont des poisons foudroyants, et à la dose de quelques centigrammes sont capables de tuer en une minute. Heureusement ces semences, comme les produits qu'elles fournissent, sont peu communes dans le commerce.

On trouve également chez les droguistes l'*écorce de fausse angusture*, que l'on dit provenir de l'arbre qui fournit la noix vomique. C'est en tout cas un poison de même nature.

Quel que soit celui de ces poisons qui ait été administré, les symptômes sont analogues, et ils ne tardent pas à se montrer dans tout leur appareil effrayant. Quelques minutes après l'ingestion, parfois aussitôt, surviennent un malaise indéfinissable, de l'angoisse, des spasmes, des contractions, une rigidité générale des muscles. La tête se renverse en arrière, la face est pâle, le corps est pris d'agitation, de secousses convulsives, tous les membres se contractent violemment. Rapidement la respiration devient courte, convulsive, la face se gonfle et se congestionne, il semble que le malade va périr. Quand un calme relatif se produit, c'est pour peu d'instants, car un nouvel accès, plus violent que le premier, survient, suivi d'un troisième, d'un quatrième, et le malade succombe au milieu d'affreuses convulsions. Pendant les moments de calme, il faut noter que le moindre bruit, le plus petit contact provoquent le retour des convulsions tétaniques; ceci est un symptôme caractéristique.

162. Premiers secours. — On utilisera d'abord les moyens généraux indiqués (159).

163. Ensuite on pourra faire prendre au malade de l'eau sucrée, additionnée de teinture d'iode :

Prenez : Sucre . . . .   15 grammes
        Eau. . . . .   1 verre
        Teinture d'iode . . . . .   10 gouttes

Ou encore de l'eau sucrée, à laquelle on aura mélangé 10 gouttes de liqueur de Labarraque.

Les inspirations de chloroforme peuvent avoir quelque utilité contre la violence des contractions musculaires, mais elles doivent être dirigées par un médecin.

164. On pourrait néanmoins faire des frictions extérieures avec le mélange suivant :

Prenez : Huile d'olive . . . .   60 grammes
        Chloroforme   8   —

Acide prussique ou cyanhydrique.

165. L'*acide prussique* ou *cyanhydrique* est un produit de laboratoire qui n'a pas d'usages industriels et qu'il est difficile de se procurer, mais il n'est pas nécessaire qu'il soit pur et concentré pour être éminemment dangereux. On en a eu la preuve dans le procès Tropmann ; cet assassin avait réussi, en suivant grossièrement les procédés indiqués dans les livres, à préparer de l'acide prussique impur, qui lui servit à se défaire du chef de cette famille dont tous les membres allaient devenir ses victimes. D'ailleurs l'acide prussique se rencontre dans divers produits naturels, l'*essence d'amandes amères*, l'*essence* et l'*eau de laurier-cerise*, les *amandes des fruits à noyaux*, et leur communique en partie ses propriétés vénéneuses. Enfin, un sel très utile dans les arts, et spécialement en photographie, le *cyanure de potassium*, est réellement, au point de vue de l'activité toxique, de l'acide cyanhydrique concret.

Les symptômes qui se produisent varient beaucoup suivant qu'on a pris telle ou telle des substances citées ci-dessus. Tout dépend de la quantité réelle d'acide prussique absorbée. A dose suffisante, il est foudroyant ; à petite dose, il peut donner lieu à des accidents très graves, sans pourtant entraîner la mort.

Aussitôt qu'il a été absorbé, l'acide prussique se manifeste par la rapidité et la violence de son action. Pris pur, il foudroie et frappe de mort en une minute ; à dose plus faible, la terminaison fatale peut se faire attendre un quart d'heure ou plus, et voici ce qu'on observe : la victime perd connaissance et s'affaisse, privée de sensibilité et de mouvement ; les pupilles sont fixes et dilatées, la respiration bruyante et difficile ; le cœur bat avec force, la bouche exhale une forte odeur d'amande amère. Les inspirations deviennent bientôt convulsives ; le corps est alternativement pris de raideur générale ou d'affaissement avec tremblement des muscles ; le pouls devient petit, les extrémités se refroidissent et la peau se couvre de sueur. Quand la dose est insuffisante pour causer la mort, les accidents diminuent et le malade ne se plaint, en général, que d'une gêne du côté du cœur, qui persiste assez longtemps.

166. Le CYANURE DE POTASSIUM, journellement employé par les photographes, est un poison tout à fait analogue. Il peut agir, même étant absorbé par les plaies légères des mains : les photographes ont la mauvaise habitude de se frotter les mains avec un morceau de ce sel humide pour enlever les taches de nitrate d'argent dont leurs doigts sont couverts.

167. L'ESSENCE DE LAURIER-CERISE et l'ESSENCE D'AMANDES AMÈRES contiennent une notable proportion d'acide prus-

sique, et à ce titre peuvent donner la mort en quelques instants.

L'eau de laurier-cerise, médicament usuel, est moins dangereuse; toutefois, on ne doit l'administrer que sur les indications d'un médecin, et il faut s'en méfier, surtout à l'égard des enfants.

Les feuilles de laurier-cerise (fig. 25) sont employées par les cuisinières pour aromatiser certains plats sucrés; il convient de n'en user qu'avec une extrême prudence.

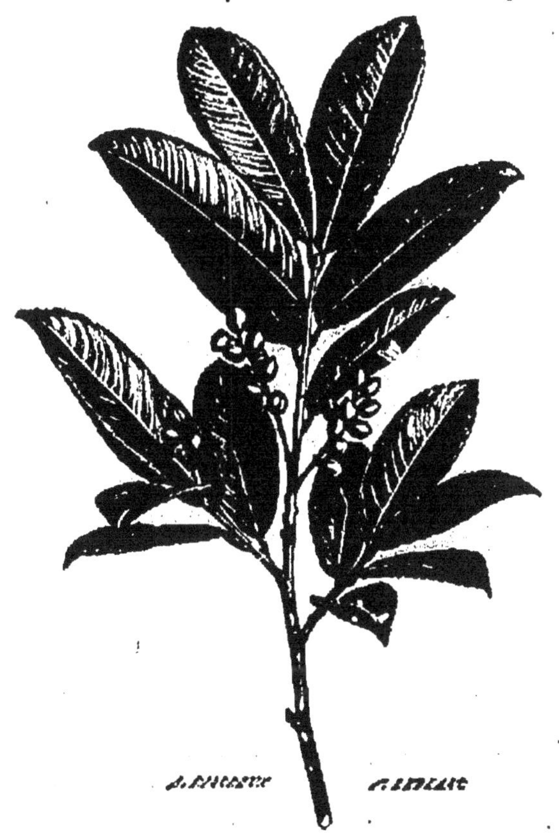

Fig. 25. — Laurier-cerise.

Premiers secours. — Ils ne sont utiles que lorsque les symptômes indiquent que la quantité de poison absorbée est relativement faible. Alors, administrer un vomitif (6) et hâter ses effets par tous les moyens possibles ; aspersions d'eau froide sur le visage, douches ou affusions d'eau sur la colonne vertébrale, spécialement dans la région du cou, sur la nuque ; faire respirer du chlorure de chaux, aspergé d'eau vinaigrée, ou de l'eau mélangée d'un cinquième d'ammoniaque ; faire boire de la décoction de café (83).

Coque du Levant.

168. C'est le fruit de l'*Anamirta Cocculus* Arn., origi-

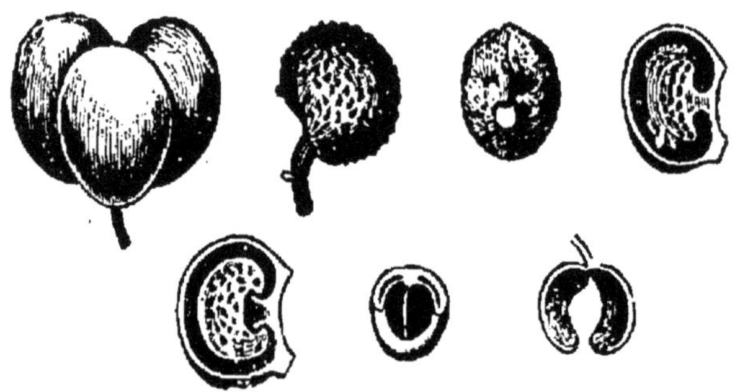

Fig. 26. — Coque du Levant.

naire de l'Inde (fig. 26). Il contient un principe vénéneux, la *picrotoxine*, qui tue un chien de moyenne taille, à la dose de 60 centigrammes.

On fait un usage criminel de la coque du Levant pour empoisonner les poissons, qu'on peut saisir alors à la main. Le poisson, sous cette influence, est pris d'une sorte d'ivresse et probablement de troubles visuels ; il gagne la surface de l'eau où il se livre à des mouvements désordonnés, circulaires ; on peut l'approcher et le saisir.

Les symptômes ont quelque rapport avec ceux qui appartiennent à la noix vomique et à la strychnine (161).

On observe des convulsions tétaniques ayant un caractère cataleptique.

Premiers secours. — Comme pour la noix vomique, etc. (162 et suivants).

Camphre.

169. Cette substance, si commune et si souvent utilisée en médecine et en économie domestique, se comporterait comme un véritable poison, si elle était prise en certaine quantité.

Les symptômes qu'on a observés sont assez variables : sentiment d'ardeur dans la gorge et l'estomac; quelques minutes plus tard, malaise général, mal de tête, vertiges, tintements d'oreille, troubles de la vue, hallucinations; visage pâle et altéré, ou rouge et bouffi. Vapeur à odeur camphrée s'exhalant de la bouche; difficulté d'uriner, et les urines rendues ont l'odeur du camphre. Efforts de vomissements, cris, folie délirante, convulsions violentes. Si les accidents se calment et que le malade revienne à lui, il n'a aucun souvenir de ce qui s'est passé.

Premiers secours. — Donner d'abord un vomitif (6), insuffler de l'air dans les poumons comme pour les asphyxies (188).

170. Toutes les dix minutes, une cuillerée de la potion suivante :

> *Prenez* : Sirop de Tolu. . . . . . 30 grammes
> Eau simple. . . . . . . 100 —
> Ether . . . . 2 —
> Essence de térébenthine . 2 —

Sulfate de quinine.

171. Ce sel est un de nos plus précieux médicaments; il est héroïque contre les fièvres à caractère intermittent,

mais son abus peut entraîner des inconvénients graves et même des accidents qui révèlent un véritable empoisonnement, tels que convulsions, délire, tremblement des membres, somnolence, stupeur.

172. Premiers secours. — Boissons alcoolisées, alternant avec quelques cuillerées de potion opiacée :

> *Prenez* : Eau distillée de laitue . . 120 grammes
> Sirop de gomme. . . . 30 —
> Teinture d'opium . . . 15 gouttes

II. NÉVROSTHÉNIQUES D'ORIGINE ANIMALE

Cantharide.

173. Ce bel insecte (fig. 27) s'abat sur les lilas, les frênes, les troënes.

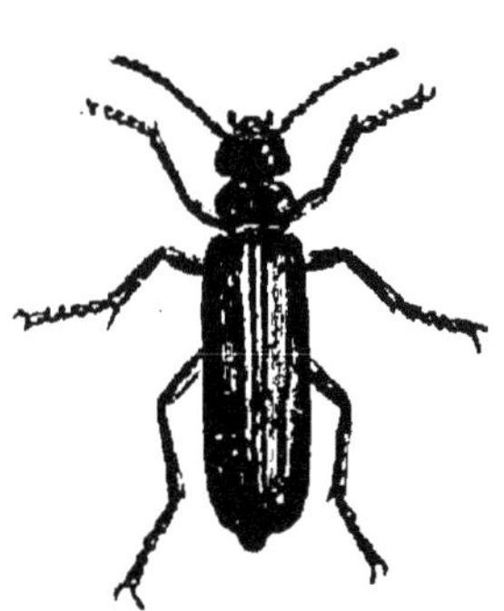

Fig. 27. — Cantharide (grandeur naturelle).

L'usage qu'on en fait en médecine et dans l'art vétérinaire l'a rendu très commun dans le commerce.

Les cantharides forment la base de toutes les compositions vésicantes actuelles. Elles renferment, en effet, un principe, la *cantharidine*, qui jouit de la propriété vésicante au plus haut degré, et qui est en même temps un des plus violents poisons. La croyance populaire leur attribue des propriétés aphrodisiaques, de sorte que les empoisonnements accidentels sont souvent le résultat de leur emploi dans un but immoral.

Les symptômes qui suivent l'ingestion de la cantharide sont d'abord : l'ardeur de la bouche, de la gorge et de l'estomac, un sentiment de soif vive, avec constriction de la gorge ; des vomissements de matières sanguinolentes, dans lesquelles on remarque, quand les cantharides sont prises en poudre, des parcelles brillantes, d'un vert bronzé qui sont les débris des élytres de l'insecte. Les organes sexuels sont le siège d'une ardeur brûlante ; les malades essaient en vain d'uriner et, quand ils y parviennent, rendent avec d'atroces douleurs quelques gouttes de liquide mêlé de sang. Il y a en même temps du délire, auquel succède un affaissement complet. Puis surviennent de véritables attaques tétaniques, avec délire hydrophobe ; le malade cherche à mordre. Si l'empoisonnement n'est pas enrayé, les accès se répètent, les parties génitales se gangrènent et le patient succombe.

L'abus des préparations de cantharides à l'extérieur sur de grandes surfaces peut déterminer tous ces accidents.

Premiers secours. — Vomitif (6), purgatif doux (sulfate de magnésie 30 grammes) à l'exclusion des purgatifs huileux. Grands bains ou bains de siège. Lavements émollients à la guimauve (14), frictions d'huile camphrée sur les cuisses, le ventre et les reins, potion opiacée (172).

Moules, coquillages, œufs de poisson.

174. Ces divers aliments produisent parfois des indispositions qui rappellent un véritable empoisonnement. Sur plusieurs personnes qui auront mangé du même plat, une seule se trouvera incommodée, comme si la disposition spéciale dans laquelle elle s'est trouvée était la véritable cause des désordres qui se sont produits. En pareil cas, on observe des frissons, de la douleur à la tête et à l'estomac, de la rougeur et du gonflement de la face et des paupières, des démangeaisons vives sur tout le corps, prin-

cipalement sur les épaules, avec élevures comme par la piqûre des orties ; quelquefois des convulsions. Il est rare que ces accidents aient une issue funeste.

Premiers secours. — Vomitif (6) ou éméto-cathartique (116) ; faire prendre tous les quarts d'heure une cuillerée à bouche de potion éthérée (131). Eau vinaigrée pour boisson (28) ; cataplasmes de farine de lin sur le ventre et l'estomac.

VI. Poisons septiques.

175. Scientifiquement, il conviendrait de réunir sous ce titre les venins, les virus, un certain nombre de gaz délétères et même l'alcool. En effet, c'est par un mécanisme analogue que ces divers poisons troublent les fonctions de nos organes au point de mettre la vie en danger. Mais comme nous nous efforçons avant tout de rendre l'intervention rapide et salutaire, nous ne parlerons ici que des empoisonnements qui reconnaissent pour cause une plaie extérieure, porte d'entrée du venin ou du virus, nous réservant de traiter sous le titre « *Asphyxie* » (186) de tous les accidents qui résultent de troubles apportés dans l'acte respiratoire.

Vipère et serpents venimeux.

176. Les serpents venimeux, beaucoup plus communs dans les pays chauds qu'en Europe, sont représentés en France par la *vipère* (fig. 28 et 29), dont la morsure est quelquefois mortelle. Le venin est contenu dans des glandes sur lesquelles sont implantées deux dents mobiles (crochets) (fig. 30), creusées d'un canal qui va de la base à la pointe. Quand l'animal ne redoute aucun danger, il tient ces crochets couchés dans l'intérieur de la cavité buc-

cale ; mais s'il veut se défendre, il les redresse et, frappant
de tout le haut du corps, comme d'un marteau, les im-

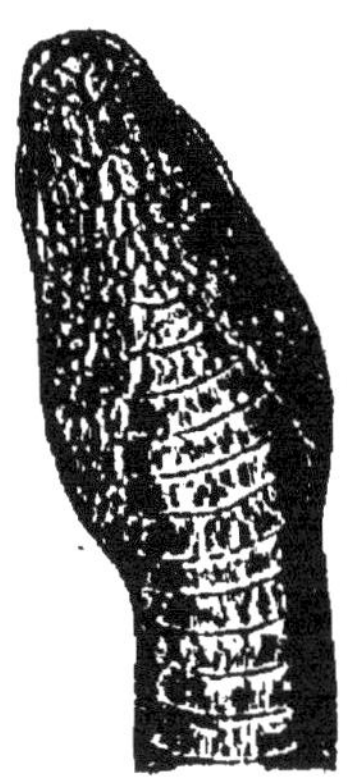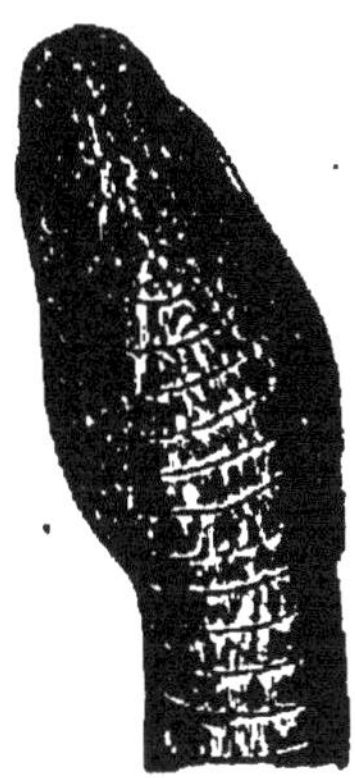

Fig. 28 et 29. — Tête de vipère, vue par ses deux faces.

plante profondément dans le corps de son adversaire. La
pression produite par le choc fait écouler au fond de la
plaie quelques gouttes de venin.

Les vipères conservées dans l'esprit-de-vin doivent être
encore maniées avec précaution ; une piqûre faite par les

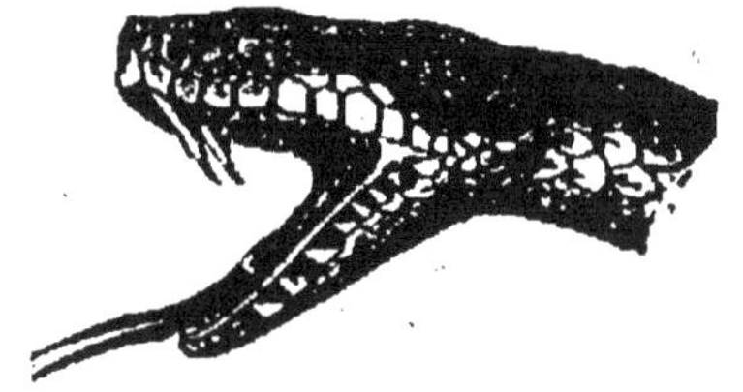

Fig. 30. — Tête de vipère, montrant les crochets dressés.

crochets dans ces conditions pourrait avoir les mêmes suites que pendant la vie de l'animal.

Il faut aussi se méfier des crochets de toute autre espèce
venimeuse exotique, conservée de la même manière.

Les symptômes consistent en une douleur vive à l'endroit blessé, avec irradiation prompte à tout le membre et même au reste du corps. La plaie se gonfle rapidement, formant une tumeur ferme qui s'enflamme et prend une teinte livide, gangréneuse. Le gonflement s'étend aux parties voisines ; le blessé a des défaillances, des nausées, des vomissements et des mouvements convulsifs. Le pouls est petit, irrégulier, la respiration anxieuse, la vue troublée ainsi que l'intelligence ; le corps est baigné d'une sueur froide, visqueuse. Le gonflement primitif peut se résoudre en un abcès considérable et provoquer une suppuration funeste.

177. Premiers secours. — Si la piqûre est très récente, il faut avant toute chose appliquer une ligature au-dessus de la plaie, c'est-à-dire entre elle et le cœur, sans serrer trop fortement, au moyen d'une bande à pansement ou d'un mouchoir roulé (fig. 31). Elargir ensuite la piqûre jusqu'au fond, laver à grande eau et faire abondamment saigner, soit en suçant avec la bouche, soit au moyen de ventouses. Cautériser profondément avec le nitrate d'argent, la pierre à cautère ou mieux encore avec un morceau de fer rougi *à blanc*. Faire prendre en même temps du vin chaud, du thé avec du rhum, de l'alcoolat de mélisse et tenir le malade au lit très chaudement.

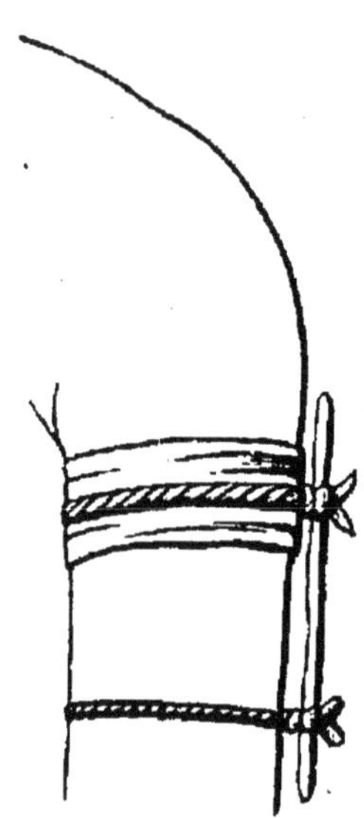

Fig. 31. — Compression du membre au-dessus de la plaie.

178. Si la piqûre date de quelques heures et que le gonflement ait gagné, faire prendre des boissons chaudes ;

infusion de tilleul, de feuilles d'oranger, de sureau, et de temps à autre une cuillerée de potion tonique :

Prenez : Vin de Malaga , ... 120 gr.
           Teinture de cannelle . . .   10 —
           Extrait de quinquina . . .   4 —
           Sirop simple. . . . . . .   30 —

On cite de nombreuses cures obtenues par l'usage externe et interne d'huile d'olive en grande quantité.

Lavages avec une solution d'hypochlorite de chaux :

Hypochlorite de chaux sec purifié. .   5 gr.
Eau bouillie . . . . 300 —

Le médecin pourra faire des injections autour de la plaie avec cette même solution jusqu'à 10 cmc.

Il pourra aussi utilement faire des injections hypodermiques de 10 cmc. de sérum antivenimeux de Calmette.

Arachnides venimeux.

179. Le *scorpion* (fig. 32), la *tarentule* et quelques autres espèces font des *piqûres* assez graves.

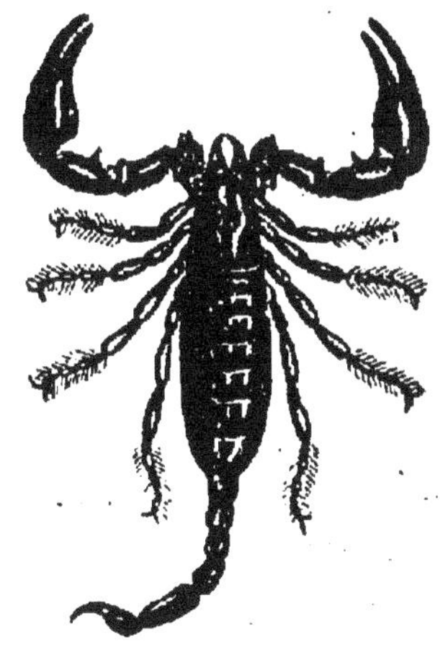

Fig. 32. — Scorpion.

Premiers secours. — Cautériser la plaie au moyen du *perchlorure de fer* liquide, et administrer de 15 à 20 gouttes de cette même préparation, mêlées à un verre d'eau.

Insectes venimeux.

Les *piqûres* faites par la *scolopendre* ou *mille-pieds*, les abeilles, *guêpes, frelons, cousins, moustiques*, ne donnent pas lieu généralement à des accidents sérieux.

Premiers secours. — Après avoir enlevé, au moyen d'une petite pince, le dard qui a pu rester dans la chair, on cautérise légèrement la plaie avec de l'ammoniaque pure, du phénate d'ammoniaque, de l'eau de Javel (quelques gouttes) ou du perchlorure de fer ; ou bien, on frotte la partie blessée au moyen d'un poireau ; on fait prendre ensuite des boissons chaudes aromatiques, comme : infusion de menthe, de camomille, de mélisse, auxquelles on peut ajoute · un peu d'eau-de-vie.

Morsure de chiens enragés.

180. La *rage* ou *hydrophobie* est une affreuse maladie qui paraît se développer spontanément chez le chien et le loup. Toutes les personnes mordues par un chien hydrophobe ne contractent pas la rage ; le terrible animal, pendant l'accès, se jette sur tout ce qu'il rencontre et épuise bientôt la bave venimeuse dont ses dents sont imprégnées ; dans cet état, l'obstacle d'un vêtement épais, qui n'empêche pas la morsure, suffit cependant pour s'opposer à l'imprégnation de la plaie et sauve la victime.

Il est assez facile de reconnaître les premiers symptômes de la rage chez le chien ; aussi est-il nécessaire de dire comment il se comporte alors, pour avertir ceux qui le soignent et sont moins disposés à s'en méfier.

Le chien enragé fuit la lumière ; il se retire dans sa niche ou dans un coin sombre, où il s'agite fréquemment, ne trouvant pas une place ni une position qui lui conviennent ; il est inquiet ; son regard est étrange, souvent il cache sa tête entre ses pattes, semblant éviter le jour. Il entend encore la voix de son maître, mais ne lui obéit pas franchement comme de coutume ; cependant il ne cherche pas à le mordre, à moins d'être maltraité par lui. Il n'a pas précisément horreur de l'eau, mais il s'inquiète de tous les objets brillants ; d'ailleurs il ne peut boire à cause des spasmes de la gorge qui sont un des symptômes de la maladie. Sa voix est bizarre, elle détonne et a un timbre singulier ; sa démarche est chancelante, son poil hérissé, la queue est ramenée entre les jambes. Pendant les accès, il cherche à mordre tout ce qui l'entoure, et sa fureur est exaspérée par la lumière et les couleurs vives ; il meurt enfin au milieu de convulsions, au bout de trente à trente-six heures.

Le cadavre doit être enterré profondément, et tout ce qu'il a touché lavé à la chaux. Il faut éviter tout contact direct des mains, la maladie pouvant se communiquer par une écorchure insignifiante.

Chez l'homme, la rage se manifeste dans un délai très variable après la morsure. Généralement l'incubation dure un mois, mais elle peut être beaucoup plus longue. Le malade éprouve un grand abattement alternant avec de l'agitation, de violents maux de tête, une sensibilité générale et une susceptibilité morale très développées, des douleurs vives dans la région mordue, une soif ardente, une grande constriction de la gorge, l'horreur des liquides et de tout ce qui brille. Puis viennent des accès de suffocation, des convulsions, un crachotement continuel, le délire furieux, au milieu duquel le malheureux succombe.

Quand une personne a été mordue par un chien enragé, la première mesure à prendre est de savoir si le chien qui a mordu est bien atteint de rage.

1° Si le chien est resté à proximité, ne pas le tuer d'urgence ; si possible, l'enfermer pour l'observer. Si au bout de 10 jours le chien n'est pas mort ou ne présente pas les signes manifestés de la rage, la personne mordue n'a rien à craindre.

2° Si le chien a disparu, il faut se contenter des informations ; en cas de doute, il est sage d'avoir recours aux inoculations.

3° Si le chien a été tué, l'autopsie donne des signes de probabilité, l'inoculation à un autre animal donne un renseignement certain, mais souvent trop tardif.

181. Premiers secours. — Il faut qu'ils soient rapides et énergiques. Si la plaie se trouve sur un membre, on commence par placer à une petite distance au-dessus d'elle un lien circulaire fortement serré (fig. 33). On la fait ensuite saigner abondamment après l'avoir ouverte au moyen d'un canif, à défaut d'autre instrument, et on la lave à grande eau ; on facilite l'afflux du sang au moyen

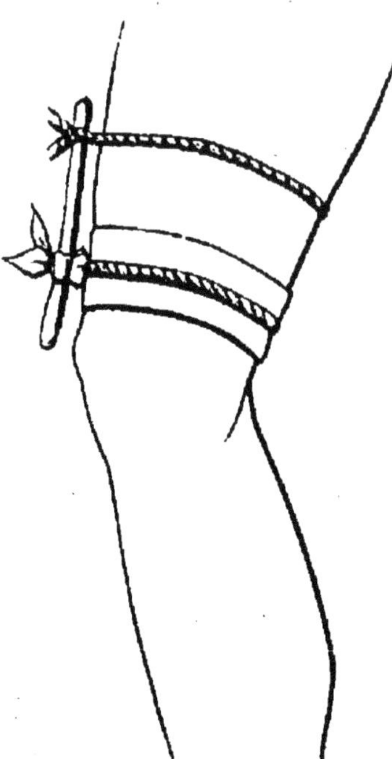

Fig. 33. — Compression permanente établie au-dessus du genou.

d'une ventouse (fig. 34, 35, 36) ou simplement d'un verre à boire, dans lequel on raréfie l'air en faisant brûler un peu d'ouate imprégnée d'alcool ou un peu de papier fin préalablement enflammé. Pendant ce temps on fait rougir à *blanc* une pointe de fer quelconque, un clou, une dent de fourchette et on cautérise largement et profondément la plaie, afin de détruire toutes les parties qui ont subi le contact de la dent de l'animal. L'acide sulfurique, l'acide

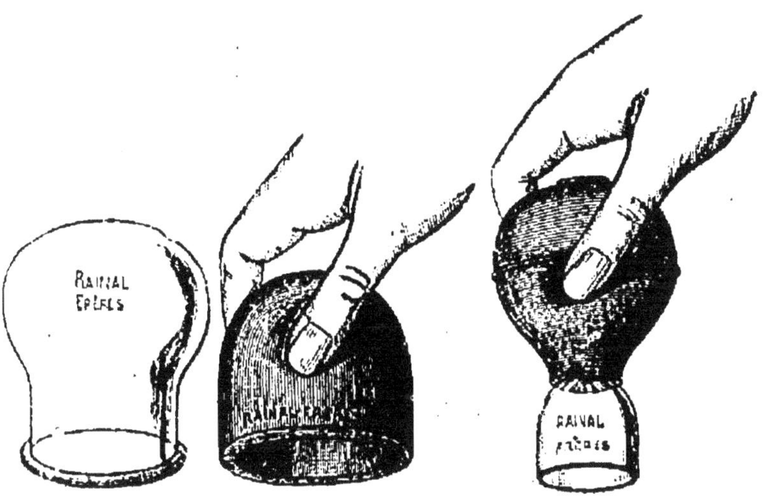

Fig. 34. — Ventouse en verre.　Fig. 35. — Ventouse cloche en caoutchouc.　Fig. 36. — Ventouse en verre et en caoutchouc.

nitrique, le beurre d'antimoine, la potasse caustique, la poudre de Vienne, peuvent remplacer le fer rouge, mais sont d'une efficacité moins certaine. On applique ensuite sur la plaie des compresses imbibées d'eau-de-vie ou d'eau de Cologne. On aura d'ailleurs dans le plus bref délai recours aux soins d'un médecin.

Il importe de visiter le corps du blessé pour s'assurer qu'il n'existe pas d'autre plaie ayant la même origine et que son peu d'importance ou d'étendue porterait à négliger. Partout où la peau est entamée et où le virus a pu pénétrer, les mêmes précautions préventives doivent être appliquées.

Toutefois la cautérisation ne présente jamais une sécurité absolue.

Il est indispensable, en cas de morsure par chien enragé ou suspect, d'avoir recours à la *méthode pastorienne* ; il faut en commencer le traitement le plus tôt possible, surtout pour les personnes mordues à la tête. Toute personne mordue par un chien enragé ou suspect de rage doit être dirigée sans délai vers l'Institut Pasteur le plus proche (1).

Il faut se munir des renseignements personnels suivants :

Date des morsures, nombre et siège, habits déchirés, y a-t-il eu cautérisation, quand ?... et avoir également les renseignements vétérinaires : nom et adresse du vétérinaire, certificat, examen du chien, à qui était le chien, qu'est-il devenu, avait-il été mordu par un autre chien, le chien a-t-il mordu d'autres personnes ?

Le traitement pour les morsures ordinaires dure 18 jours.

Les principes qui nous ont guidé sont exposés dans l'*Instruction du Conseil d'hygiène* publique que nous reproduisons.

Instruction du Conseil de salubrité sur les soins à donner aux personnes mordues par des chiens enragés ou suspects de rage (2).

Lorsqu'une personne aura été mordue par un chien enragé ou suspecté de rage, on devra :

Faire saigner la plaie, la laver et la cautériser.

1° Il faut, dans le plus bref délai possible, par des pres-

(1) Il existe actuellement 10 Instituts Pasteur où l'on soigne la rage : Paris. Bordeaux, Lyon, Lille, Marseille, Montpellier, Alger, Madagascar, Tunis, Saïgon.

(2) Instruction rédigée par MM. Pasteur, Larrey et Bouchardat, approuvée par le Conseil d'hygiène publique et de salubrité, le 6 janvier 1882.

sions suffisantes, faire saigner abondamment les morsures, les plus profondes comme les plus légères, et les laver à grande eau, avec un jet d'eau, si cela est possible, ou avec tout autre liquide, fût-ce même de l'urine, jusqu'au moment de la cautérisation. On placera immédiatement, quand la chose sera possible, une ligature à la racine du membre mordu.

2° La cautérisation pourra être faite avec du caustique de Vienne, du beurre d'antimoine, du chlorure de zinc et surtout avec *le fer rouge*, qui est en pareil cas le meilleur des caustiques. Tout morceau de fer (bout de tringle, fer à plisser, clef, clou, etc.), chauffé au rouge peut servir à pratiquer ces cautérisations, qui devront atteindre toutes les parties de la plaie.

3° Le succès de la cautérisation dépendant de la promptitude avec laquelle elle est faite, chacun pourra la pratiquer.

4° Les cautérisations avec l'ammoniaque (alcali volatil), les différents alcools, la teinture d'arnica, les solutions phéniquées sont *absolument inefficaces*.

Les animaux domestiques mordus seront traités de la même manière ; on aura soin d'ailleurs de maintenir la plaie en suppuration en la saupoudrant de temps à autre de poudre de cantharides et en la pansant pendant plusieurs semaines avec un mélange à poids égaux de térébenthine, d'huile d'olive et de jaune d'œuf. Ces animaux doivent être séparés des autres et tenus attachés.

Pustule maligne. — Charbon.

182. La piqûre de certaines mouches qui se sont nourries de viandes en putréfaction donne lieu à une maladie des plus graves, qu'on peut assimiler à un empoisonnement ; il se forme d'abord une simple vésicule, remplie d'un liquide clair, accompagnée de démangeaisons insupportables. Le patient se gratte violemment et souvent

écorche la plaie. Le lendemain, la vésicule est remplacée par une petite plaque livide, de la grandeur d'une lentille ; la peau s'est tuméfiée alentour, et couverte de petites ampoules qui, isolées d'abord, finissent par se réunir. Le centre brunit peu à peu, durcit et devient insensible ; c'est une plaque gangréneuse, qui s'étend assez vite et gagne les parties voisines. En même temps, le membre atteint se gonfle, s'engourdit, et si les progrès du mal ne sont pas enrayés par la force du sujet ou par des soins intelligents, toute la constitution s'altère ; il survient de la pâleur, de l'abattement avec somnolence, des envies de vomir ; la raison s'égare, le délire survient et, l'enflure gagnant tout le corps, le malade succombe dans un état gangréneux général.

Dans les premiers moments de cette terrible maladie, on n'a affaire qu'à ce qu'on appelle la *pustule maligne ;* quand les accidents se sont généralisés, c'est le *charbon.*

Les gens dont la profession exige le contact incessant des bestiaux : fermiers, bouchers, marchands, vétérinaires, sont les plus exposés à la pustule maligne ; on la voit se produire également chez les habitants des campagnes, parmi les employés des halles et marchés, chez les ouvriers qui manipulent les viandes, les peaux, les laines, etc., provenant des animaux atteints du charbon ; elle est plus rare dans le reste de la population.

Premiers secours. — Toute piqûre dont la nature n'est pas bien connue doit être traitée comme nous l'avons dit (179).

183. Dès qu'on a quelques raisons de craindre qu'il s'agit d'une piqûre charbonneuse, cautériser avec l'acide phénique alcoolisé, ainsi préparé :

Prenez : Acide phénique cristallisé.   9 parties.
Alcool 1   —

Le mélange étant liquide, on en fait tomber une seule goutte sur le point malade.

Si la plaque lenticulaire gangréneuse est déjà formée, il faut l'ouvrir par une incision en croix, au moyen d'une lancette ou d'un rasoir et cautériser la plaie par le fer rougi à blanc, la pierre à cautère ou le caustique de Vienne ; on applique ensuite un pansement formé de compresses imbibées d'eau-de-vie camphrée.

Un moyen, qui a été longtemps tenu secret, et qui réussit très bien, consiste à appliquer sur la pustule un morceau de diachylum de la dimension d'une pièce de cinq centimes, saupoudré de sublimé corrosif ; on le maintient en place pendant deux ou trois jours.

Quel que soit le procédé qu'on ait suivi, appeler le médecin le plus tôt possible.

Nous reproduisons l'avis du Conseil de salubrité relatif aux précautions à prendre contre les affections charbonneuses.

Avis du Conseil de salubrité sur les précautions à prendre contre les affections charbonneuses (1).

Les ouvriers qui travaillent dans les boucheries, tanneries, mégisseries, ceux qui manipulent les laines, les peaux fraîches ou les peaux sèches venant des pays étrangers, les cornes, les poils, sont exposés à prendre le *charbon* lorsque les viandes, les peaux, les laines, etc., proviennent d'animaux atteints de cette affection.

La maladie se manifeste aux mains, au cou, au visage, aux

(1) Avis rédigé par MM. Bouchardat, Hillairet et Pasteur, rapporteur. Lu et adopté dans la séance du 7 juillet 1882.

paupières, par une enflure avec ou sans point apparent d'inoculation au centre de l'enflure. Celle-ci augmente peu à peu de volume. Elle se termine le plus souvent par la mort. Tant que l'enflure est à son début, le développement ultérieur du mal peut être conjuré.

Ordinairement, la personne contaminée ne donne aucune attention à l'enflure et croit être à l'abri de tout danger. C'est une fausse sécurité pour tous ceux qui sont dans les conditions de travail que nous avons rappelées en commençant.

Chaque année, Paris compte plusieurs morts des suites de la terrible maladie, morts qui auraient pu être prévenues facilement.

Les cas de mort sont dus généralement à l'ignorance du danger. Les personnes intéressées négligent de recourir tout de suite aux conseils d'un homme de l'art. Elles ne se décident à se rendre à l'hôpital ou chez un médecin à leur portée qu'après une aggravation du mal, et alors que toute médication ou opération est devenue inutile.

En conséquence, l'Administration invite tous les ouvriers des catégories précitées à donner la plus grande attention aux moindres enflures, démangeaisons persistantes et œdèmes, et les engage expressément à se rendre sans retard, dès qu'ils en constatent la présence, chez un médecin qu'ils informeront de la nature de leur profession et de leur crainte d'un danger possible, parce que les matières qu'ils manipulent peuvent être souillées du parasite charbonneux ou de ses germes.

Le médecin sera juge de ce qu'il y aura à faire.

Piqûres anatomiques.

184. Les médecins, et surtout les élèves en médecine, en pratiquant les autopsies et les dissections, sont exposés à se piquer ou à se couper. Il en est de même des personnes qui, pour une raison ou pour une autre, ouvrent le cadavre d'un animal mort et déjà décomposé. Les plaies produites dans ces circonstances sont éminemment dangereuses ; elles déterminent toujours des désordres graves et quelquefois mortels.

Premiers secours. — Appliquer les moyens que nous avons indiqués pour la morsure des serpents (177), sauf la succion avec la bouche.

185. Pansements avec l'eau phéniquée ainsi préparée :

Prenez : Acide phénique . . 1 gr.
Eau . . . . . . 1000 —

———

DEUXIÈME PARTIE

LES ASPHYXIES

I. ASPHYXIE EN GÉNÉRAL

186. Considérée à un point de vue général, l'asphyxie est un état de mort apparente ou réelle, dû à l'arrêt momentané ou définitif de la respiration. Il y a donc asphyxie toutes les fois que l'air ne peut pénétrer dans les poumons en quantité suffisante pour entretenir leurs fonctions.

L'air est formé d'azote et d'oxygène et ce dernier gaz seul est utile à l'acte respiratoire ; par conséquent, l'air, bien que pénétrant dans les poumons, n'empêchera pas l'asphyxie, si, par une cause quelconque, la quantité d'oxygène qu'il contient est devenue insuffisante. De même, il deviendra impropre à la respiration, s'il contient une grande proportion de gaz étrangers, inutiles et même délétères. Dans ces deux cas particuliers, les poumons accomplissant leur fonction mécanique sans obstacle, sans résistance, la cause de l'asphyxie réside dans la nature des gaz qui pénètrent dans leur cavité.

Mais cette cause peut aussi être un obstacle qui intercepte l'entrée de l'air en produisant les suffocations, soit qu'une pression violente et prolongée sur les parois de la poitrine empêche sa dilatation, soit qu'il s'agisse d'un corps étranger qui s'est introduit dans la trachée-artère, d'un lien qui serre fortement le larynx, d'un milieu irrespirable, d'un liquide au sein duquel le corps est plongé.

D'après ces considérations nous aurons à examiner diverses asphyxies réclamant des soins différents et que nous classerons ainsi : 1° *par air vicié, gaz délétères, etc.;* 2° *par pression ;* 3° *par strangulation et pendaison ;* 4° *par submersion.* Nous joindrons quelques indications sur les asphyxies causées par la *chaleur,* le *froid,* la *foudre* et sur celle des *nouveau-nés.*

187. Premiers secours. — Quelle que soit la cause de l'asphyxie, il importe avant tout de faire les tentatives nécessaires pour rétablir la respiration. Les soins doivent être donnés sur place ou au moins à peu de distance de l'endroit où l'accident s'est produit. On transporte donc l'asphyxié dans une pièce aérée, modérément chaude, et on ne garde près de soi que les aides absolument nécessaires. On le déshabille promptement, et même on fend les vêtements avec des ciseaux, si l'opération est difficile, ce qui arrive d'ordinaire quand il s'agit d'un noyé ; on le couche sur un lit ou sur un simple matelas étendu sur une table, après avoir placé un traversin sous le haut du corps pour le relever légèrement, la tête restant un peu inclinée en arrière. Enfin on le couvre d'une couverture, et, faute de mieux, de paille ou de foin sec.

Ces préparatifs ayant été faits rapidement, on ouvre la bouche de l'asphyxié en introduisant entre les dents serrées un morceau de bois, le manche d'une cuiller, ou tout autre objet plat et non tranchant propre à remplir cet objet ; on maintient l'écartement des mâchoires en plaçant un bouchon entre les grosses dents, et on attire la langue au dehors, en la prenant avec les doigts recouverts d'un mouchoir ou d'un linge quelconque. Avec le doigt ou les barbes d'une plume, on débarrasse les narines, la bouche et la gorge, des mucosités, de l'écume qui les obstruent.

Tout cela est fait vivement, mais méthodiquement, pendant que les aides cherchent à ramener la chaleur et la circulation par des frictions sèches, des briques et des fers chauds, des fers à repasser promenés sur le corps en interposant une flanelle. Les frictions alcooliques avec l'alcool camphré, l'eau de Cologne, l'eau de mélisse, le baume de Fioravanti, le vinaigre aromatique, en s'aidant d'un gant de crin (fig. 37), d'une flanelle, d'un linge rude, d'une poignée de foin, sont utiles.

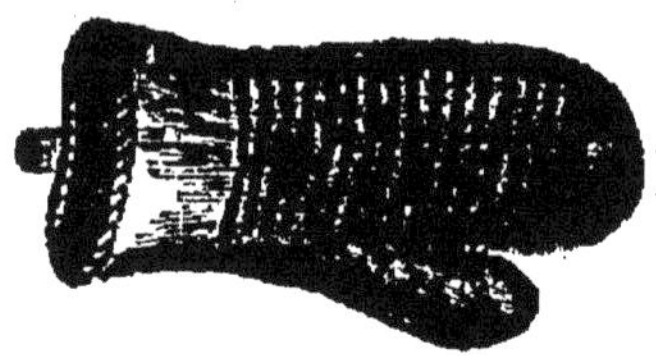

Fig. 37. — Gant en cuir pour frictions.

On approche à plusieurs reprises des narines une allumette enflammée, le bouchon encore humide d'un flacon d'alcali, dont les vapeurs piquantes peuvent produire une irritation salutaire.

Toutes ces manœuvres sont faites avec une certaine prudence, de manière à ne pas brûler la victime et à ne pas ajouter aux causes de suffocation qui ont déjà mis sa vie en danger. Toutefois on les renouvelle avec persistance, parce qu'elles suffisent dans le plus grand nombre des cas.

Mais nous devons supposer qu'elles n'ont eu aucun succès et que le corps reste inerte entre les mains de ceux qui sollicitent quelque manifestation certaine de la vie encore latente : il n'y a eu ni contraction des muscles de la face, ni battements du pouls, ni dilatation de la poitrine appelant l'air dans les poumons, ni ce caractère particulier du retour à la vie : le bâillement.

Il faut alors avoir recours à la *respiration artificielle.*

188. Plusieurs procédés ont été indiqués pour la pratiquer.

Le premier et le plus simple consiste dans l'*insufflation de l'air de bouche à bouche*. Pour cela on applique sa bouche sur celle du malade, dont on serre le nez, et on souffle fortement ; on renouvelle la tentative plusieurs fois de suite, surtout si l'on remarque un mouvement d'*expiration* accusé. En même temps, un aide exerce des pressions méthodiques et alternatives sur le ventre et la poitrine, de manière à imiter à peu près les mouvements d'inspiration et d'expiration.

Cette insufflation d'air peut être faite avec un meilleur résultat en suivant exactement les indications données par le Dr Marchant :

L'assistant, étant à la droite de l'asphyxié, place sur le front de ce dernier sa main gauche, dont l'index et le pouce, tout naturellement posés sur les côtés du nez, servent à fixer dans une des narines un tuyau quelconque, une pipe par exemple, dont le calibre soit assez large pour envoyer l'air aux poumons. Fermer exactement les narines sur le tube en les pinçant fortement, et en même temps, au moyen de la main droite posée à plat sur les lèvres, s'opposer à la sortie de l'air par l'orifice buccal. Souffler alors avec la bouche dans le tuyau, avec une légère force pour faire pénétrer l'air dans les poumons. La poitrine se soulève aussitôt et l'asphyxié respire comme s'il vivait normalement. Dès que l'assistant a envoyé la plus grande partie de l'air qu'il avait recueilli dans ses poumons, sans aucun effort toutefois, il retire la bouche du tuyau et, par une pression exercée avec les deux mains à la base de la poitrine, il fait sortir l'air introduit dans les poumons de l'asphyxié ; puis il recommence alternativement l'insufflation et les pressions pendant un certain temps. Si l'individu est vivant, les battements du cœur se feront de plus en plus sentir, puis la respiration se rétablira un peu plus tard par une première inspiration ; après quelques instants d'attente, si une seconde inspiration ne se manifestait pas, il faudrait revenir à l'insufflation.

La compression et le relâchement alternatifs des parois de la poitrine ne doivent pas être négligés après chaque insufflation. Par la compression, on diminue la capacité de la cavité de la poitrine, et par suite, celle des poumons, et l'air qu'ils contiennent est expulsé en partie. En cessant de comprimer, la poitrine reprend ses diamètres, un vide relatif se produit et une certaine quantité d'air est ainsi appelée vers les poumons.

D'autres procédés plus scientifiques, mais d'une exécution assez facile, ont été indiqués pour rappeler la respiration. Ils s'appliquent spécialement aux noyés ; nous allons les décrire à cause de leur utilité pratique.

Il ne faut pas oublier qu'un asphyxié peut revenir à la vie au bout d'un temps fort long, plusieurs heures, douze, vingt heures même. Il ne faut donc jamais désespérer que lorsque la rigidité cadavérique, commençant à se produire, indique que la vie est éteinte pour toujours. Tant qu'une faible lueur d'espoir persiste, il faut pratiquer de nouvelles tentatives, faire succéder un procédé à un autre, et se faire suppléer par un aide intelligent, quand la fatigue vous paralyse.

180. Procédé Marshall-Hall. — Il est basé sur les changements de position du corps, propres à dilater et à rétrécir alternativement la cavité des poumons. Couchez le malade à plat ventre, après avoir placé sous la poitrine, pour la soulever, une couverture roulée, un traversin ferme,

ou des vêtements formant un paquet arrondi (fig. 38).
Puis tournez le corps très doucement sur le côté, presque

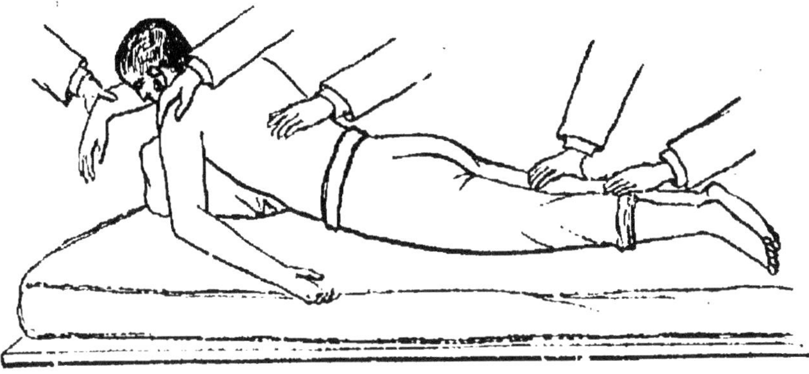

Fig. 38. — Procédé Marshall-Hall : première position.

sur le dos (fig. 39) et, subitement remettez-le dans la position première. Vous répétez cette manœuvre avec régularité et persévérance environ 15 fois par minute, en chan-

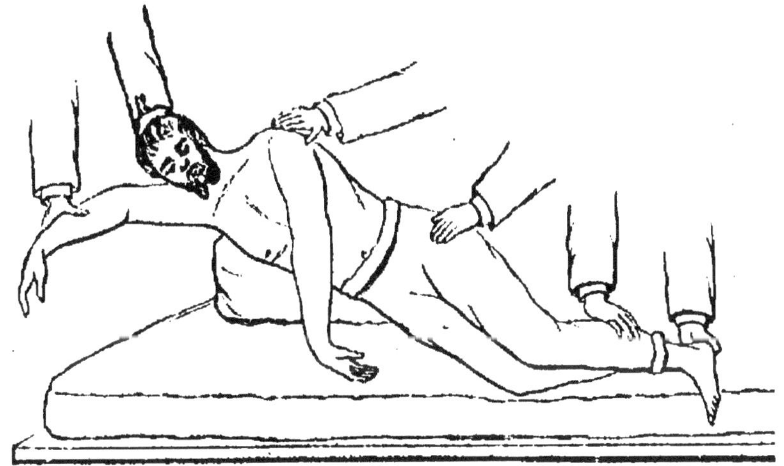

Fig. 39. — Procédé Marshall-Hall : deuxième position.

geant de temps à autre de côté. Quand le corps est à plat
ventre, vous exercez une pression vive et ferme entre les
omoplates, que vous cessez aussitôt que vous le changez

de position. On comprend que, dans le premier mouvement, la cavité pulmonaire est resserrée et qu'elle se dilate
dans le second.

190. **Procédé Sylvester.** — Ce procédé consiste à reproduire par des mouvements raisonnés imprimés aux bras
le jeu des muscles qui soulèvent et dépriment la poitrine.
Bien appliqué, il donne des résultats supérieurs à ceux du
procédé Marshall-Hall.

L'assistant se place à la tête de l'asphyxié couché sur le
dos, et ayant les épaules soulevées par une couverture ou
un vêtement roulé. Les pieds sont appuyés, ou tenus par
un aide, afin que le corps reste immobile.

Il va sans dire que toutes les précautions précédemment
indiquées ont été prises, que le nez et la bouche ont été
nettoyés, et que la langue a été tirée au dehors. Au besoin,
on la maintient en cette position en passant un mouchoir

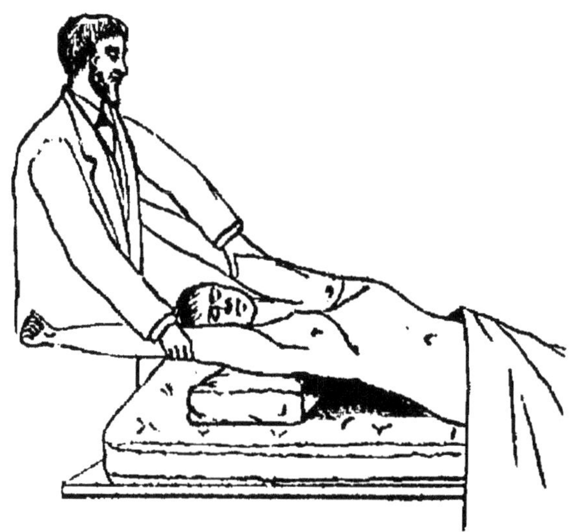

Fig. 10. — Procédé Sylvester : première position.

sous le menton, de manière à ce qu'elle soit serrée entre
les dents.

Donc l'assistant se place à la tête ; il saisit les bras du noyé près des coudes, les avant-bras étant repliés sur les bras (fig. 40) ; puis, les ayant appuyés assez fortement sur les parois du thorax, il les porte rapidement, mais sans violence, au-dessus de la tête, en leur faisant décrire un arc de cercle (fig. 41). Il les ramène ensuite à leur position première, et recommence la manœuvre, cherchant à imiter les temps d'une respiration normale.

Au bout de quelques instants, l'opérateur s'arrête pour

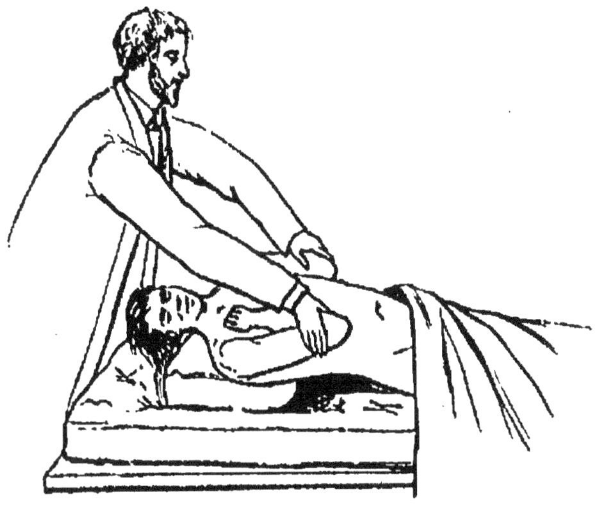

Fig. 41.— Procédé Sylvester : deuxième position.

juger de l'effet produit, et recommence si la respiration ne s'est pas rétablie d'elle-même.

191. Procédé Pacini. — C'est certainement le meilleur, mais il est d'une application plus difficile, parce qu'il exige quelques connaissances anatomiques.

« On maintient la tête dans la direction ordinaire du tronc, et, après s'être placé derrière elle, on empoigne fortement la partie supérieure des deux bras, près du moignon des épaules, en plaçant le pouce en avant sur le col

de l'humérus, et les quatre autres doigts par derrière.
Alors, en tirant à soi et en soulevant en même temps le

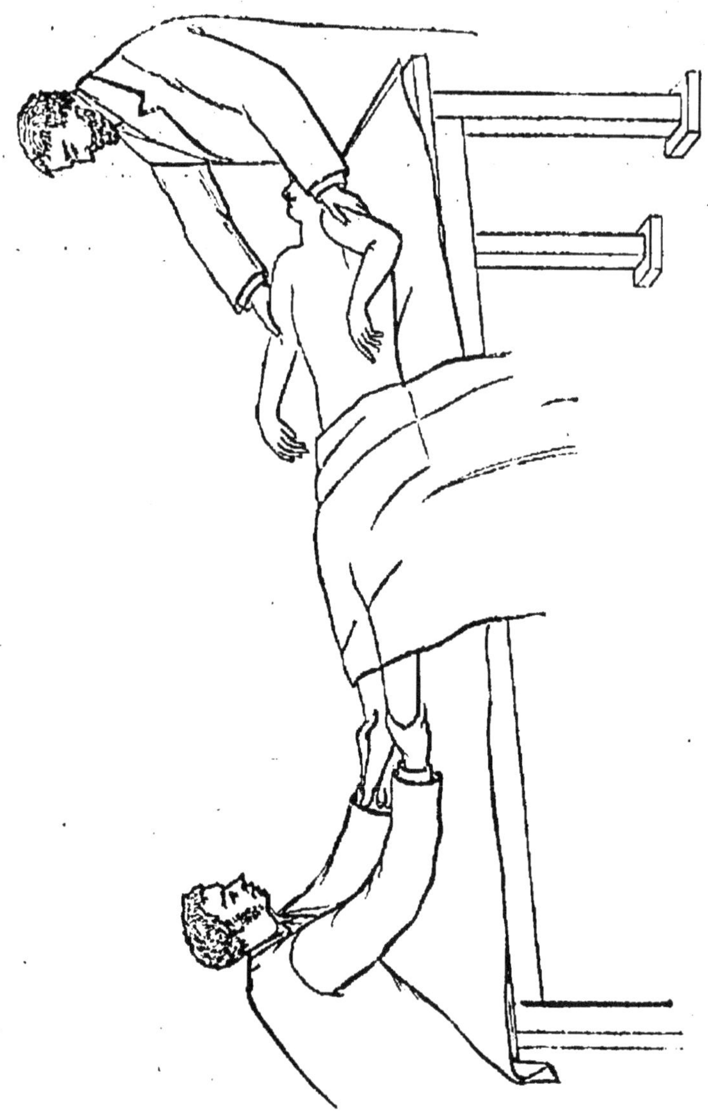

Fig. 42. — Procédé Pacini.

moignon des épaules, on cherche à utiliser la connexion

des clavicules avec le sternum, pour élever cet os avec les côtes correspondantes (fig. 42).

« On entend bientôt l'air pénétrer bruyamment dans les poumons, en produisant l'inspiration. Si l'on cesse alors l'action inspiratoire, on permet à l'élasticité des côtes de produire l'expiration telle qu'elle s'accomplit naturellement.

« En répétant alternativement ces mouvements avec le rythme ordinaire de la respiration, ou avec un rythme plus accéléré quand on le juge opportun, il semble que l'individu asphyxié, alors même que la mort est réelle, revient réellement à la vie, car on l'entend respirer comme un être vivant, de façon que, s'il conservait encore quelque étincelle de vie, il est impossible que celle-ci ne se rallume pas.

« Si l'individu asphyxié est un enfant, on comprend qu'un aide doit le tenir fixement par les jambes, pour que le corps résiste à la traction inspiratoire ; par contre, les manœuvres décrites ci-dessus devront être accomplies par deux personnes, chacune d'elles embrassant des deux mains la partie supérieure du bras dans le voisinage de l'aisselle ; elles exécuteraient ensuite simultanément les mouvements nécessaires. »

Méthode des tractions rythmées de la langue. — Étendre le malade sur le dos, ouvrir la bouche de la victime et si les dents sont serrées, les écarter, en forçant avec les doigts ou avec un corps résistant quelconque, morceau de bois, manche de couteau, dos de cuiller ou de fourchette, extrémité d'une canne, etc.

Saisir solidement la partie antérieure de la langue entre le pouce et l'index de la main droite, nus ou revêtus d'un linge quelconque, d'un mouchoir de poche par exemple

ou avec une pince (fig. 43), (pour empêcher le glissement)
et exercer sur elle de fortes tractions répétées, successives,
cadencées, ou rythmées, suivies de relâchement, en imitant
les mouvements rythmés de la respiration elle-même au
nombre d'au moins vingt par minute.

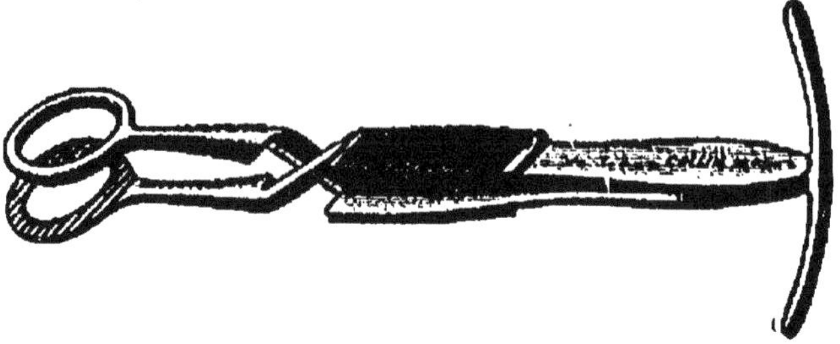

Fig. 43. — Pince du Dr Laborde pour traction rythmée
de la langue.

Les tractions linguales doivent être pratiquées sans retard et avec persistance durant une demi-heure, une heure
et plus.

Inhalation d'oxygène. — Les procédés précédents donnent par eux-mêmes de bons résultats, mais on ne saurait
négliger les moyens que la science met à notre disposition pour les seconder. Le plus actif de tous, sans aucun
doute, consiste dans l'emploi du gaz oxygène. L'appareil
de Limousin, que nous avons signalé déjà (71), permet
de substituer ce gaz à l'air ordinaire, pendant qu'on pour-
suit les tentatives de respiration artificielle. Un aide introduit dans la bouche de l'asphyxié le tube d'aspiration ;
d'une main il presse sur le ballon-réservoir ; de l'autre il
règle l'arrivée du gaz, la laissant libre ou l'interceptant par
une simple pression sur le tube de caoutchouc, suivant
que les manœuvres sollicitent la dilatation ou le resserrement de la poitrine (fig. 44).

192. Pendant ces manœuvres, des aides continuent les

frictions sous les couvertures ou par-dessus le vêtement sec; ils renouvellent l'application des flanelles chaudes, des bouteilles ou des briques qu'on a placées le long du corps, aux pieds, entre les aisselles, etc.

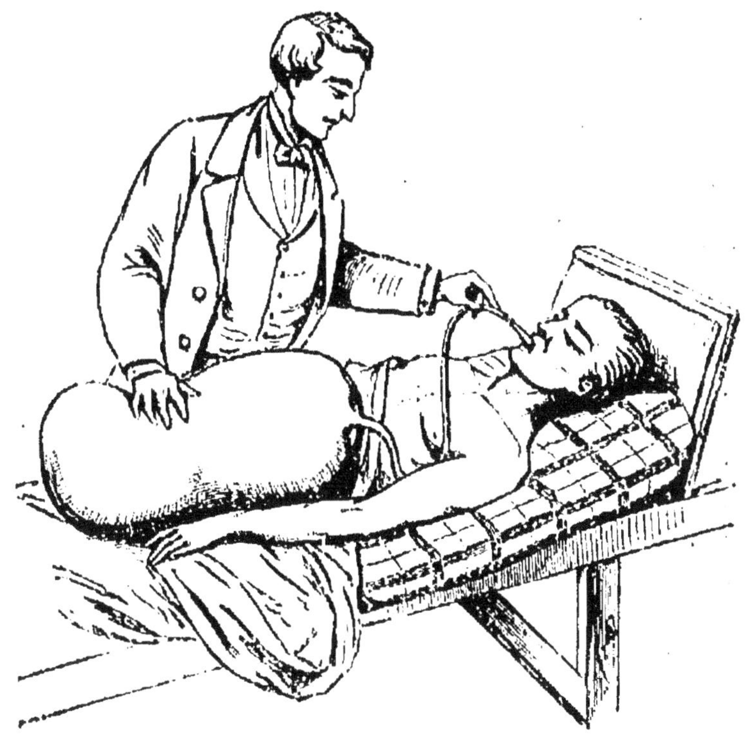

Fig. 14. — Administration de l'oxygène pendant les tentatives de respiration artificielle.

Aussitôt que la vie se manifeste, on fait prendre au malade quelques cuillerées d'un cordial : vin d'Espagne, vin chaud, infusion chaude de tilleul aiguisée de rhum ou d'eau-de-vie, eau chaude sucrée, mêlée d'eau de mélisse ou de vulnéraire.

S'il y a des nausées, on facilite le vomissement en passant sur la luette les barbes huilées d'une plume.

Enfin, on installe le malade dans un lit bassiné, la tête modérément élevée, en ayant soin de laisser l'air circuler autour de lui. Il ne tarde guère à s'endormir, mais on doit surveiller son sommeil, pendant lequel pourraient se manifester de nouveau les symptômes de l'asphyxie.

Ordonnance du Préfet de police concernant les Secours aux noyés et asphyxiés (1).

Article premier. — Les nouvelles instructions sur les secours à donner aux noyés, asphyxiés et blessés rédigées par le Conseil de salubrité du département de la Seine, seront imprimées, publiées et affichées.

Art. II. — Lorsqu'un individu sera retiré de la rivière, il n'est pas nécessaire, comme on paraît le croire assez généralement, de lui laisser les pieds dans l'eau jusqu'à l'arrivée des agents de l'autorité. Les personnes présentes devront immédiatement s'occuper de lui administrer des secours, sans attendre l'arrivée des hommes de l'art ou des agents de l'autorité.

On devra également porter des secours immédiatement à tout individu trouvé en état d'asphyxie par strangulation (pendaison). Les personnes qui arriveront les premières sur le lieu de l'événement devront s'empresser de détacher ou de couper le lien qui entoure le cou.

Art. III. — Il sera alloué, à titre d'honoraires, récompense ou salaire, aux personnes qui auront repêché ou transporté un noyé, un asphyxié ou un blessé :

Savoir :

1° Pour le repêchage d'un noyé rappelé à la vie, vingt-cinq francs.

2° Pour le repêchage d'un noyé, mort ou non rappelé à la vie, quinze francs.

(1) Rendue en 1872 à la suite d'un rapport rédigé par une commission composée de Devergie, Guérard, Larrey, Vernois, et Auguste Voisin, directeur des secours publics.

3 Pour le transport à l'hospice ou à son domicile, d'un noyé, asphyxié ou blessé, trois à cinq francs, suivant les distances.

Néanmoins, les maires des communes du ressort de la Préfecture de police pourront, lorsque le transport exigera l'emploi d'une charrette et d'un cheval, allouer au voiturier la somme qui leur paraîtra rigoureusement juste ;

4° A l'homme de l'art, les honoraires déterminés par le décret de 1811 ; plus, s'il y a lieu, une indemnité qui sera calculée sur la durée et l'importance des secours.

Ces frais sont payés à la caisse de la Préfecture de police, après la réception du procès-verbal, et sur le vu des certificats séparés, qui seront délivrés aux parties intéressées.

Nous nous réservons de faire remettre une médaille de distinction à toute personne qui se ferait remarquer par son zèle et son dévouement à secourir un noyé ou un asphyxié.

Art. IV. — Il est recommandé aux chefs de poste de veiller à ce que les brancards, ustensiles et autres objets ayant servi à administrer les secours soient régulièrement remis à leur place.

Lorsqu'un médicament manquera dans la boîte, et s'il arrive qu'un appareil soit dégradé, ils sont priés d'en informer immédiatement l'Administration.

Instruction du Conseil de salubrité (1).

Cette instruction traite des soins à donner aux personnes asphyxiées par submersion par la vapeur du charbon ; les émanations des fours à chaux, des cuves à raisin, à bière, à cidre ; par les gaz des fosses d'aisances, des puisards, égouts et citernes ; par le gaz d'éclairage ; par strangulation, suspension ou suffocation ; par le froid, la chaleur et la foudre.

Remarques générales.

1° Les personnes asphyxiées ne sont souvent que dans un état de mort apparente.

(1) Lue et adoptée dans la séance du 24 juillet 1891.

2° Pour les personnes étrangères à la médecine, la mort apparente ne peut être distinguée de la mort réelle que par la putréfaction.

3° La couleur rouge, violette ou noire du visage, le froid du corps, la raideur des membres ne sont pas des signes certains de mort.

4° La rigidité des mâchoires, dans la submersion, est un indice favorable du succès des secours.

5° On doit, à moins que la putréfaction ne soit évidente, administrer des secours à tout individu noyé ou asphyxié, même après un séjour prolongé dans l'eau ou dans le lieu où il a été asphyxié.

6° Les secours les plus essentiels à prodiguer aux asphyxiés peuvent leur être administrés par toute personne intelligente ; mais pour obtenir du succès, il faut les donner, *sans se décourager*, quelquefois pendant plusieurs heures de suite.

On a des exemples d'asphyxiés par le charbon qui ont été rappelés à la vie après des tentatives qui avaient duré six heures et plus.

7° Quand il s'agit d'administrer des secours à un asphyxié, il faut éloigner toutes les personnes inutiles ; cinq ou six individus suffisent pour les donner ; un plus grand nombre ne pourrait que gêner ou nuire.

8° Le local destiné aux secours ne devra pas être chaud ; la meilleure température est de 17 degrés du thermomètre centigrade (14 degrés de celui de Réaumur).

9° Enfin les secours doivent être administrés avec activité, mais sans précipitation et avec ordre.

*Objets à déposer dans les boîtes de secours
aux noyés et asphyxiés.*

1° Une paire de ciseaux de seize centimètres de long, à lames mousses ;

2° Un peignoir en laine ;

3° Un bonnet de laine ;

4° Un levier en buis ;

5° Un caléfacteur de demi-litre à un litre ;

6° Deux frottoirs en laine ;

7° Deux brosses ;

8° Une bassinoire à eau bouillante ;

9º Le corps de la machine fumigatoire ;

10º Son soufflet ;

11º Un tuyau et une canule fumigatoire ;

12º Une boîte contenant du tabac à fumer ;

13º Une aiguille à dégorger la canule ;

14º Une boîte de sinapismes Rigollot ;

15º Des plumes pour chatouiller la gorge ;

16º Une cuillère étamée ;

17º Un gobelet d'étain ;

18º Un biberon ;

19º Une bouteille contenant de l'eau-de-vie camphrée ;

20º Un flacon contenant de l'eau de mélisse spiritueuse ;

21º Un flacon renfermant un demi-litre d'alcool ;

22º Une petite boîte renfermant plusieurs paquets d'ipéca en poudre d'un gramme chacun ;

23º Un flacon à l'émeri, à large ouverture, contenant cinq cents grammes de chlorure de chaux en poudre ;

24º Un flacon contenant cent grammes de vinaigre ;

25º Un flacon à l'émeri contenant cent grammes d'éther sulfurique ;

26º Un flacon à l'émeri contenant cent grammes d'ammoniaque (alcali volatil) ;

27º Une seringue à injections hypodermiques ;

28º Une lancette pour saignées ;

29º Des bandes à saignée, des compresses et une plaque de taffetas d'Angleterre ;

30º Une palette graduée pour la saignée ;

31º Un briquet avec amadou ;

32º Un spéculum laryngien ;

33º Un marteau de Mayor ;

34º Un nouet de poivre et de camphre, pour la conservation des objets en laine.

Outre ces objets, on placera dans chaque localité un thermomètre centigrade et un réservoir à gaz oxygène.

II. ASPHYXIE PAR AIR VICIÉ, GAZ IRRESPIRABLES

Air vicié. — Air confiné.

193. Quand un grand nombre de personnes sont réunies dans une pièce insuffisante et dans laquelle l'air n'arrive pas librement, l'atmosphère se dépouille peu à peu

d'oxygène et se charge par contre d'acide carbonique et de miasmes qui la vicient profondément et la rendent irrespirable. Ceux qui sont enfermés dans un pareil milieu peuvent éprouver tous les symptômes de l'asphyxie. Ces accidents se produisent surtout quand, par suite d'éboulements, des ouvriers se trouvent enfermés pendant un temps prolongé dans un espace étroit. Aux symptômes de l'asphyxie peuvent se joindre ceux de la congestion cérébrale : face rouge, gonflée, yeux saillants, etc.

Premiers secours. — Exposer la victime au grand air, la tête élevée ; frictions sèches ou avec des liquides aromatiques, persistantes ; essuyer avec des serviettes chaudes ; vives aspersions d'eau froide sur le visage, en évitant d'en faire entrer dans la bouche.

Faire respirer avec précaution de l'ammoniaque, de l'acide acétique concentré, une allumette enflammée ; respiration artificielle (188), oxygène (191).

Lavements avec 60 grammes de sel marin ou de sulfate de magnésie.

Éviter les lits chauds, l'exposition au soleil, les fumigations de tabac par le rectum.

Ne rien faire boire au malade avant qu'il ait respiré.

Continuer les efforts avec énergie et persévérance ; on a vu des asphyxiés de ce genre revenir à la vie après vingt heures de mort apparente.

Acide carbonique. — Oxyde de carbone, gaz des cuves à vin et à bière, de la combustion du charbon et de la houille. — Plantes et fleurs dans la chambre à coucher.

191. Le charbon, quand on l'allume, répand une odeur particulière, qui est due aux gaz qu'il dégage. Ces gaz sont formés d'acide carbonique et d'oxyde de carbone, tous

deux délétères, le second surtout. Il est donc nécessaire que les fourneaux soient surmontés d'une hotte avec cheminée, afin que les vapeurs se dégagent à l'extérieur et ne se mêlent pas à l'air de la pièce.

Les *poêles en fonte*, qui sont si communément employés par les petits ménages d'ouvriers, présentent un certain danger, parce qu'ils laissent traverser, ainsi que cela a été démontré expérimentalement, les gaz qui proviennent de la combustion intérieure. Dans une pièce où le renouvellement de l'air se fait aisément, cet inconvénient peut passer inaperçu ; mais quand toutes les issues sont bien closes, il peut en résulter quelque danger pour ceux qui l'habitent (1).

Les cuves *de fermentation du vin et de la bière* dégagent également, pendant le travail de transformation qui s'opère, des quantités considérables d'acide carbonique. Quiconque pénètre dans les caves ou celliers où sont placées ces cuves, sans s'être assuré préalablement qu'il n'y a aucun danger à le faire, est exposé à être frappé d'asphyxie, et compromet sa vie.

Il est également dangereux de garder pendant la nuit, dans la *chambre où l'on couche*, des *plantes* en pleine végétation, ou dont les *fleurs* répandent une odeur pénétrante. Les plantes, en l'absence du jour, dégagent de l'acide carbonique, dont les effets asphyxiants s'augmentent de l'action propre aux odeurs elles-mêmes.

Les émanations d'*essence de térébenthine* dans les appartements fraîchement peints sont aussi très dangereuses.

195. Premiers secours. — Il ne faut pénétrer dans les

(1) Voy. Gréhant, *Les poisons de l'air* (Bibliothèque scientifique contemporaine, Paris, 1890).

endroits où une première victime a perdu connaissance, qu'après s'être assuré qu'un bouchon de paille ou une chandelle allumés ne s'y éteignent pas instantanément.

Si la combustion est impossible, il faut projeter de grandes quantités d'eau mêlée de chaux éteinte ou de chlorure de chaux ou aiguisée par de l'alcali volatil.

Si aucun de ces moyens n'est à la disposition du sauveteur, il doit, avant de pénétrer dans la pièce, se faire passer autour du corps une corde solide, qui permettra de le ramener à l'extérieur, s'il venait à chanceler lui-même. Il doit, si c'est possible, suspendre sa respiration jusqu'à ce qu'il ait pu ouvrir toutes les issues closes et donner un large accès à l'air extérieur. Il doit encore transporter une corde dont l'extrémité est retenue extérieurement et terminée par un crochet qu'il se contente de fixer aux vêtements de la victime ; cela fait, il se retire vivement, tandis que les assistants traînent au dehors le malheureux asphyxié.

Aussitôt que celui-ci est entre les mains des assistants, on le place dans un lieu aéré et on lui donne les soins inqués (192) ; oxygène (193).

Gaz d'éclairage, des souterrains, des mines,
des puits, puisards et citernes.

196. Ces différents gaz sont constitués par de l'*hydrogène protocarboné* ou *bicarboné*, mélangé en plus ou moins grande proportion d'autres gaz irrespirables. Ils sont d'autant plus dangereux que leur accumulation dans les cavités est ordinairement subite, accidentelle et imprévue. Ils produisent d'ailleurs une asphyxie rapide et ne sont pas moins redoutables que les précédents.

Premiers secours. — Placer la victime au grand air, la tête élevée ; la déshabiller ; frictions sèches et aromatiques, surtout aux mains et aux pieds. Ablutions froides au visage, au creux de l'estomac ; respiration artificielle (188) ; mêmes soins que plus haut (191, 192).

Gaz des fosses à purin, à vidange ou d'égouts.

197. Ces gaz sont plus délétères que les précédents ; on doit donc se hâter d'enlever la victime à ce funeste milieu et de la débarrasser des vêtements infectés qui la recouvrent. Pour purifier l'air des fosses, on y descend un fourneau allumé qui opère en même temps la combustion et le tirage, et on renouvelle, au bout d'un temps plus ou moins long, tout l'air de la fosse ; ou, mieux encore, on fait glisser jusqu'au fond, un tuyau de tôle dont l'orifice supérieur communique avec le foyer d'un poêle ou d'un fourneau allumé, muni d'une cheminée de tirage. La combustion détermine un appel des gaz inférieurs, qui sont immédiatement remplacés par l'air respirable.

Premiers secours. — Asperger le malade déshabillé d'eau vinaigrée ou d'eau contenant du chlorure de chaux ; puis donner les mêmes soins que précédemment (191, 192).

Chlore.

198. Le chlore, dont nous avons déjà dit un mot (47), est un gaz très délétère, que l'on prépare seulement dans les laboratoires des chimistes et chez quelques industriels. Ses vapeurs, très dangereuses, ont occasionné plusieurs fois la mort de ceux qui les avaient respirées.

Les symptômes sont la difficulté de respirer, accompagnée de douleurs dans la poitrine et dans la gorge ; il se produit une toux violente et des éternuements répétés. Cette action toute locale détermine un coryza avec écoulement abondant et souvent aussi une angine pénible. Les désordres peuvent s'étendre au poumon et provoquer une bronchite avec crachements de sang ou une pneumonie inquiétante.

L'absorption du chlore et son mélange au sang se traduisent par des maux de tête, des vomissements et un abattement profond.

Premiers secours. — Faire respirer avec précaution de l'eau aiguisée d'ammoniaque, de l'eau sédative par exemple, dont on a imbibé une éponge. On se trouve bien, dit-on, de légères fumigations d'eau tiède pure, dirigées sur le nez et la bouche; on obtient ainsi un apaisement de l'irritation qui, provoquant la toux et l'éternuement, aboutit en dernier lieu à l'angine.

On fait prendre en même temps de l'eau en abondance.

Pour les soins consécutifs, il faut consulter le médecin.

Instruction du Conseil de salubrité, pour les asphyxiés par les gaz méphitiques ou autres (1).

I. *Asphyxiés par la vapeur du charbon, par les gaz d'éclairage, par les émanations des fours à chaux, des cuves à vin, à bière, à cidre.*

Les gaz produits sont de l'acide carbonique mélangé ou non d'oxyde de carbone.

Le traitement qui convient est le suivant :

1o Le malade doit être retiré le plus tôt possible du lieu méphitisé, exposé au grand air et débarrassé de ses vêtements.

2o Si le malade ne respire pas, on pratiquera immédiatement la respiration artificielle.

Si le malade respire, mais reste sans connaissance, il sera très utile de lui faire faire des inhalations d'oxygène, si l'on peut s'en procurer.

3o Quand le malade est sans connaissance, il faut dès le

(1) Lue et adoptée dans la séance du 24 juillet 1891.

début lui appliquer des sinapismes et lui faire une ou plusieurs piqûres d'éther.

On pourra aussi lui jeter à plusieurs reprises de l'eau froide à la face.

4o Lorsque la respiration sera rétablie, il faudra, après avoir bien essuyé le malade, le coucher sur un lit bassiné, la tête maintenue élevée, et lui faire avaler des boissons chaudes : thé, café ou grog.

5o Dès le début, il faut se hâter d'envoyer chercher un médecin, qui, seul, pourra donner au malade les soins divers et parfois très prolongés que nécessite son état.

II. *Asphyxiés par fosses d'aisance, puisards, égouts et citernes. Les produits sont de l'acide sulfhydrique plus ou moins chargé de sulfhydrate d'ammoniaque ou de l'azote.*

1o Tout sauveteur qui descend dans une fosse d'aisance est exposé à perdre rapidement connaissance par suite de l'action des gaz méphitiques. Il devra donc s'efforcer de rester très peu de temps dans la fosse, de retenir sa respiration le plus possible, tout le temps qu'il s'y trouvera et de n'y descendre qu'après s'être fait attacher à une corde à l'aide de laquelle on le remonterait en cas de besoin (1).

2o Dès que l'asphyxié est retiré du lieu méphitisé, on l'expose au grand air à l'abri de toute émanation méphitique. On le débarrasse rapidement de ses vêtements et on le lave largement avec de l'eau chlorurée (2) ou mieux avec une solution de sulfate de cuivre (3) ou de sulfate de fer.

(1) Lorsque l'agent méphitique est de *l'acide sulfhydrique* ou du *sulfhydrate d'ammoniaque*, comme cela a lieu dans les fosses d'aisance, le sauveteur peut se servir avec avantage d'un *sachet* contenant une certaine quantité de chlorure de chaux, humecté d'eau et placé au-devant de la bouche.

(2) On peut faire usage du chlorure de chaux sec (une cuillerée comble) délayée dans un litre d'eau.

(3) Les commissaires de police de Paris tiennent gratuitement à la disposition du public des paquets de sulfate de cuivre.

On désinfectera, de la même façon, les vêtements.

3º S'il fait quelques efforts pour vomir, il faut les favoriser en chatouillant l'arrière-gorge avec les barbes d'une plume.

4º Les soins qu'on lui donnera ensuite sont les mêmes que ceux qui ont été indiqués dans le chapitre précédent.

III. *Asphyxiés par les gaz impropres à la respiration.*
(Caves renfermant de la drèche, air confiné ou non renouvelé).

Exposer le malade au grand air, enlever tout lien autour du cou et chercher à rétablir la respiration par les moyens indiqués plus haut pour les noyés (p. 146).

IV. *Asphyxiés par le gaz d'éclairage.*

Le traitement qui convient est celui qui a été indiqué pour les malades asphyxiés par la vapeur du charbon (p. 154).

On placera le malade au grand air et on usera des moyens les mieux appropriés pour ramener chez lui la respiration, ainsi que cela est dit plus haut.

III. ASPHYXIE PAR PRESSION

199. Elle a communément pour cause les accidents qui se produisent dans les travaux de terrassement ou de construction, tels qu'éboulements, écroulements, etc., et se complique souvent de lésions diverses : contusions, plaies, fractures, qui réclament des soins particuliers.

L'asphyxie par pression se produit encore dans les foules, soit qu'une panique subite précipite les spectateurs d'un théâtre vers les issues, soit qu'un simple motif de curiosité ait porté vers le même point un grand concours de monde. Ainsi il n'est pas d'incendie éclatant au milieu d'une représentation, ou de fêtes publiques, revues, illuminations, feux d'artifice, qui ne compte des victimes ayant succombé à l'asphyxie par pression.

Premiers secours. — Traitement général de l'asphyxie ;

respiration artificielle (188, 191). Pour les lésions, voir aux articles spéciaux.

IV. ASPHYXIE PAR STRANGULATION. — PENDUS

200. Cette asphyxie est déterminée par une constriction violente exercée, soit autour, soit au-devant du cou. Qu'un lien ait été simplement serré autour du cou de manière à intercepter l'arrivée de l'air dans les poumons ; que la victime ait en outre attaché l'extrémité du lien, afin que le poids du corps, en serrant le nœud, assure le succès de sa tentative de suicide, le résultat final est le même ; la mort se produit par cessation de la respiration, par asphyxie.

La suffocation produite par tous les moyens propres à mettre violemment obstacle à l'entrée de l'air dans les poumons : mouchoir serré sur la bouche et le nez, tampon enfoncé jusque dans la gorge, etc., peut être considérée dans ses résultats comme une véritable strangulation. Il faut observer seulement qu'en général la suffocation et la strangulation résultent de tentatives criminelles, tandis que la pendaison est presque toujours volontaire.

Premiers secours. — *On doit bien se garder d'obéir à ce préjugé, malheureusement trop répandu, qu'on ne doit toucher à une personne étranglée ou pendue qu'en présence des autorités.* Il ne faut pas oublier au contraire que ce cadavre encore chaud peut être rappelé à la vie et que de la rapidité avec laquelle vous viendrez à son secours peut dépendre tout le succès du traitement.

Vous vous hâterez donc de desserrer le lien passé autour du cou, après avoir, *en soutenant le corps*, coupé la corde qui le suspend ; puis vous le coucherez sur un lit, sur une table ou sur le sol, en tenant la tête un peu élevée, et imdiatement, pendant que les aides font des frictions sèches, vous provoquerez le retour de la respiration (188, 191).

Instruction du Conseil de salubrité de la Seine, pour les asphyxiés par strangulation, suspension ou suffocation (1).

1o Il faut tout d'abord détacher, ou plutôt, afin d'aller plus vite, couper le lien qui entoure le cou et, s'il y a pendaison, descendre le corps en le soutenant, de manière qu'il n'éprouve aucune secousse. *Tout cela doit être fait sans délai et sans attendre l'arrivée de la police.*

On enlèvera ensuite ou on desserrera les jarretières, la cravate, la ceinture du pantalon, les cordons de jupes, le corset, en un mot toute pièce de vêtement qui pourrait gêner la respiration.

2o On placera le corps, sans lui faire éprouver de secousses, selon que les circonstances le permettront, sur un lit, sur un matelas, sur de la paille, etc., de manière cependant qu'il y soit commodément et que la tête, ainsi que la poitrine, soient plus élevées que le reste du corps.

3o Si le malade est porté dans une chambre, celle-ci ne doit être ni trop chaude ni trop froide, et il faut veiller à ce qu'elle soit convenablement aérée.

4o Il est indispensable d'appeler d'urgence un homme de l'art, parce que la question de savoir s'il y a lieu de pratiquer une saignée reposant en grande partie sur des connaissances anatomiques et sur l'examen de la corde et du lien, il n'y a que le médecin qui puisse bien apprécier ces sortes de cas et ordonner ce qui convient.

5o Lorsque, après l'enlèvement du lien, les veines du cou restent gonflées, la face rouge tirant sur le violet, si l'homme de l'art tarde d'arriver, on peut mettre derrière chaque oreille, ainsi qu'à chaque tempe, six à huit sangsues.

6o Si la suspension ou la strangulation a eu lieu depuis peu de minutes, il suffit quelquefois, pour rappeler le malade

(1) Lue et adoptée dans la séance du 24 juillet 1891.

à la vie, d'appliquer sur le front et sur la tête des linges trempés dans l'eau froide et de faire en même temps des frictions aux extrémités inférieures.

Dans tous les cas et dès le commencement, il faut exercer sur la poitrine et le bas-ventre des pressions intermittentes, comme pour les noyés, afin de provoquer les mouvements de la respiration.

Ces manœuvres constituent la partie la plus importante du traitement.

On ne négligera pas non plus de frictionner l'asphyxié avec des flanelles ou des brosses, surtout à la plante des pieds et dans le creux des mains.

Dès le début aussi on appliquera des sinapismes et on fera une ou plusieurs piqûres d'éther.

7º Dès qu'il peut avaler, on lui fera prendre par petites quantités de l'eau tiède additionnée d'un peu d'eau de mélisse, de Cologne, de vin ou d'eau-de-vie.

8º Si, après avoir été complètement rappelé à la vie, le malade éprouve de la stupeur, des étourdissements, les applications d'eau froide sur la tête deviennent utiles.

9º En général, l'asphyxié par suspension, strangulation ou suffocation, doit être traité, après le rétablissement de la vie, avec les mêmes précautions que dans les autres espèces d'asphyxie.

V. ASPHYXIE PAR SUBMERSION. — NOYÉS

201. L'individu qui tombe à l'eau fait des efforts énergiques pour remonter à la surface et, s'il ne sait pas nager, n'arrive pas à s'y maintenir. Cependant le besoin pressant de respirer se faisant sentir, il aspire, au lieu d'air, le liquide qui l'entoure et ne tarde pas à être paralysé par une véritable asphyxie.

Toutefois la victime qu'on a retirée de l'eau n'est pas toujours réellement noyée; elle peut être seulement sous l'influence d'une syncope provoquée par le saisissement subit qu'elle a éprouvé.

202. Premiers secours. — Dans l'un ou l'autre cas, les secours à donner seront les mêmes.

Le premier point à considérer c'est la manière dont on doit s'y prendre pour porter secours à la personne qui vient de tomber à l'eau, alors que tout porte à croire que son sauvetage pourra être tenté dans les meilleures conditions. Sur ce sujet, mon savant homonyme, M. Ferrand, pharmacien à Lyon, a donné d'utiles conseils qu'il est bon de répandre. Ces conseils s'adressent à d'excellents nageurs, comme il s'en trouve heureusement quelques-uns un peu partout, et tendent à détruire certains préceptes qui ont cours et sont véritablement inhumains. Ainsi les uns disent : « On prend un noyé comme on peut. » D'autres « Ne touchez pas au noyé qui se débat, vous exposeriez votre vie ; il se cramponnerait à vous et vous seriez perdu ; attendez qu'il soit calmé par le spasme ! » On a même écrit ceci : « Il faut préalablement donner au noyé un coup de poing sur la tête de manière à l'étourdir ! » Ce sont là des procédés barbares et qu'on doit bien se garder de suivre. S'il faut parfois plusieurs heures de soins assidus pour ramener le noyé à la vie, il ne faut qu'une minute pour que l'asphyxie devienne définitive. Que les bons nageurs s'inspirent des conseils qui vont suivre, et, le cas échéant, ils pourront apporter des secours efficaces et immédiats, sans compromettre leur propre existence.

Première manœuvre. — *Ne pas se laisser prendre le premier,* car c'est là qu'est le danger, mais *être prêt à surprendre le noyé par derrière et en même temps par deux points à la fois,* pour immobiliser le haut de son corps ; et bientôt *le saisir rapidement, de la main gauche par les cheveux, de la main droite par l'épaule droite* et le maintenir ainsi hors d'état de nuire, *la face au-dessus de l'eau; avoir les bras étendus énergiquement devant soi* pour tenir le noyé à distance et *nager debout*, la tête et les jambes mises ainsi à l'abri de toute atteinte (fig. 45).

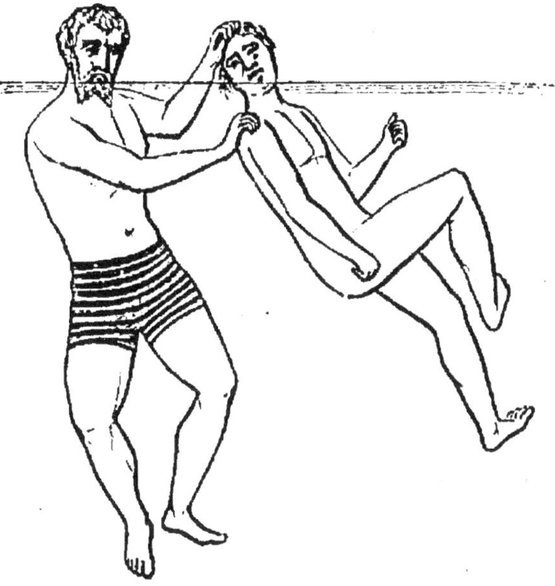

Fig. 45. — Sauvetage d'un noyé : première manœuvre.

Deuxième manœuvre. — Surveiller le *bras droit* du noyé et chercher à *le saisir au-dessous du poignet pour le ramener derrière sa tête* et se préparer à pratiquer l'entraînement (fig. 46).

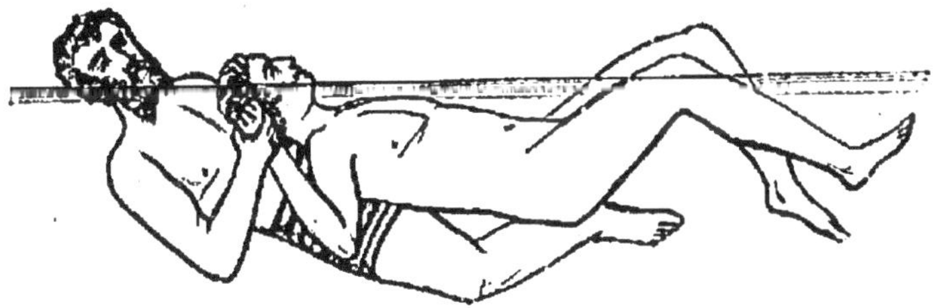

Fig. 46. — Sauvetage d'un noyé : deuxième manœuvre.

Troisième manœuvre. — Le bras est-il saisi ou devenu

inoffensif, le sauveteur imprime quelques secousses au repêché *pour le faire flotter sur le dos, se jette lui-même à
la renverse, amène la tête* de ce dernier sur sa poitrine et
nage avec sécurité vers le bord (fig. 47).

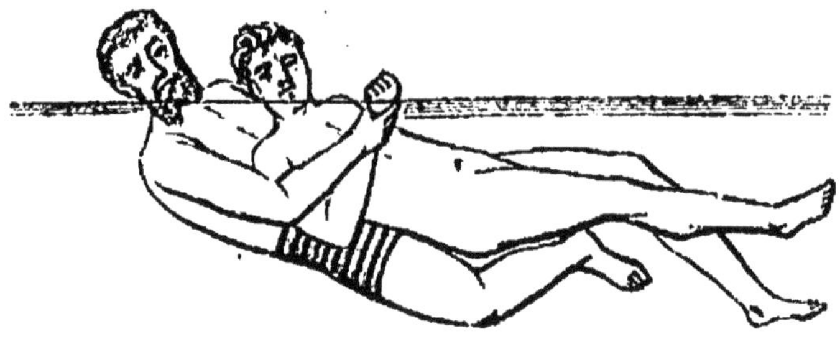

Fig. 47. — Sauvetage d'un noyé : troisième manœuvre.

LE NAUFRAGÉ EST-IL ÉVANOUI, pratiquez l'entraînement
comme il vient d'être dit (*troisième manœuvre*), avec cette
différence que le sauveteur *conserve libre sa main droite*,
soit pour aider à la natation, soit pour saisir plus sûrement les amarres, cordages, perches ou bateaux qui peuvent venir à son aide (fig. 48).

« Enfin, lorsqu'on ne peut soi-même aller jusqu'au ri-
vage à cause des courants, des écueils et surtout de la ma-
rée descendante, on peut se tenir sur l'eau, ainsi qu'il
vient d'être dit, pendant plusieurs heures, en attendant les
secours.

« Ma confiance en cette méthode, ajoute l'auteur, est
telle que je n'hésite pas à proposer de la vulgariser par
tous les moyens et surtout par l'exercice de ses pratiques
dans toutes les écoles de natation, car c'est proposer de
faire autant d'hommes aptes à sauver leurs semblables
qu'il y aura de nageurs ; c'est proposer enfin d'augmenter
les chances de salut des naufragés, en rendant moins sou-

vent applicable le dernier mot de la noble devise des sauveteurs : SAUVER OU PÉRIR ! »

A TERRE. — Beaucoup de personnes croient qu'on ne doit pas
retirer le noyé complétement
hors de l'eau avant l'arrivée de
l'autorité ; c'est une erreur gros-
sière, et la rapidité des secours a
une telle importance, qu'il faut
se hâter au contraire de le transporter dans une pièce aérée, modérément chaude, où on le débarrasse rapidement de ses vêtements en les coupant avec des
ciseaux. Bien se garder également de le suspendre par les
pieds, de le courber sur un ton-
neau, sous le prétexte de lui
faire rendre l'eau qui a pénétré
dans les voies respiratoires. L'ensemble des secours à lui donner
doit tendre à rétablir la respiration et la circulation. Voy. Asphyxie en général (186); oxygène (191).

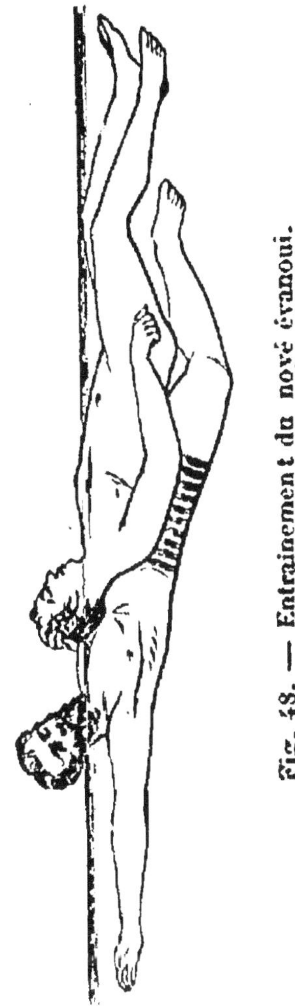

Fig. 48. — Entraînement du noyé évanoui.

On devra se conformer aux
indications que nous avons re-
commandées et ne pas se laisser entraîner à abandonner
des manœuvres utiles pour tenter des moyens empiriques,
ordinairement nuisibles. Ainsi on n'administrera ni fumigations ni lavement de tabac, en l'absence du médecin.

Instruction du Conseil de salubrité pour les asphyxiés par submersion (1).

Règles à suivre par ceux qui repêchent un noyé. — 1o Dès que le noyé est retiré de l'eau, on ne doit le coucher ni sur le ventre ni sur le dos, mais sur le côté, de préférence sur le côté droit. On incline légèrement la tête en la soutenant par le front; on écarte doucement les mâchoires, et l'on facilite ainsi la sortie de l'eau qui pourrait s'être introduite par la bouche et par les narines. On peut même, immédiatement après le repêchage du noyé, pour mieux faire sortir l'eau, placer à différentes reprises la *tête un peu plus bas* que le corps, *mais il ne faut pas la laisser chaque fois plus de quelques secondes dans cette position.* Par conséquent, il faut bien se garder de la pratique suivie par quelques personnes, et qui consiste à suspendre le malade par les pieds, dans l'intention de lui faire rendre l'eau qu'il pourrait avoir avalée. Cette pratique est excessivement dangereuse.

2o Après l'évacuation des mucosités, on replace le malade sur le dos et on comprime ensuite doucement et alternativement le bas-ventre de bas en haut, et les deux côtés de la poitrine, de manière à faire exercer à ces parties les mouvements qu'on exécute lorsqu'on respire.

3o Si au bout d'une ou deux minutes, au plus, le noyé ne paraît pas se ranimer, on interrompra ces manœuvres pour le transporter le plus promptement possible au poste de secours.

Pendant ce transport, la tête et la poitrine seront placées et maintenues dans une position un peu plus élevée que le reste du corps; la tête restera libre et le visage découvert.

On tâchera de protéger le corps contre le froid à l'aide de couvertures, de vêtements, de paille ou de foin. Mais si l'on n'a pas ces objets sous la main, il ne faut pas perdre de temps à les chercher et retarder ainsi le transport au poste.

En même temps on fera prévenir un médecin.

(1) Lue et adoptée dans la séance du 24 Juillet 1891.

Soins à donner lorsque le noyé est arrivé au dépôt de secours médicaux. — 1º Aussitôt après l'arrivée du noyé, on lui ôtera ses vêtements le plus promptement possible, en commençant toujours par ceux du cou. Il sera essuyé, posé sur une paillasse ou un matelas, enveloppé d'une couverture de laine et revêtu, si la température est basse, d'un peignoir également de laine.

2º Si le noyé est sans connaissance, on lui fera une injection sous-cutanée d'éther sur un point quelconque des membres ou du tronc, en évitant seulement de piquer une veine. Cette injection pourra être renouvelée quatre ou cinq fois, toutes les trois minutes, si aucune amélioration ne se produit. On appliquera aussi une feuille de sinapisme sur chaque cuisse et sur chaque mollet ; ces sinapismes ne devront jamais être laissés plus de cinq minutes au même endroit.

3º Tout en donnant ces premiers soins, on couchera encore, une ou deux fois, le corps sur le côté droit ; on fera légèrement pencher la tête en la soutenant par le front, pour faire rendre l'eau. Cette opération, comme il a été dit, ne devra durer que quelques secondes chaque fois. Il est inutile de la répéter s'il ne sort pas d'eau, de mucosités ou d'écume.

4º Si les mâchoires sont serrées, il convient de les écarter légèrement et sans violence, en employant le *petit levier en buis.*

Dans le cas où les mucosités ou glaires ne s'écouleraient qu'avec peine, on en faciliterait la sortie à l'aide du doigt, des barbes d'une plume, ou d'un bâtonnet couvert de linge.

Le *speculum laryngien* peut être utilement employé à cet effet.

Il faut toujours veiller à ce que la langue ne se renverse pas en arrière et la maintenir hors de la bouche.

5º On cherchera à provoquer la respiration par la méthode suivante, due à Sylvester (1) :

Étendre le patient sur une surface, autant que possible, légèrement inclinée et à la hauteur d'une table, faire saillir un peu le poitrine en avant, au moyen d'un coussin ou de vête-

____

(1) Voy. p. 140, les figures explicatives du procédé Sylvester.

ments roulés ; se placer à la tête du patient, lui saisir les bras à la hauteur des coudes, les tirer vers soi doucement en les écartant l'un de l'autre, les tenir étendus en haut pendant deux secondes, puis les ramener le long du tronc, en comprimant latéralement la poitrine en même temps qu'une autre personne la pressera d'avant en arrière.

Par l'élévation des bras, on fait entrer dans la poitrine le plus d'air possible et on l'en fait sortir par leur abaissement et par la pression. Cette double manœuvre a pour but d'imiter les deux mouvements de la respiration.

On répétera cette manœuvre alternativement quinze fois environ par minute et jusqu'à ce qu'on aperçoive un effort du patient pour respirer (1).

6° Aussitôt que la respiration tend à se rétablir, il faut cesser de donner au noyé les soins qui viennent d'être indiqués et s'occuper des moyens de le réchauffer.

7° On remplira d'eau bien chaude la bassinoire et on la promènera, par-dessus le peignoir en laine, sur la poitrine, sur le bas-ventre, le long de l'épine du dos, en s'arrêtant plus longtemps au creux de l'estomac et aux plis des aisselles ; on l'appliquera également à la plante des pieds (2).

8° Les moyens indiqués ci-dessus doivent être employés en ayant soin de se régler sur la température extérieure ; il faut veiller à ce que le corps du noyé ne soit pas exposé à une chaleur supérieure à trente-cinq degrés centigrades. Quoique l'eau de la bassinoire soit à une température plus élevée, cette chaleur, dont l'action ne s'exerce qu'au travers d'une couverture ou d'un peignoir de laine, ne peut avoir aucun inconvénient.

(1) On peut même, à de longs intervalles, imprimer des secousses brusques à la poitrine, avec les mains largement étendues sur les côtés de cette cavité. Mais ce moyen ne peut être mis en pratique que par une personne habituée à l'administration des secours.

(2) Les médecins qui sont appelés à donner des secours pourront faire usage du marteau de Mayor. Son application, faite cinq à six fois au niveau des dernières côtes, ne devra durer que quelques secondes.

9° A ces divers moyens qui ont pour but de réchauffer le noyé et de rétablir la respiration, on ajoutera, pour développer progressivement la chaleur, des frictions assez fortes, à l'aide des frottoirs en laine chauds, sur les côtés de l'épine du dos, ainsi que sur les membres.

Ces frictions seront faites avec ménagement à la région du cœur, au creux de l'estomac, aux flancs et au ventre.

On brossera doucement, mais longtemps, la plante des pieds, ainsi que la paume des mains.

Si l'on s'aperçoit que le noyé fait des efforts pour respirer, il faut discontinuer, pendant quelque temps, toute manœuvre qui pourrait comprimer la poitrine ou le bas-ventre et contrarier leurs mouvements, mais, dans ce cas, il serait utile de passer rapidement et à plusieurs reprises le flacon d'ammoniaque sous le nez.

10° Si un noyé, *ayant déjà repris connaissance*, paraît éprouver beaucoup de difficultés à respirer, et si l'on remarque qu'il lui sort de l'écume par la bouche ou par le nez, on tâchera de provoquer des vomissements en chatouillant le fond de la gorge. On pourrait même faire prendre un paquet d'ipéca, si l'on sait que le noyé se trouve à jeun.

11° Il ne faut pas donner de boisson à un noyé avant qu'il ait repris ses sens et qu'il puisse facilement avaler. Cependant on peut, en vue de le ranimer, lui introduire dans la bouche quelques gouttes d'eau-de-vie ordinaire, d'eau de mélisse ou d'eau de Cologne, et, à défaut de ces spiritueux, l'eau-de-vie camphrée qui se trouve dans la boîte de secours.

12° Après une demi-heure d'administration assidue, mais inutile des soins indiqués plus haut, on pourra recourir, sous la direction d'un médecin, à l'insufflation de la fumée de tabac par l'anus (1).

(1) *Manière de pratiquer l'insufflation.* — L'appareil qui sert à cet usage se nomme appareil fumigatoire. Pour le mettre en jeu, on humecte 8 à 10 grammes de tabac à fumer, on en charge le fourneau de l'appareil et on l'allume avec un morceau d'amadou ou avec un charbon ; ensuite on adapte le soufflet à la machine)

13° Quand le noyé est revenu à la vie, il faut le coucher dans un lit bassiné et l'y laisser reposer le temps nécessaire. A défaut de lit, on portera le noyé à l'hôpital en prenant les précautions convenables pour le soustraire à l'action du froid.

Si, pendant le sommeil, la face du malade, de pâle qu'elle était, se colore fortement, et si, après avoir été éveillé, il retombe aussitôt dans un état de somnolence, on lui appliquera des sinapismes *en feuilles* ou *en pâte* entre les épaules, ainsi qu'à l'intérieur des cuisses et aux mollets ; on lui posera en même temps 6 ou 8 sangsues derrière chaque oreille.

Il est entendu qu'on n'aura recours à ces moyens qu'en l'absence d'un médecin.

VI. ASPHYXIES DIVERSES

Asphyxie par la chaleur.

203. Elle résulte du séjour prolongé dans un lieu dont la température est élevée, tel que les serres chaudes, les

quand on voit la fumée sortir abondamment par le bec du chapiteau, on ajoute la canule que l'on introduit dans l'anus et l'on fait mouvoir le soufflet avec précaution.

A défaut de l'appareil fumigatoire, on pourrait se servir de deux pipes ; on en charge une que l'on allume et dont on introduit le tuyau dans l'anus du noyé en guise de canule ; on souffle par le tuyau de l'autre, qui est appliquée sur la première, fourneau contre fourneau.

Chaque injection de fumée devra durer une ou deux minutes au plus, et, dans aucun cas, elle ne devra être prolongée au point de provoquer le gonflement du ventre.

Après chaque opération, qui pourra être répétée plusieurs fois de quart d'heure en quart d'heure, on exercera, à plusieurs reprises, une légère pression sur le bas-ventre, de haut en bas, et, avant de procéder à une nouvelle fumigation, on introduira dans l'anus une canule fixée à une seringue ordinaire, vide, dont on tirera le piston vers soi, de manière à enlever l'air ou la fumée qui pourrait se trouver en excès dans les intestins.

fourneaux de machines ; ou bien de l'exposition au soleil pendant l'été, sous les tropiques ; ou encore du sommeil auprès d'un feu ardent.

Premiers secours. — Transporter le malade dans un endroit frais, mais non froid ; préférer à l'ombre des arbres un lieu découvert, où n'arrive pas le soleil. On place le corps presque droit, la tête élevée et on le déshabille vivement ; on applique sur la tête des compresses froides, on fait des affusions fraîches sur la face. Frictions énergiques sur les jambes, bain de pieds salé ou sinapisé. Quand le malade reprend ses sens, on lui donne à boire un peu d'eau vinaigrée ou de limonade, et non *du vin ou toute autre boisson alcoolique.* Lavement d'eau tiède vinaigrée (28).

Asphyxie par le froid. — Congélation.

204. Cette asphyxie se complique presque toujours de congélation partielle, et son traitement demande, en raison de cette circonstance, des précautions toutes particulières. Les soins ici sont souvent couronnés de succès, même alors que la mort apparente dure depuis plusieurs heures.

205. **Premiers secours.** — *Éviter surtout de réchauffer trop vite le moribond.* — On le déposera donc dans un lieu où la température soit assez basse ; on le frictionnera d'abord avec de la neige ou des linges trempés dans l'eau froide ; ou mieux encore on le plongera dans un bain froid, dont on élèvera lentement et progressivement la température par de petites additions d'eau chaude.

Quand les membres auront repris quelque souplesse, on couchera le malade sur un matelas, et, après l'avoir séché, on le frictionnera d'abord doucement, puis plus fortement, au besoin avec des liqueurs alcooliques excitantes. Enfin on le couchera dans un lit à la température de la pièce, et on lui fera prendre de légères infusions chaudes aromatiques : tilleul, menthe, eau vineuse; si l'asphyxie persistait, pratiquer la respiration artificielle (188, 191).

Si l'on plaçait immédiatement l'asphyxié près d'un foyer de chaleur ardent, on s'exposerait soit à causer sa mort, soit à déterminer une gangrène rapide des parties gelées (1).

Asphyxie par la foudre.

206. Si l'on ne peut pas indiquer de moyen assuré de se préserver de la foudre, on peut au moins signaler les conditions qui exposent le plus à en être frappé : le séjour sur un point culminant, autour d'édifices élevés dépourvus de paratonnerres, sous les arbres, près des cloches mises en branle. De même, il est imprudent de courir à toutes jambes sous l'orage, de se tenir dans un courant d'air, etc.

Les effets de la foudre sont extrêmement variables ; mais, s'il n'y a pas de lésion extérieure, la mort peut n'être qu'apparente et se réduire à une simple asphyxie.

Premiers secours. — Porter au grand air, enlever les vêtements; affusions froides répétées par tout le corps; frictions énergiques aux extrémités, massages. Enfin faire des tentatives prolongées de respiration artificielle (188, 191).

Ne pas suivre le conseil de ceux qui, obéissant à une

____

(1) Voy. p. 172, l'Instruction du Conseil d'hygiène publique et de salubrité.

croyance populaire, veulent enfouir le patient jusqu'au cou dans de la terre ou du fumier. C'est une manœuvre inutile, dangereuse, et qui fait perdre un temps précieux.

Asphyxie des nouveau-nés.

207. Quelle que soit la cause qui la provoque, elle menace l'enfant d'une mort rapide et il n'y a pas une minute à perdre pour le secourir.

Premiers secours. — Placer l'enfant sur le côté, la tête un peu élevée et la face découverte, le corps enveloppé dans un lange de laine. S'occuper de suite de débarrasser la bouche et la gorge des mucosités qui forment un obstacle mécanique à la respiration ; pour cela, on nettoie avec le bout du doigt toute la cavité du pharynx. Si la face est rouge, congestionnée, on laisse un peu saigner le cordon ombilical ; si le sang ne vient pas, ou si l'enfant est pâle, on cherche immédiatement à pratiquer la respiration artificielle ; l'interrompre de temps en temps, pour faire des insufflations avec le tube laryngien, des tractions rythmées de la langue.

Les aspersions froides, immédiatement suivies d'immersions dans un bain chaud, même sinapisé, des frictions énergiques avec la flanelle sèche, ou les liquides alcooliques, les douches sur la poitrine avec un liquide alcoolique ont souvent donné de bons résultats.

Prolonger les soins pendant longtemps, tant qu'on perçoit quelques battements du cœur, et ne quitter le petit malade que lorsque la respiration est devenue normale. L'arrêt complet du cœur est un signe certain que la mort est réelle et que toute intervention est inutile.

Instruction du Conseil de salubrité de la Seine (1).

Asphyxiés par le froid.

1o On portera l'asphyxié, le plus promptement possible, de l'endroit où il a été trouvé au lieu où il devra recevoir des secours; pendant ce trajet, on enveloppera le corps de couvertures, de paille ou de foin, en laissant la face libre. On évitera aussi d'imprimer au corps et surtout aux membres, des mouvements brusques.

2o Dans l'asphyxie par le froid, il est de la plus haute importance de ne rétablir la chaleur que lentement et par degrés. Un asphyxié par le froid qu'on approcherait du feu, ou que, dès le commencement des secours, on ferait séjourner dans un lieu trop chauffé, serait irrévocablement perdu. Il faut, en conséquence, le porter dans une chambre sans feu, et là, lui administrer les premiers secours que réclame sa position (2).

3o Si l'asphyxie a lieu par un froid de plusieurs degrés au-dessous de zéro, on déshabillera le malade dont on couvrira le corps, y compris les membres, de linges trempés dans de l'eau et à laquelle on aura ajouté des glaçons concassés.

Il y aurait même avantage à le plonger dans une baignoire contenant assez d'eau additionnée de glace, pour que le tronc et les membres en fussent couverts.

Enfin, il y a utilité à pratiquer des frictions avec de l'eau glacée, et mieux encore avec de la neige.

4o Lorsque le malade commence à se réchauffer, ou lorsqu'il se manifeste des signes de vie, on l'essuie avec soin, et le place dans un lit, en s'abstenant toutefois d'allumer du

(1) Lue et adoptée dans la séance du 24 juillet 1891.

(2) Dans quelques localités on a l'habitude de mettre les asphyxiés par le froid dans les tas de fumier; cette pratique est extrêmement dangereuse sous le double rapport de la chaleur produite et de l'acide carbonique dégagé sous l'influence de la fermentation du fumier.

feu dans la pièce où est le lit, tant que le corps n'a pas recouvré sa chaleur naturelle.

5° Aussitôt que le malade peut avaler, on lui fait prendre un demi-verre d'eau froide dans lequel on aura mis une cuillerée à café d'eau de mélisse, d'eau de Cologne, ou de tout autre liquide spiritueux.

Remarques. — Il est utile de faire observer que, de toutes les asphyxies, l'asphyxie par le froid est celle qui laisse, selon l'expérience des pays septentrionaux, le plus de chance de succès, même après plusieurs heures de mort apparente.

Mais, d'un autre côté, cette asphyxie exige aussi, plus que toute autre, une grande précision dans l'emploi des moyens destinés à la combattre, et notamment dans le réchauffement lent et progressif du malade.

Asphyxiés par la chaleur.

1° Si l'asphyxie a eu lieu par l'effet du séjour dans un lieu trop chaud, il faut transporter l'asphyxié dans un lieu plus frais et lui enlever, sans délai, tout vêtement qui pourrait gêner la respiration et la circulation. On lui lancera, à plusieurs reprises, de l'eau fraîche à la face et à la partie supérieure du tronc.

2° Dans toute asphyxie par la chaleur, la première chose à faire est de débarrasser le cerveau, en tirant du sang. S'il n'y a pas de médecin pour pratiquer une saignée et si quelqu'un des assistants est apte à le faire, il ne devra pas hésiter un seul instant, principalement dans les contrées et dans les saisons chaudes.

3° Les sinapismes en pâte ou en feuilles seront très utilement appliqués aux extrémités inférieures. Ils ne devront jamais être laissés plus de cinq minutes au même endroit. On pourra, aussi, faire une ou plusieurs piqûres d'éther.

4° Dès que le malade peut avaler, il faut lui faire boire, par petites gorgées, de l'eau fraîche acidulée avec du vinaigre ou du jus de citron.

Chez les asphyxiés par la chaleur, les boissons aromatiques ou vineuses sont toujours nuisibles.

5o En cas de persistance des accidents et si aucun des assistants n'est apte à pratiquer une saignée, on peut, sans attendre l'arrivée du médecin, appliquer huit à dix sangsues derrière chaque oreille, ou quinze à vingt à l'anus.

6o Si l'asphyxie a été déterminée par l'action du soleil, comme cela arrive surtout aux moissonneurs et aux militaires, le traitement est le même, mais il faut, dans ce cas, faire des applications d'eau froide sur la tête; il est à noter que c'est surtout dans ces circonstances que la saignée est efficace.

7o Pendant l'administration des secours, le malade doit être maintenu dans une position droite et la tête élevée.

Asphyxiés par la foudre.

Si une personne a été asphyxiée par la foudre, il faut immédiatement la porter au grand air, la débarrasser sans délai de ses vêtements, faire des affusions d'eau froide, comme dans les cas d'asphyxie par les gaz méphitiques; pratiquer des frictions aux extrémités et chercher à rétablir la respiration par des pressions alternatives de la poitrine et du bas-ventre, et par les autres moyens employés dans les soins à donner aux noyés.

TROISIÈME PARTIE

ACCIDENTS DE LA RUE, DE L'USINE ET DE L'ATELIER

---

208. L'invasion d'un mal subit, ôtant tout à coup à celui qui en est atteint, et ses forces physiques et ses facultés intellectuelles, dépend de causes très diverses que l'on peut grouper en deux séries.

Ou bien ces causes sont internes, inhérentes à la personne elle-même, atteinte d'une maladie à crises brusques, dont le traitement relève de la médecine; ou bien les désordres observés ont une cause physique, matérielle, externe; ils sont le résultat d'une violence, d'une chute, d'un choc, etc., et réclament des soins chirurgicaux.

Le présent chapitre sera spécialement consacré à ces derniers accidents, tels qu'on les observe chaque jour dans la rue, dans l'usine, dans l'atelier, à la ville et à la campagne. Cependant les conseils que nous allons donner s'appliquent à tous les cas, et il importe de s'en bien pénétrer pour être, en toute circonstance, prêt à porter des secours efficaces. N'oublions jamais que des soins intelligents et immédiats peuvent sauver une vie menacée.

Nous voici donc en présence de la victime; que faut-il faire?

Il convient avant tout d'éloigner la foule qui encombre

la place, empêche l'arrivée de l'air et de la lumière, et se laisse parfois entraîner à des tentatives empiriques et dangereuses sur le conseil de gens ignorants et surtout irresponsables. Ne gardez auprès de vous que le nombre d'aides nécessaire pour vous seconder dans votre tâche.

Aussitôt vous prendrez des renseignements sur ce qui s'est passé : comment l'accident s'est-il produit ? Quelles circonstances l'ont accompagné ? Qu'a-t-on remarqué de particulier ? Et s'il s'agit d'un blessé, vous tâcherez de connaître tous les détails de l'événement et d'être éclairé sur la nature de la lésion sans interroger la victime elle-même. Celle-ci d'ailleurs peut avoir perdu connaissance, et pour la transporter, vous aurez telles précautions que vous suggéreront la nature et le siège de la blessure. Tous les renseignements que vous aurez recueillis seront de la plus grande utilité pour le médecin, que vous pourrez mettre au courant de la situation, dès son arrivée.

I. TRANSPORT DU BLESSÉ

209. Cela fait, le blessé sera transporté dans un lieu aussi voisin que possible, mais bien disposé pour les soins ultérieurs. On choisira de préférence une pièce aérée, et bien éclairée, modérément chauffée, dans laquelle se trouveront les premiers objets utiles, tels que chaises, matelas, lit, linges, etc. Si les ressources de ce genre viennent à manquer, il faut savoir utiliser les objets qu'on a sous la main, disposer des bottes de paille ou de foin de manière à représenter à peu près un lit, et y installer le malade dans une position commode et convenable.

Pour le transporter, on commencera par se débarrasser des vêtements flottants ou trop amples, qui pourraient

gêner les mouvements et se trouver pris, à certains moments, sous le corps qu'on vient de déposer.

Si le malade peut en-
core marcher sans trop
de difficulté et de fati-
gue, on vient à son aide
en le soutenant sous
l'aisselle, comme l'indi-
quent les figures 49 et 50.

S'il ne peut se tenir
debout, le transport à
bras ou à brancard est
nécessaire.

Une personne peut
transporter seule un blessé, en s'y prenant con-
venablement. Deux pro-
cédés sont praticables :

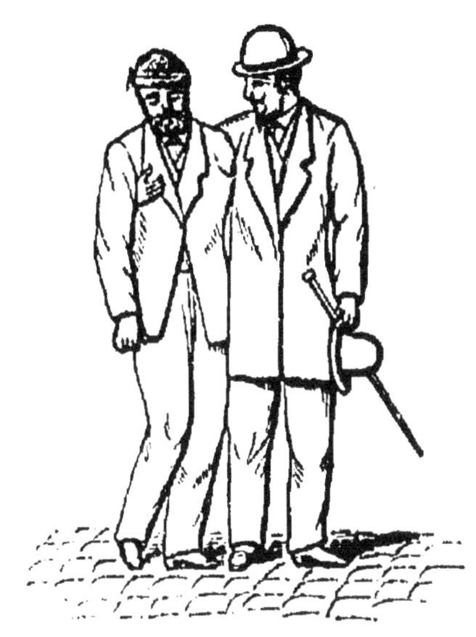

Fig. 49. — Une personne seule
aidant un blessé à marcher.

1° Le blessé ayant été mis sur son séant, l'assistant se
place entre ses jambes en lui tournant le dos, s'accroupit
et soulève les cuisses qu'il ramène près de ses hanches. Le
blessé passe les bras autour du cou du porteur qui se relève et se met en marche.

2° On passe les deux bras sous le corps et, en ramenant
tout le poids contre la poitrine, on le soulève, comme l'indique la figure 51.

Si un seul assistant ne peut suffire, on se met à deux, à
trois au plus. Est-on deux ? l'un, se plaçant derrière la
tête, passe les bras sous les aisselles, en inclinant légèrement d'un côté pour que la tête repose sur le bras correspondant ; l'autre passe les avant-bras sous les genoux, soit
en se plaçant à l'un des côtés, soit entre les jambes du

blessé. Pour se mettre en marche, les deux porteurs par-

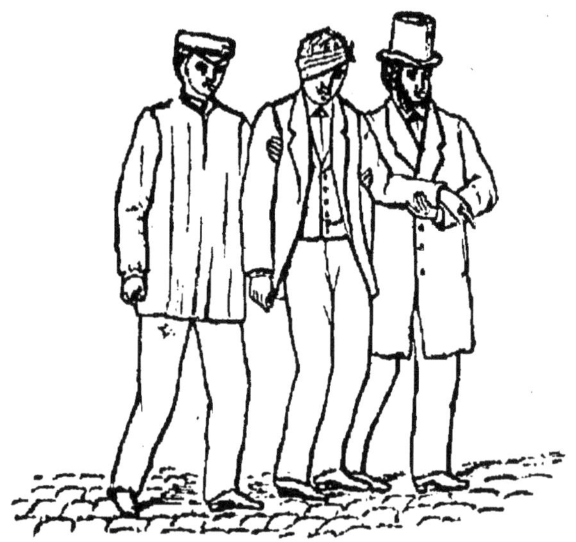

Fig. 50. — Deux personnes aidant un blessé.

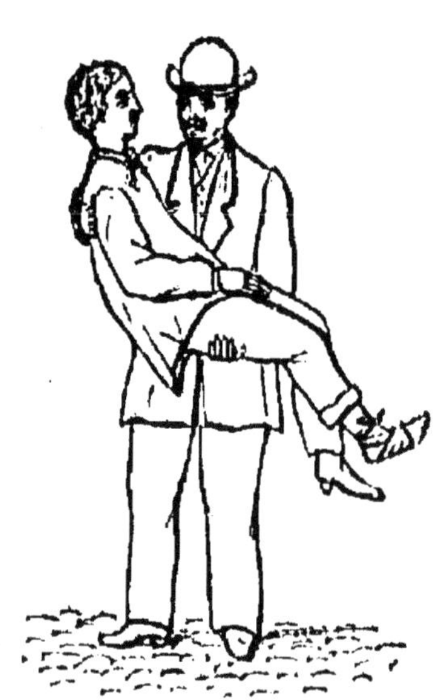

Fig. 51. — Une personne seule portant un blessé.

tent du même pied, afin que leurs mouvements s'harmonisent et évitent au malheureux des secousses douloureuses (fig. 52).

Quand il y a un troisième assistant, il se contente de soutenir le milieu du corps qu'il fait reposer sur ses deux bras. Son aide deviendra plus nécessaire quand il s'agira de déposer le blessé sur un lit. En effet, laissant alors tout le poids aux deux autres, le troisième porteur enlève les couvertures, monte sur le lit, et saisissant le malade par le milieu du corps, il l'attire à lui doucement et lentement pendant que les deux aides suivent le mouvement avec ensemble pour que tout le corps porte en même temps sur le matelas.

Quelquefois la distance à parcourir est telle, qu'il faut employer un brancard (fig. 53), une civière ou imaginer quelque chose qui y ressemble. Une planche, un volet, une porte pourront être utilisés ; on les recouvrira d'une couche de paille ou d'herbes sèches, en ayant soin de tenir la tête plus élevée par un moyen quelconque.

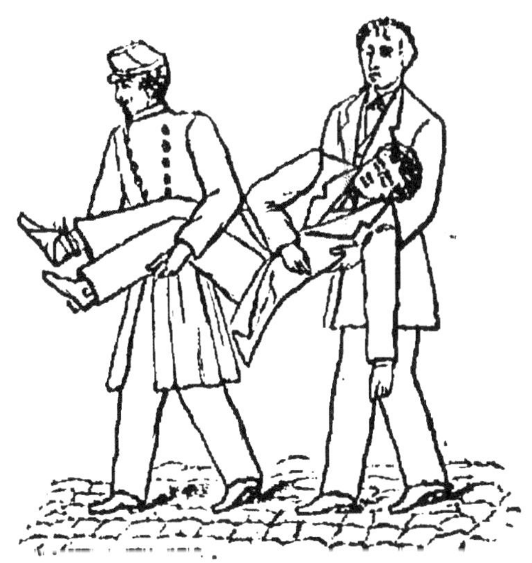

Fig. 52. — Deux personnes portant un blessé.

Le brancard doit être long de 2 à 3 mètres, abrité par une tente qui recouvre le blessé, entouré de rideaux en cuir ou en toile qui le protége sur les côtés, fait de pièces de bois légères et mobiles les unes sur les autres, au moyen de charnières, pourvues de deux bretelles de cuir pour les hommes qui le portent.

Quand il y a fracture de la cuisse ou de la jambe, celle-ci doit être placée sur un plan incliné, disposé dans le brancard, de sorte que la tête soit moins élevée qu'elle (fig. 54)

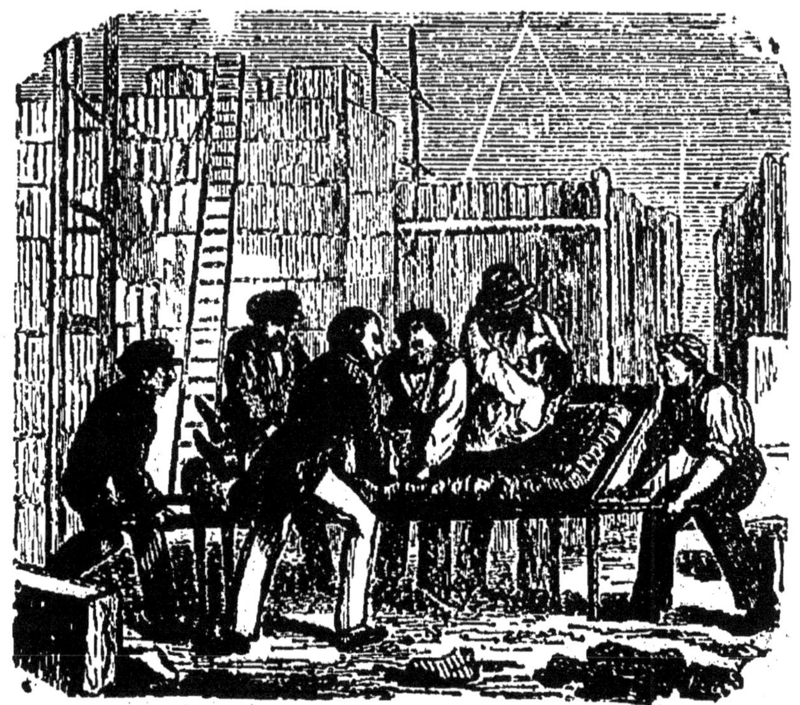

Fig. 53. — Manière de placer le blessé sur le brancard.

Au contraire, la tête doit être élevée quand elle est le siège de la blessure, ou quand c'est le ventre ou la poitrine (fig. 55).

Depuis 1887, il a été créé à Paris des ambulances urbaines. Dans chaque hôpital, se tient en permanence un médecin qui, au premier signal d'alarme transmis par télégraphe ou téléphone, monte dans une voiture toujours attelée et se rend sur le point de la ville où une maladie subite ou un accident sont survenus sur la voie publique.

La voiture renferme ce qui est nécessaire pour coucher et soigner le blessé, de sorte que le médecin peut lui donner

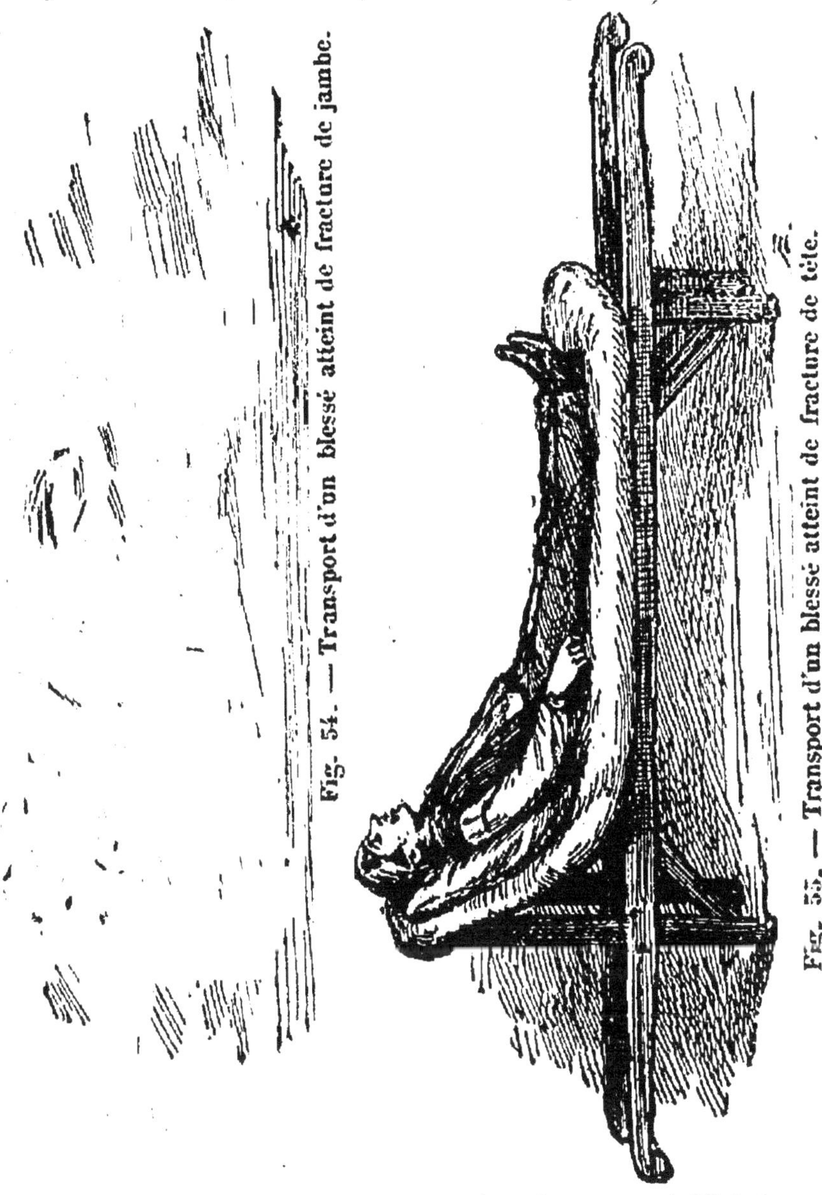

Fig. 54. — Transport d'un blessé atteint de fracture de jambe.

Fig. 55. — Transport d'un blessé atteint de fracture de tête.

les premiers soins sur place et pendant le retour à l'hôpital ; la possibilité de fournir immédiatement les soins nécessaires donne à ce véhicule, qu'on nomme aussi *ambulance urbaine*, une grande supériorité. C'est là le meilleur mode d'assurer la rapidité des secours (1).

Après avoir été organisée et entretenue par l'initiative privée, l'œuvre des ambulances urbaines a été reprise le 28 février 1894 par la Ville de Paris, qui, en la développant et en la perfectionnant, en a fait un service municipal.

Actuellement, le *transport des malades* et la *désinfection des locaux contaminés* sont assurés par le service de l'Inspection générale de l'assainissement des habitations, placé dans les attributions de la Préfecture de la Seine (*Ambulances municipales et Service municipal de désinfection*).

Il existe 5 stations de voitures d'ambulances :

1o Rue de Chaligny, 21 ;
2o Rue Caulaincourt ;
3o Rue du Marché-Saint-Honoré (spécialement pour les blessés) ;
4o Rue Falguière ;
5o Hôpital Saint-Louis (blessés).

et 4 postes d'étuves à désinfection :

1o Rue des Récollets, 6 ;
2o Rue du Château des Rentiers, 71 ;
3o Rue Stendhal, 1 ;
4o Rue Chaligny, 21.

Le poste central de l'Inspection générale de l'assainissement, 3, avenue Victoria, reçoit les demandes de transport et de désinfection qui lui sont adressées : Par la Préfec-

(1) Nachtel, *Les Ambulances urbaines* (*Annales d'hygiène*, 1884, t. XII, p. 368).

ture de police, les médecins, les mairies, les hôpitaux, les particuliers, etc.

Il les transmet aux différentes stations qui toutes sont reliées au réseau téléphonique public et peuvent, comme lui, recevoir directement les demandes tendant à obtenir le transport d'un malade ou une désinfection.

De son côté, la Préfecture de police reçoit, aux termes de la loi du 15 février 1902, sur la santé publique, la déclaration des cas de maladies transmissibles qui sont constatés soit par les médecins, soit dans les hôpitaux. Les médecins font cette déclaration à l'aide d'un carnet à souche qui leur a été délivré à cet effet. Quant aux hôpitaux, ils signalent à la Préfecture de police, à l'aide de feuilles spéciales, l'entrée chez eux de malades atteints d'affections contagieuses.

En outre, chaque mairie de Paris envoie journellement au Service des épidémies (Préfecture de police) un état des individus décédés dans l'arrondissement, cet état mentionne le nom, le sexe, l'âge, la profession, le domicile et la cause du décès.

Pour tous les cas contagieux signalés de ces différentes façons, le Service des épidémies dresse un état de demande de désinfection qui est transmis deux fois par jour au Service de l'assainissement.

En matière de transport des malades, la Préfecture de police n'est plus, comme pour la désinfection, qu'un intermédiaire.

Les personnes désirant faire transporter un des leurs dans un hôpital peuvent s'adresser à la mairie de leur arrondissement, à la station d'ambulance ou à l'Inspection de l'assainissement, mais le public, pour s'éviter un dérangement plus ou moins long, se rend souvent au Commissariat de police ou même au poste de police. La demande de transport est transmise par voie télégraphique spéciale

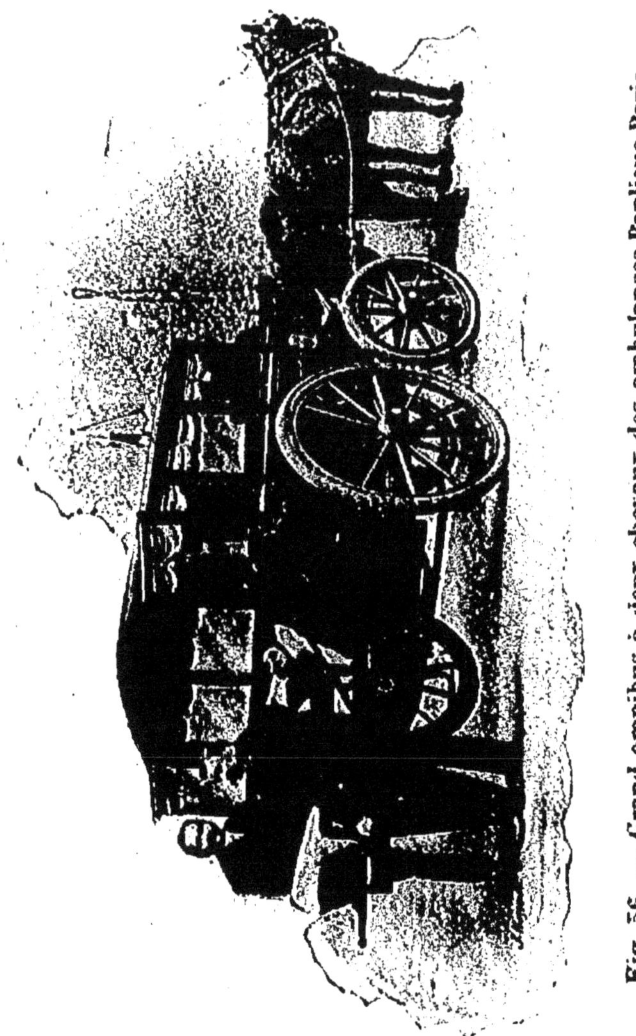

Fig. 56. — Grand omnibus à deux chevaux des ambulances Banlieue-Paris.

(celle de la Police municipale) au Service des épidémies, qui la communique par téléphone à la station d'ambulance dans la circonscription de laquelle se trouve le domicile du malade.

En banlieue, la désinfection est assurée par vingt étuves mobiles appartenant à la Préfecture de police.

Les médecins sont tenus de faire la déclaration des cas

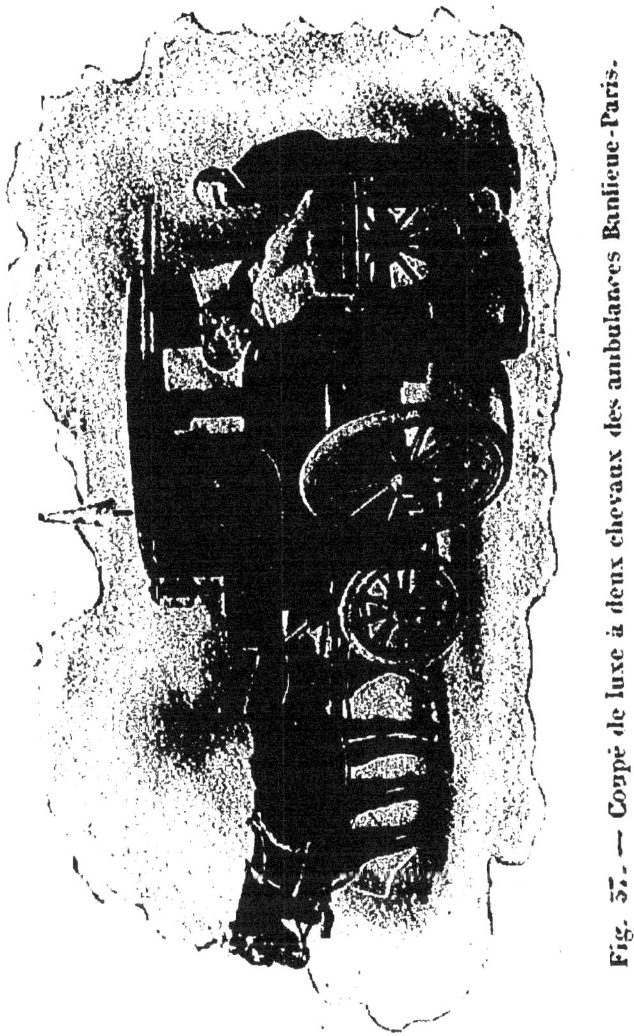

Fig. 57. — Coupé de luxe à deux chevaux des ambulances Banlieue-Paris.

de maladies transmissibles tombées sous leur observation, mais en banlieue cette déclaration est faite au Préfet de police ou au maire. Ce dernier peut prendre d'urgence les mesures de prophylaxie qu'il juge nécessaire. De son côté le Service des épidémies, à chaque réception de déclaration, télégraphie au maire aux fins de désinfection.

Les communes de la banlieue sont divisées en vingt circonscriptions, chacune d'elles a une étuve mobile qui, suivant les besoins, se transporte d'une commune à une autre. Les maires ont la franchise télégraphique lorsqu'ils communiquent entre eux pour demander l'envoi de l'étuve.

Chaque étuve a un mécanicien, deux aides et un cocher. Quelques communes possèdent des voitures d'ambulance, notamment Asnières, Courbevoie et Boulogne-sur-Seine.

Le Service des Ambulances municipales de Paris peut effectuer des transports de Paris dans la banlieue et vice versa, moyennant une certaine rétribution.

A côté de cette organisation, l'industrie privée a installé un service d'omnibus et de coupés de luxe avec roues pneumatiques, qui servent à la fois au transport des malades et des blessés. Nous citerons en particulier les ambulances *Banlieue de Paris*, installées à Paris, 28, rue Serpente, et 8, rue Danton, où l'on trouve un matériel choisi et un personnel expérimenté (fig. 56 et 57).

II. PREMIERS SOINS A DONNER AU BLESSÉ

210. Nous supposerons maintenant que le blessé est couché et que les soins et les secours les plus urgents peuvent lui être donnés.

S'il est très oppressé, on mettra plusieurs oreillers derrière ses épaules et sa tête, ou mieux encore on disposera à la tête du lit une chaise renversée, faisant plan incliné, sur laquelle s'appuieront le bout du matelas ou les oreillers.

S'il y a fracture des membres inférieurs, on passera sous

le premier matelas une planche, qui donnera à la jambe une position régulière et solide, par conséquent moins douloureuse.

L'interrogatoire du blessé vous permettra de vous renseigner sur le nombre et la gravité des lésions ; toutefois vous vous efforcerez de le rassurer sur son état, et ne souffrirez pas qu'on raconte autour de lui l'histoire d'accidents analogues, plus ou moins dramatiques.

Sur les indications reçues, vous examinerez avec ménagement les points douloureux ; vous enlèverez les vêtements avec précaution pour ne pas provoquer de douleurs, et au besoin vous les couperez avec des ciseaux. S'il s'agit d'une jeune fille ou d'une femme, ces soins devront être rendus par une autre femme. D'ailleurs, vous observerez dans tous les cas les règles de la plus stricte décence, découvrant avec ménagement et dans la mesure utile la partie blessée, après avoir éloigné les curieux. Vous éviterez toute cause de refroidissement ; vous passerez au malade du linge propre et sec, et si c'est possible, vous l'envelopperez d'une couverture de laine, de manière à ce qu'il conserve une température convenable, sans provoquer la transpiration.

Beaucoup de prudence et de douceur sont nécessaires pendant ces premiers soins, et le pansement que vous appliquerez, selon les cas, sera toujours des plus simples. Il ne faut se permettre, en attendant le médecin, ni de sonder une plaie, ni de la manier, ni d'en extraire les fragments de bois, d'os, de vêtements, qui peuvent y avoir pénétré ou faire saillie à l'extérieur. Tous vos efforts doivent tendre à soulager provisoirement le malade et à recueillir les renseignements qui éclaireront l'homme de l'art ; c'est pour cette raison que vous garderez toutes les déjections, dont l'examen peut être nécessaire à un moment donné, surtout dans les cas de maladies subites.

Vous donnerez à boire modérément et seulement sur la demande du malade ; les liquides qui conviennent le mieux sont les infusions de tilleul, de thé, de menthe ; de l'eau sucrée aromatisée avec l'eau de fleur d'oranger ou aiguisée de vin, d'eau de mélisse, etc. Il est surtout important que la boisson soit dégourdie, s'il est en sueur, et de ne lui laisser sortir les bras hors du lit qu'après l'avoir bien essuyé avec des linges chauds.

Les pansements utiles, suivant les diverses blessures, seront indiqués plus loin ; nous nous contenterons de rappeler ici que, avant de les appliquer, on doit placer, avec des précautions infinies, le blessé dans la position la moins gênante et réunir, sur une table à portée de la main, tous les objets, charpie, bandes, compresses, éponges, cuvettes, épingles, médicaments, etc., dont on aura besoin.

III. SIGNES DE LA MORT

211. Tout ce que nous venons de dire a trait au malade ou au blessé qui a conservé toute sa connaissance ; mais il arrive aussi que la nature des lésions est telle, qu'interrogé il n'entend pas vos questions et demeure inerte en vos mains, les paupières à demi entr'ouvertes et ne laissant voir que le blanc du globe oculaire.

Si l'individu est jeune et robuste, ces symptômes sont l'indice d'une lésion grave et peuvent précéder l'agonie de très peu d'instants.

Parmi les signes d'une mort prochaine, on cite encore : agitation continuelle, rejet incessant des couvertures ; jambes constamment relevées, serrement des mâchoires et des doigts, face et oreilles froides et pâles, nez effilé ; parfois bouche toute grande ouverte, battements de cœur à peine appréciables, respiration très faible, lente, mais avec des râles (comme le ronron du chat), air expiré froid, ventre gonflé, avec vomissements fréquents ; ou bien hoquet convulsif, insensibilité générale de la peau piquée ou pincée, sueurs froides limitées à la tête et au cou.

Quand le malade ne donne plus signe de vie, il convient de s'assurer par différents moyens que la mort est bien réelle, car, dans ce cas surtout, la rapidité des secours peut avoir un succès inespéré. Voici à quels signes on peut reconnaître que tout espoir doit être abandonné :

En appliquant l'oreille sur la poitrine, dans la région du cœur, on constate que les battements ont cessé ; une glace placée à peu de distance de la bouche n'est plus ternie par l'humidité de l'haleine ; un charbon enflammé, appliqué à l'extrémité des orteils, ne provoque aucun symptôme de sensibilité, et l'ampoule produite ne contient que de la vapeur d'eau, tandis que sur le vivant elle est remplie de sérosité.

Pendant la vie, quand on interpose entre l'œil et la flamme d'une bougie la main dont les doigts sont bien rapprochés, la chair paraît transparente, colorée en rose vif ; quand la mort est consommée, la main est opaque comme une pierre. Des frictions faites avec une brosse ou de la grosse laine ,sur une partie quelconque du corps vivant amènent de la chaleur et de la rougeur ; elles ne font que flétrir et dessécher l'épiderme d'un cadavre.

Enfin la température du corps, constatée au moyen d'un thermomètre, qu'on maintient pendant quelques instants sous l'aisselle, donne des renseignements très précis : si elle est inférieure à 20° C., la mort est certaine ; si elle est supérieure à ce chiffre, la vie est encore probable.

IV. CONTUSIONS

212. Elles sont le résultat d'un choc violent contre un corps dur non tranchant et sont caractérisées par la lésion plus ou moins profonde des tissus, sans que ceux-ci aient été entamés. La gravité des symptômes varie selon l'importance et la nature des organes contusionnés.

Les contusions les plus ordinaires proviennent de coups et de chutes ; elles sont produites par le choc d'un marteau, d'un bâton, d'une pierre, par les coups de pied ou de corne d'animaux domestiques, par la chute dans un escalier, par le froissement d'une roue de voiture.

Selon la pression subie par le membre atteint, il en résulte un léger gonflement, vulgairement appelé *bosse*, une ecchymose avec coloration violacée ou jaune brunâtre des tissus, une bosse sanguine avec épanchement de sang, ou enfin le broiement des parties profondes qui est beaucoup plus grave.

Le siège de la douleur est toujours celui de la lésion, et c'est là qu'il faudra appliquer les premiers pansements. La contusion du cerveau entraîne la perte plus ou moins complète des facultés ; la contusion du poumon provoque les crachements de sang ; celle du ventre, la formation des hernies et la production de selles sanguinolentes ; celle de l'œil, de vives douleurs et des troubles de la vue. La contusion profonde des reins s'accompagne de douleurs qui se propagent dans les parties génitales et occasionne l'engourdissement de la cuisse correspondante ; l'urine est mêlée de sang.

Premiers secours. — Quand la contusion est sans gravité, on se contente d'appliquer des compresses imbibées d'eau fraîche, d'eau de Goulard, de teinture d'arnica, étendue de dix à quinze fois son poids d'eau. L'eau salée, l'eau mélangée d'eau-de-vie, d'eau-de-vie camphrée, d'eau de Cologne, sont également utiles.

213. Le mélange suivant est d'un excellent usage :

Prenez : Extrait de Saturne . . . 5 gr.
Teinture d'arnica . . . 5 —
Eau-de-vie camphrée . . 5 —
Eau ordinaire . . . . 200 —

On imbibe de temps en temps les compresses sans déranger le pansement.

Pour maintenir les compresses en place, on se sert d'un grand mouchoir carré, que l'on plie en triangle ou en cravate et que l'on dispose de diverses manières suivant les régions.

Les artères superficielles peuvent avoir leurs parois déchirées à la suite du choc sans que la peau soit entamée ; il se produit alors immédiatement une tumeur, qui s'étend avec rapidité et présente des battements identiques avec ceux du pouls. Si cette tumeur est relativement de petit volume, il f ut, sans délai, en arrêter le développement au moyen de plusieurs compresses qu'on serre avec force. Si la tumeur est déjà considérable, il faut, en attendant le médecin, exercer une pression énergique sur le trajet supérieur de l'artère de la manière déjà indiquée (222). Les figures 62 et 63 (p. 198) montrent comment on doit s'y prendre pour exercer cette pression et les points particuliers où elle est le plus efficace.

Quand la *plaie*, de petite dimension, se trouve placée

vers la partie moyenne de l'avant-bras, du bras, de la jambe ou de la cuisse, on maintient le pansement, qui est peu volumineux, au moyen d'un mouchoir plié en cravate dont on réunit les extrémités par un nœud (fig. 58).

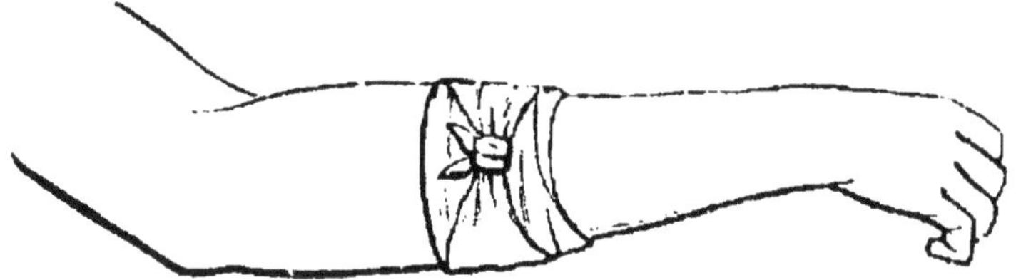

Fig. 58. — Pansement maintenu sur l'avant-bras au moyen d'un mouchoir plié en cravate.

La disposition que montre la figure 59 permet de maintenir des compresses sur les plaies légères de la main et du pied.

Quand la lésion est étendue, il faut garantir toute la partie en l'enfermant en entier dans le pansement ; pour cela, on plie le mouchoir en deux, en forme de triangle, et on le dispose comme le montrent les figures 60 et 61.

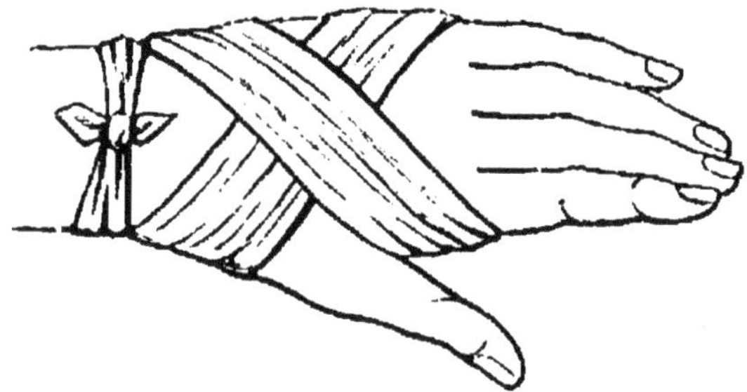

Fig. 59. — Pansement appliqué sur la main.

Contre la *bosse sanguine*, on a coutume, dans le peuple, d'appliquer une pièce de monnaie que l'on serre assez fortement, au moyen d'une bande ou d'un mouchoir plié en cravate ; cette pratique n'offre aucun inconvénient quand il n'y a pas d'inflammation locale, et que la pression de la pièce de monnaie est facilement supportée.

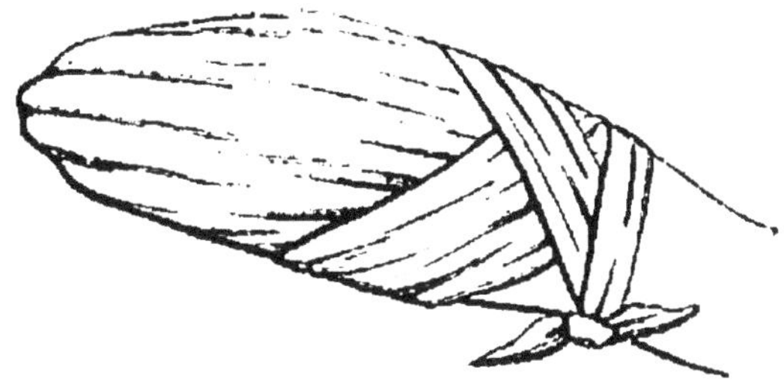

Fig. 60. — Pansement embrassant la main entière.

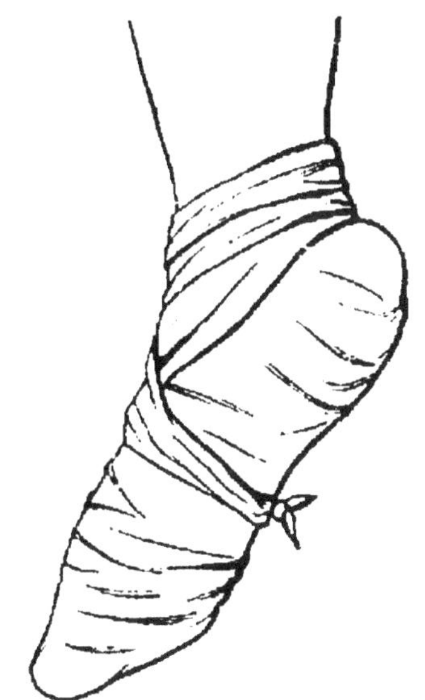

Fig. 61. — Pansement du pied.

L'*ecchymose* se produit un peu plus tard ; elle est généralement peu douloureuse et s'accompagne d'un certain engourdissement des tissus. Elle est surtout désagréable en ce qu'elle attire les regards, quand elle est placée sur la face, et ne disparaît que lentement.

L'emploi des moyens précédents est également indiqué.

Dans le peuple, on préconise, avec raison, la *racine de vigne vierge* (dite, dans cette circonstance, *racine de femmes battues*) ; la pulpe qu'on obtient en râpant cette racine est appliquée fraîche et maintenue jusqu'à dessiccation. On ressent au bout de quelques instants une vive cuisson, qui s'accompagne d'un gonflement passager et d'une circulation active dans les petits vaisseaux ; de là, résorption rapide du sang extravasé. Deux ou trois applications de pulpe sont parfois nécessaires.

Contre le *broiement* des parties profondes, on se bornera, jusqu'à l'arrivée du médecin, à l'emploi des compresses indiquées ci-dessus (213).

214. Les CONTUSIONS DE L'ŒIL sont traitées par les bains de pieds sinapisés répétés souvent, par les applications permanentes d'eau glacée sur l'œil et le front, par la séquestration du malade dans un endroit sombre et tranquille.

215. Les CONTUSIONS DE LA POITRINE exigent le silence le plus absolu de la part du malade, auquel on fait prendre des boissons mucilagineuses, tisane de gomme (13), de guimauve (14), etc. Demi-lavements laxatifs (8).

La CONTUSION DU SEIN chez la femme doit être traitée avec soin, même quand la douleur est insignifiante : on fera des onctions d'huile camphrée et on recouvrira d'un cataplasme arrosé de laudanum.

Les CONTUSIONS DU VENTRE seront traitées par les mêmes moyens.

216. Les CONTUSIONS DES REINS, surtout quand l'urine contient du sang, demandent des soins particuliers. On couche le malade sur le côté non douloureux, et on le maintient ainsi au moyen de coussins, d'oreillers, etc. ; lavements fréquents d'eau froide ; bains de mains et de

pieds sinapisés ; boissons émollientes alternant avec boissons acidulées (28, 29) ; vessies de glace sur la région des reins.

V. COMMOTION CÉRÉBRALE

217. A la suite d'un choc extrêmement violent, et surtout d'une chute d'un lieu élevé qui ont imprimé au cerveau une vive secousse, le blessé peut manifester les symptômes de la *commotion cérébrale*. — Légère, elle est caractérisée par des éblouissements, des bourdonnements d'oreille, des étourdissements, un affaissement général, une sorte d'hébétude ; plus grave, elle produit la pâleur de la face, la perte de connaissance, le rejet involontaire des aliments, de l'urine et des matières fécales, bien que la sensibilité soit conservée.

Parfois la commotion atteint seulement la moelle épinière ; il en résulte, suivant l'importance de la lésion, un fourmillement dans les membres inférieurs avec faiblesse générale, ou une véritable paralysie.

218. La CONTUSION DU CERVEAU, qui est beaucoup plus grave que la commotion, s'en distingue par les caractères suivants : le blessé perd connaissance ; il a la respiration gênée, la parole embarrassée ; il tient ses paupières baissées et est en proie à une agitation continuelle.

219. La COMPRESSION DU CERVEAU, qui résulte d'un épanchement dans l'intérieur du crâne, provoque les symptômes qui appartiennent à la commotion et, de plus, la perte de la sensibilité et du mouvement, une respiration soufflante, etc.

Ces trois accidents, un peu différents par les symptômes, exigent les mêmes secours.

220. Premiers secours. — Transporter le blessé dans

une pièce aérée; le coucher sur un lit ou un matelas, la tête un peu élevée, et s'empresser de déboutonner les vêtements, le col de chemise et généralement tout ce qui peut gêner la respiration et la circulation. Lui asperger le visage d'eau fraîche et mouiller le front et les tempes avec de l'eau de Cologne, du vinaigre de Bully, de l'alcool camphré, etc.

Faire respirer des vapeurs d'alcali ou d'acide acétique en présentant le bouchon du flacon à peu de distance des narines; frictionner vivement les membres avec un gant de crin ou avec des flanelles imbibées de liquides alcooliques et aromatiques; promener des sinapismes sur les membres, sur la poitrine, sur la région du cœur; maintenir sur le crâne des compresses d'eau glacée, fréquemment renouvelées.

Ne donner de boissons que lorsque le blessé a repris connaissance : infusion de tilleul, de mélisse, de thé vulnéraire, etc.

Si l'on suppose une commotion de la moelle, on transportera le blessé avec des précautions infinies, en évitant tout mouvement inutile.

VI. ÉCORCHURES

Par le froid, on s'écorche très facilement les mains ou toute autre partie du corps.

Premiers secours. — Battez simplement un blanc d'œuf mêlé à un peu de rhum, puis vous étendrez cette espèce de vernis sur l'endroit écorché, avec un pinceau ou avec les barbes d'une plume d'oie. L'effet est presque immédiat.

On peut aussi employer ce moyen pour les écorchures des malades qui restent longtemps au lit.

VII. PLAIES EN GÉNÉRAL

221. Les plaies sont de diverses sortes en raison des causes d'où elles proviennent : tantôt elles sont produites mécaniquement, par piqûre, par incision, par choc, par écrasement, par arrachement, par morsure ; tantôt elles résultent d'une action physique ou chimique, comme les brûlures par le feu ou par les caustiques. Nous ne nous occuperons ici que des premières.

Les plaies superficielles sont en général sans gravité à moins qu'elles n'occupent une large étendue et qu'elles ne soient compliquées de contusion et d'écrasement. Les plaies profondes sont au contraire redoutables, parce qu'elles atteignent souvent des organes essentiels, des vaisseaux importants, et qu'elles peuvent provoquer des accidents secondaires mortels.

222. **Premiers secours.** — Laver d'abord à grande eau fraîche ou tiède, de préférence contenant un antiseptique (acide borique), soit par arrosement continu, soit au moyen d'une éponge très douce que l'on passe avec beaucoup de légèreté. On débarrasse ainsi la plaie des matières étrangères (sable, terre, etc.) et du sang coagulé dont elle est souillée.

Si le sang continue à couler abondamment, il faut s'occuper de savoir s'il est veineux ou artériel. Le sang veineux est épais, rouge noirâtre, coule lentement en nappe et diminue quand on comprime le membre entre la plaie et le cœur.

Malgré les tentatives de compression, si le sang, de couleur rosée, continue à couler, il est fourni par des vaisseaux très fins, intermédiaires entre les artères et veines. Dans tous les cas, si le blessé est affaibli et que l'écoulement

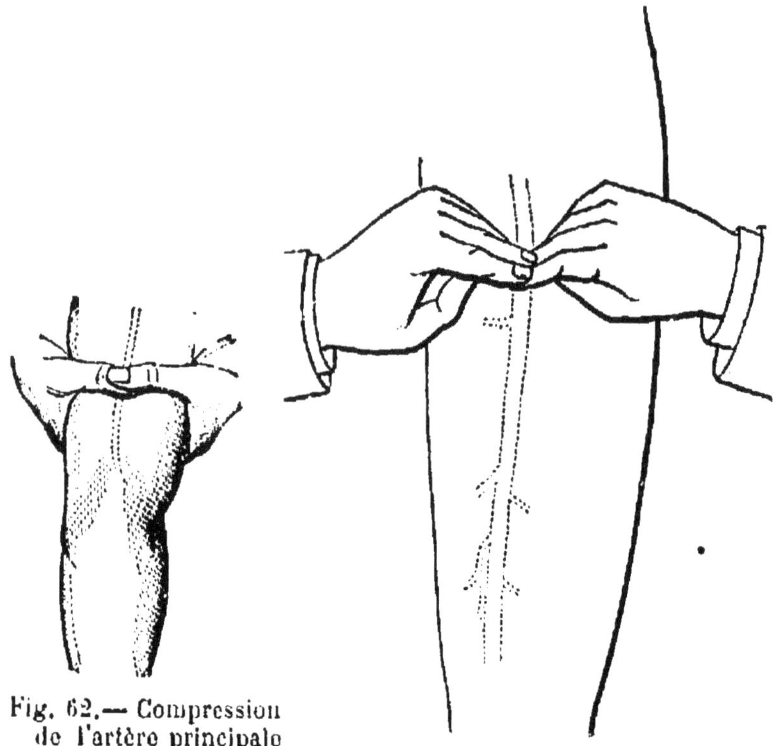

Fig. 62.— Compression de l'artère principale du bras à l'aide des pouces.

Fig. 63. — Compression de l'artère principale de la cuisse.

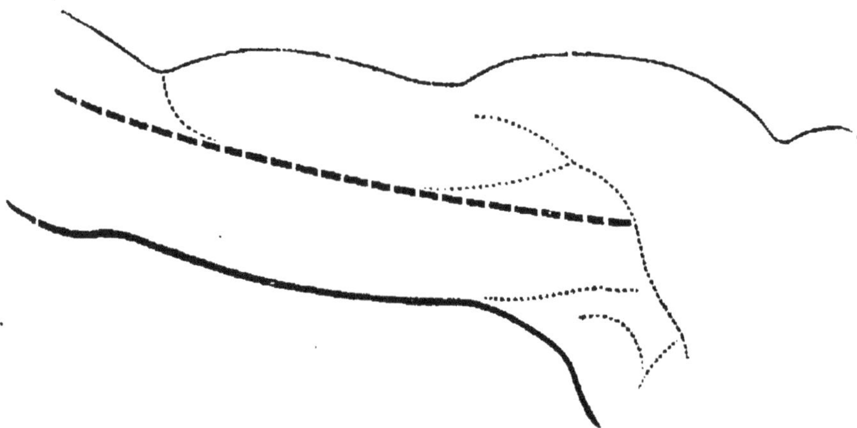

Fig. 64. — Direction de l'artère à la face interne du bras.

soit inquiétant, il faut absolument l'arrêter ; on y réussira
en exerçant une compression sur le trajet du vaisseau (artère ou veine) à l'aide des pouces ou des doigts appliqués

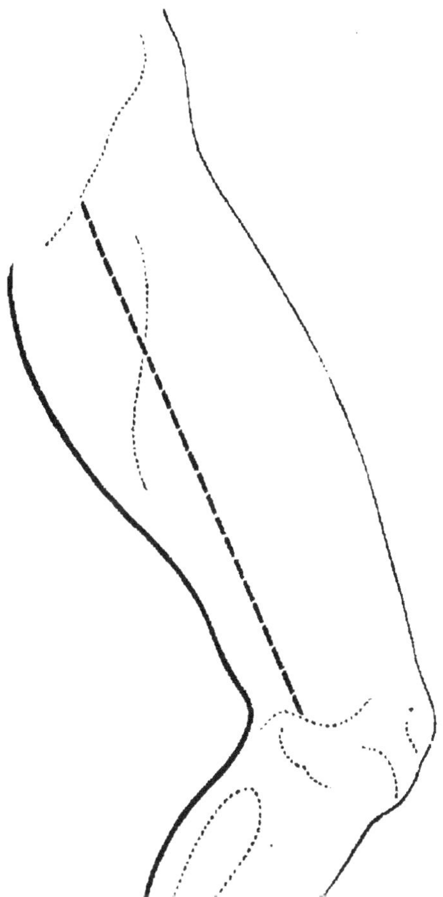

Fig. 65.—Direction de l'artère à la partie interne de la cuisse,
depuis l'aine jusqu'au genou

l'un sur l'autre, les autres doigts serrant le membre avec
force (fig. 62 et 63).

La difficulté pour les personnes étrangères à la médecine est de trouver sûrement le trajet du vaisseau.

Pour les membres supérieurs, on le rencontrera après quelques tâtonnements en comprimant le creux de l'aisselle ou la face interne du bras (fig. 64) ; pour les membres inférieurs, au milieu du pli de l'aine, ou un peu au-dessus et à la partie interne du genou (fig. 65). La cessation de l'hémorragie indique qu'on est bien sur le trajet cherché.

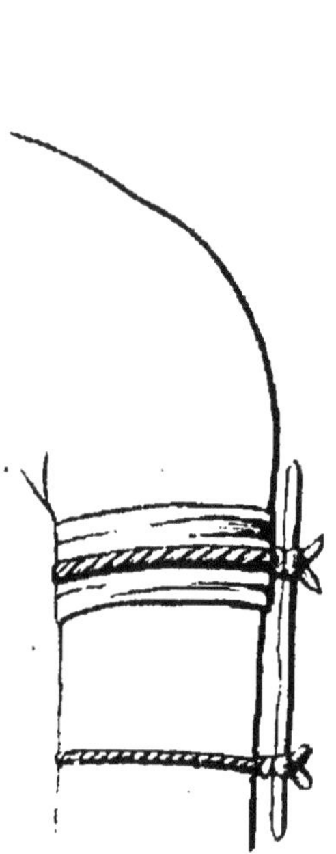

Fig. 66. — Compression établie sur le bras.

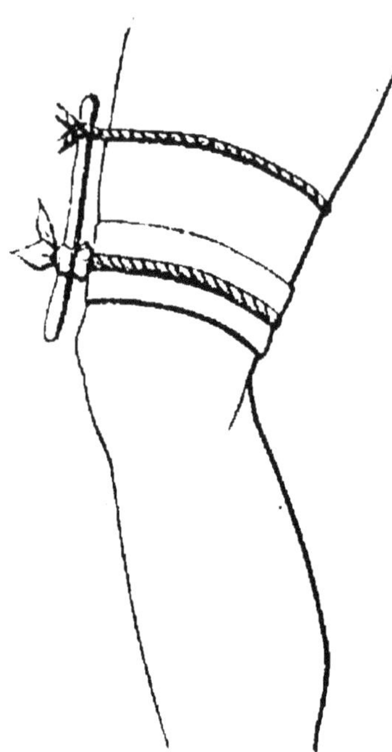

Fig. 67. — Compression établie au-dessus du genou.

Mais si, malgré tous les efforts, on ne réussit pas à arrêter le sang, il faut avoir recours au procédé suivant, qui donnera toujours quelque répit. On applique sur l'artère, au point même où se produit l'hémorragie, une bande de toile fortement roulée de grosseur moyenne ; on la fixe au moyen d'un triangle de toile plié en cravate dont on noue les bouts ; puis on passe dans le dernier tour un morceau de bois assez long que l'on tourne de manière à tordre le linge et à comprimer fortement la bande roulée. Quand l'écoulement a cessé, on fixe l'extrémité du bâton par un tour de bande (fig. 66 et 67).

Sur une petite plaie, l'application du doigt, d'un morceau d'amadou, d'un tampon de coton ou d'éponge, que l'on maintient pendant quelques minutes, est d'habitude suffisant. Mais il faut se garder d'employer le perchlorure de fer, qui forme des caillots consistants, durs, et provoque la suppuration de la plaie.

On ne doit jamais se permettre, en attendant le médecin, d'extraire de la plaie les corps étrangers qui y ont profondément pénétré et qui offrent quelque résistance à une traction douce ; on doit respecter également les lambeaux adhérents, quel que soit l'état de division et de destruction qu'ils présentent ; se contenter, dans ces conditions, de nettoyer la plaie comme nous l'avons dit, de modérer l'hémorragie, de placer le membre dans une position qui facilite le rapprochement des surfaces saignantes, maintenir le tout par quelques tours de bandes ou d'étroites bandelettes de diachylum et couvrir ce premier pansement de compresses, imbibées d'eau fraîche mélangée d'un peu d'eau-de-vie, qu'on tient constamment mouillées.

Ces indications doivent être respectées surtout quand il s'agit de ces plaies énormes qui résultent d'écrasement, d'explosion de machines, de broiement ou d'arrachement par les engrenages.

Si le malade paraît s'affaiblir beaucoup, par suite de la perte de sang, de la douleur ou de l'émotion, on lui fait prendre quelques cuillerées d'un cordial, tel que : eau vineuse sucrée, chartreuse, eau vulnéraire, etc., étendue d'eau.

VIII. PLAIES PAR LES INSTRUMENTS TRANCHANTS

223. Les *incisions* ou *coupures*, qui n'ont pas pénétré profondément et n'ont entamé aucune artère, sont d'un pansement facile et guérissent rapidement; il n'en est pas de même de celles qui pénètrent dans les grandes cavités du corps et atteignent des organes essentiels ; sans décrire tous les cas qui peuvent se présenter, nous serons forcés de nous occuper des plus communs et des plus graves, afin qu'on soit en mesure de prêter une aide utile en toute circonstance.

224. Premiers secours. — Nous supposons d'abord la plaie régulière et peu étendue.

On lave à grande eau antiseptique, pour nettoyer la plaie et enlever le sang coagulé qu'elle peut contenir ; puis l'écoulement étant à peu près tari, on essuie et on sèche les bords avec un linge fin, et on les rapproche, de manière à les affronter exactement; on applique des bandelettes de sparadrap qui les maintiennent dans cette position.

Les bandelettes doivent avoir de 5 à 10 centimètres de long sur 1 centimètre ou un peu moins de large ; pour les appliquer, on commence par les coller d'un seul bout sur la peau, toutes du même côté de la plaie, en les faisant se toucher ou en ne laissant entre elles qu'un très léger espace. Comme on opère de la main droite, c'est ordinairement du côté gauche de la plaie, par rapport à l'opérateur, que l'adhérence est faite ; puis au moyen des doigts de la main gauche on serre les lèvres de la plaie, pendant qu'on applique successivement, et en les tendant un peu, les extrémités des bandelettes restées libres (fig. 68).

Le diachylum peut être avantageusement remplacé par

la baudruche gommée, qu'on trouve aujourd'hui dans toutes les pharmacies ; le mode d'application est le même, à cela près qu'il faut que les bords de la plaie soient humides pour qu'il y ait adhérence.

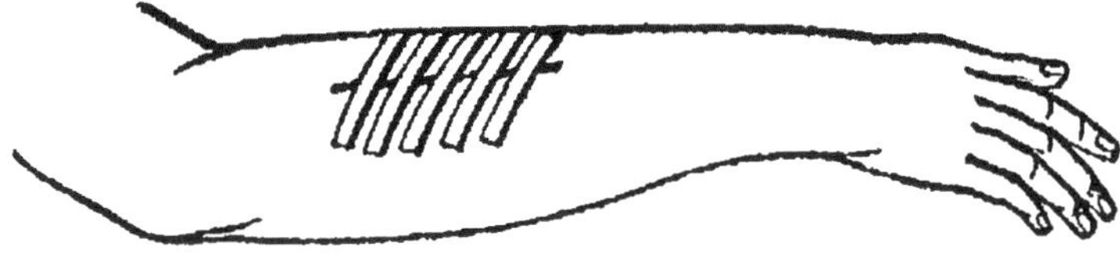

Fig. 68. — Manière d'appliquer les bandelettes de diachylum.

Par rapport à l'axe du membre, on donne aux bandelettes une direction oblique qui gêne moins la circulation du sang ; pour la même raison, on évite de faire joindre les bouts, autour d'un doigt par exemple. On donne en général une disposition telle au pansement, qu'il ne puisse gêner les fonctions des organes avoisinants, comme l'œil, la bouche, etc. On maintient les membres dans la flexion qui doit faciliter la réunion de la plaie.

On rase la tête, les parties du visage couvertes de barbe, quand cela est nécessaire.

On peut aussi panser les plaies avec des pellicules d'œuf. On prend une coque d'œuf fraîche, on détache la pellicule qui tapisse la face interne, on la découpe par bandes et on l'applique transversalement sur la plaie. La bande adhère exactement et les bords de la plaie se maintiennent en contact immédiat.

On a l'habitude au village de mettre sur les coupures des *toiles d'araignée* qui arrêtent l'écoulement du sang. Or, ce procédé est dangereux. A la Société centrale vétérinaire de Paris, il a été rapporté qu'un cheval qui avait été blessé par des ronces artificielles et pansé avec des toiles d'araignée ramassées dans une étable où il y avait des vaches malades, fut atteint d'une forte éruption de variole. Nocard a fait remarquer à cette occasion qu'il avait souvent constaté des cas de tétanos provoqués par l'emploi de toiles d'araignée ramassées dans les écuries : elles sont le réceptacle de toutes sortes de microbes qu'y transportent l'air ou les mouches. Donc, se défier des toiles d'araignée et leur préférer les objets de pansement aseptiques.

Les *feuilles de géranium* ont la propriété de guérir promptement les coupures, les écorchures et autres plaies de ce genre. On prend une ou plusieurs feuilles de cette plante, que l'on écrase un peu sur un linge, et que l'on applique ainsi sur la plaie. Très souvent une feuille suffit pour la guérison. Elle s'attache fortement à la peau, aide au rapprochement des chairs et cicatrise la blessure en peu de temps. Ce procédé est simple et à la portée de tout le monde.

Quand une extrémité de petit volume, un bout du doigt, une partie du nez, de l'oreille, a été nettement détachée, ou ne tient plus que par un point étroit, il faut en tenter la réunion qui réussit presque toujours. Pour cela on lave avec soin le lambeau, on le remet en place aussi exactement que possible et on le fait adhérer par de nombreuses bandelettes de diachylum, se recouvrant les unes les autres, de manière à constituer une véritable calotte imperméable à l'air et aux agents extérieurs. C'est le pansement par occlusion, qu'on ne doit enlever, à moins de complications imprévues, qu'au bout de dix à quinze jours.

Dans les cas ordinaires, par dessus les bandelettes qui réunissent la plaie, on dispose une compresse pliée en plusieurs doubles, puis une bande roulée ou un mouchoir triangulaire plié en cravate et disposé de diverses manières suivant les régions (Voy. ci-dessus les fig. 58 à 61).

Quand la plaie a été faite dans de telles conditions qu'un lambeau plus ou moins étendu a été coupé et ne tient plus au membre que par un bord étroit, il faut le rétablir en sa place, de manière à combler le vide produit et à ce qu'il ne reste plus après guérison aucune difformité fâcheuse ; la réunion des bords correspondants est assurée comme précédemment au moyen du diachylum ou de la baudruche gommée.

Nous allons maintenant passer en revue les plaies, qui, par leur étendue, leur siège ou l'importance de l'organe atteint, présentent des complications inquiétantes.

Plaies des artères.

225. Une des plus communes est l'incision d'une artère, ce dont on est averti par le jet saccadé de sang rutilant qui apparaît aussitôt.

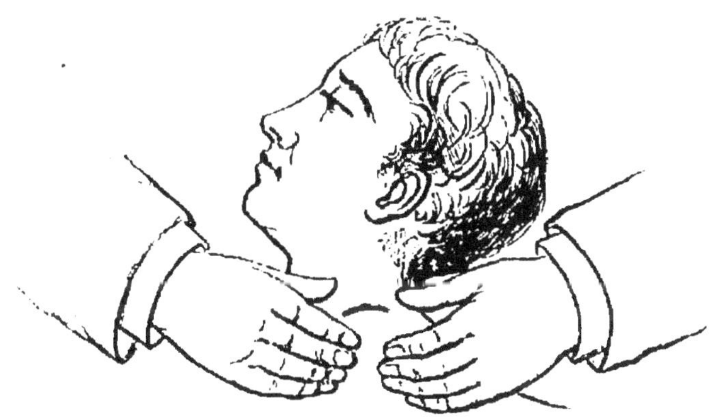

Fig. 69. — Compression de la carotide.

Premiers secours. — Nous avons déjà indiqué (**222**) ce qu'il y avait à faire en pareil cas.

Quand la *carotide*, placée derrière le muscle qui, de la

partie postérieure de l'oreille, va joindre l'extrémité de la clavicule en haut et vers le milieu de la poitrine, est blessée, la vie est en danger et il importe d'arrêter l'écoule-

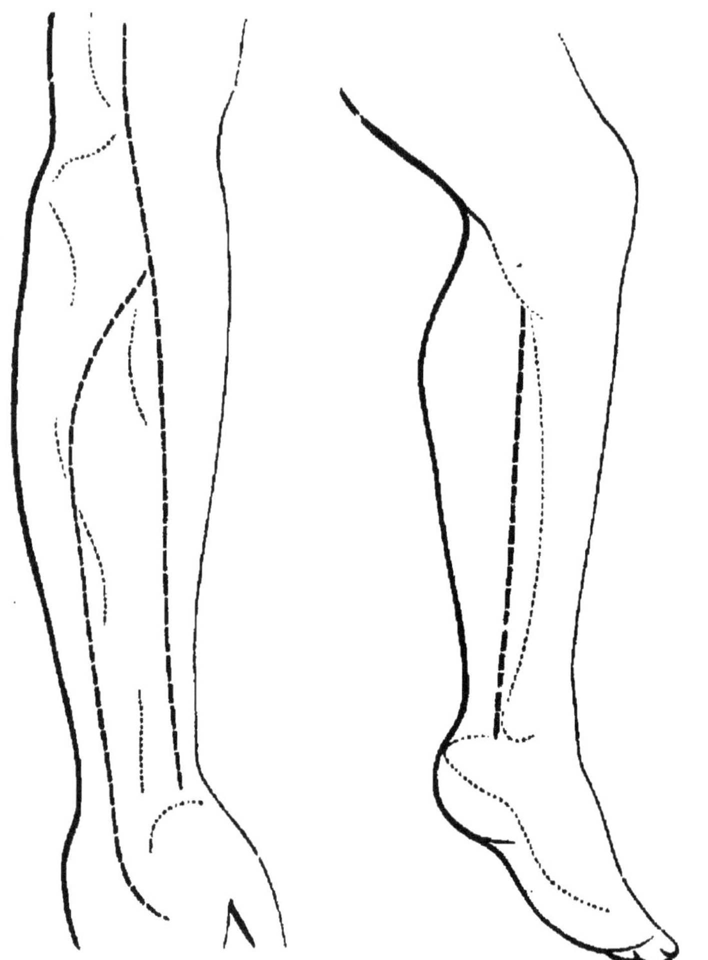

Fig. 70. — Direction des artères de l'avant-bras.

Fig. 71. — Direction de l'artère principale à la partie interne de la jambe.

ment du sang dans le plus court délai ; pour cela, on glisse les doigts de chaque main à droite et à gauche du muscle, la tête du blessé reposant sur la poitrine de l'opérateur, et

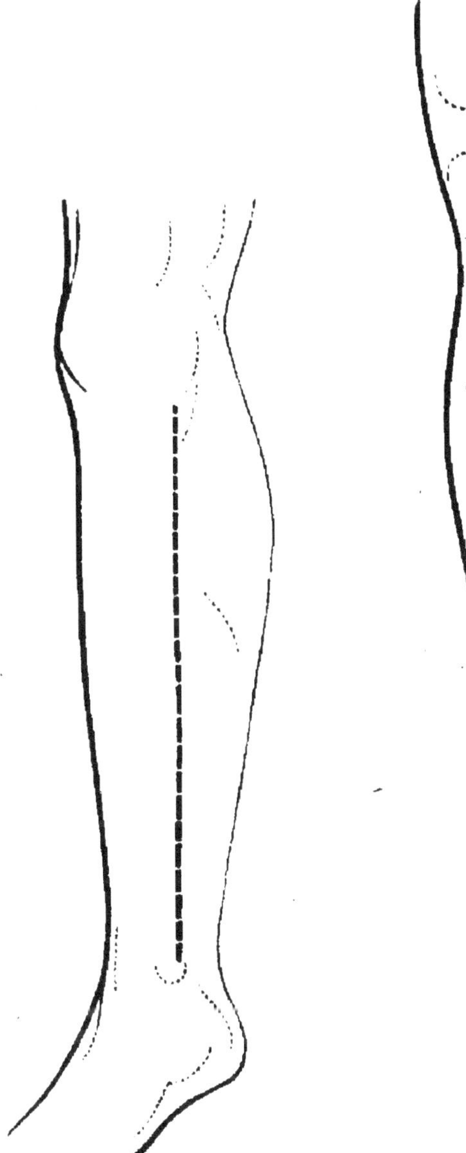

Fig. 72. — Direction de
l'artère principale à la
partie externe de la
jambe.

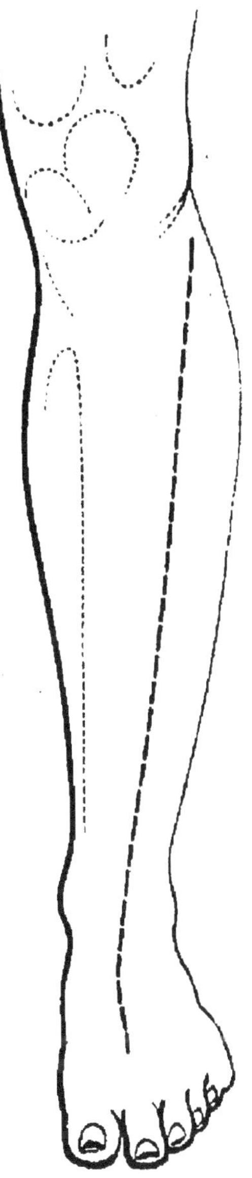

Fig. 73. — Direction de
l'artère à la partie an-
térieure de la jambe.

on presse le vaisseau profondément sur les vertèbres (fig. 69).

La compression du tronc artériel qui fournit le sang au vaisseau incisé est toujours le plus sûr moyen de sauvegarder la vie du blessé, en attendant les secours médicaux. On suivra donc sans délai le procédé décrit (222).

Si la plaie siège sur l'avant-bras, on pourra opérer la compression dans son voisinage, en cherchant l'artère dans la région que parcourent ses branches (fig. 70).

S'il s'agit de la jambe, les recherches seront dirigées, suivant les cas, à la partie interne (fig. 71), à la partie externe (fig. 72), ou en avant (fig. 73).

Plaies pénétrant dans la poitrine.

226. Le blessé crache le sang, et à l'expiration l'air sort par la blessure et fait vaciller la flamme d'une bougie qu'on approche de l'ouverture.

Premiers secours. — Il faut se hâter de rapprocher les lèvres de l'incision, et de les maintenir closes par des bandelettes de sparadrap qui les recouvrent entièrement. On applique ensuite des compresses en plusieurs doubles que l'on maintient par un mouchoir plié en ceinture et attaché par des épingles. Des bandes qui passent sur les épaules et sont rattachées également par des épingles à la ceinture empêchent celle-ci de se déplacer (fig. 74).

Le premier traitement consistera en frictions alcooliques (alcool camphré, eau de Cologne, etc.) sur la poitrine, le dos et les membres supérieurs ; en boissons aromatiques : infusions de thé, mélisse, tilleul ; ou acidulées : limonades (29), eau vinaigrée (28) ; sinapismes aux mollets ; silence absolu.

Plaies du ventre.

227. Certains signes particuliers permettent de reconnaître quel est l'organe lésé.

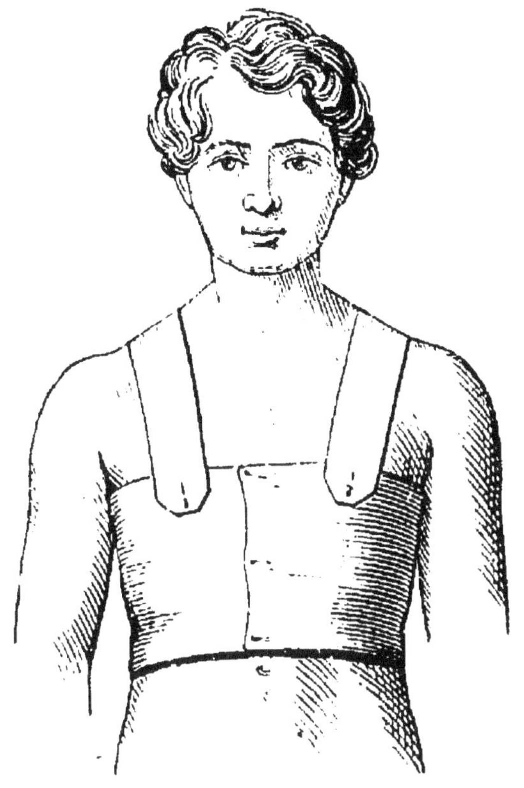

Fig. 74. — Bandage de corps.

Quand il s'agit de l'ESTOMAC, placé entre la poitrine et le nombril, il s'échappe par la plaie des matières alimentaires mêlées de sang; il y a des vomissements de sang, des pertes de connaissance réitérées.

S'agit-il du DIAPHRAGME, grand muscle qui sépare la poitrine du ventre, la respiration est convulsive, accompagnée de hoquet et d'une toux fréquente et sèche.

Le FOIE, placé sous les côtes, à droite, laisse écouler un sang noir, épais. La respiration est pénible, anxieuse : non seulement la région blessée, mais encore tout le côté droit et l'épaule du même côté, sont le siège de douleurs vives ; e ventre est ballonné.

L'INTESTIN blessé laisse écouler par la plaie des matières fécales ; le visage est défait et crispé, les extrémités froides.

Quand il s'agit du REIN, les urines sont sanguinolentes ; de la VESSIE, il s'écoule de l'urine par la blessure.

Toutes ces plaies sont d'une extrême gravité et l'intervention doit être réservée en attendant le médecin. S'il n'y a pas issue de l'intestin, on suit les règles données pour les plaies de poitrine (226) ; si, au contraire, l'intestin fait saillie, il est plus sage de s'abstenir et de se contenter de placer le blessé dans une position convenable, jusqu'à l'arrivée de l'homme de l'art. On le fait coucher, les cuisses repliées sur le ventre, pour éviter que la peau soit tendue, et on recouvre la plaie d'une compresse fine, mouillée d'eau tiède, que l'on tient constamment humectée en l'arrosant sans la déplacer.

Plaies de l'œil.

228. On examinera l'œil avec soin. Celui-ci est si sensible que cet examen est souvent pénible pour le patient et parfois difficile à mener à bonne fin, surtout chez l'enfant : on mettra le malade en bonne position (fig. 75) qui paralyse ses mouvements ; on fera fermer l'œil et on appliquera sur la paupière une petite bandelette de sparadrap qui en assure l'immobilité ; on recouvre d'une fine compresse mouillée d'eau fraîche et d'un bandeau très peu serré.

VIII. PLAIES PAR LES INSTRUMENTS PIQUANTS

229. Ces plaies, même quand elles pénètrent profondément, donnent peu de sang, mais causent des douleurs
vives et souvent des syncopes, des vomissements, des crachements de sang.

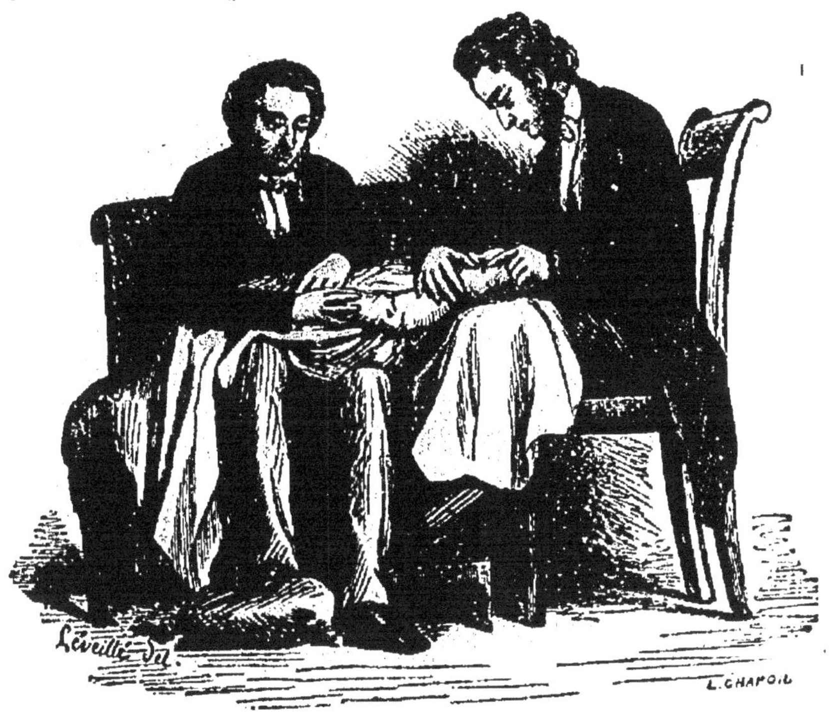

Fig. 75. — Manière d'examiner les yeux d'un enfant.

Premiers secours. — Le premier pansement consiste
dans l'application d'un morceau de diachylum carré, qui
ferme complètement l'ouverture, que l'on recouvre comme
il a été dit plus haut (226) de compresses et d'un bandage
de corps. Mêmes soins que pour les plaies par intruments
tranchants.

IX. PLAIES PAR INTRODUCTION D'AIGUILLES OU D'ÉCHARDES
SOUS LES ONGLES

230. Les petites plaies que détermine l'introduction sous
les ongles ou dans la pulpe des doigts, d'aiguilles, d'épingles, d'échardes, sont très douloureuses et exigent des
soins particuliers.

Premiers secours. — Il faut d'abord extraire le corps
étranger à l'aide d'une pince ou d'un instrument aigu, qui
permet de le saisir ; puis, pour prévenir l'inflammation et
la suppuration consécutive, on baigne longuement le doigt
dans de l'eau très froide ou même dans l'alcool pur ou
l'alcool camphré.

X. PLAIES CONTUSES PAR ÉCRASEMENT,
ARRACHEMENT ET ARMES A FEU

231. Ce genre de plaies est des plus graves. D'abord,
il y a presque toujours de grandes surfaces entamées, ensuite il est difficile de se rendre compte au premier moment de la perte de substance qui pourra en résulter. Il y
a des lambeaux déchiquetés, écrasés, des parties de muscles broyés qu'il sera impossible de conserver. L'intervention du chirurgien est toujours nécessaire.

232. Premiers secours. — L'irrégularité des bords ne
permettant pas un rapprochement méthodique, on se con-
tentera de laver à grande eau, en pressant à plusieurs reprises une éponge au-dessus de la plaie. On peut ajouter
à l'eau pure un antiseptique, un peu d'alcool, d'eau vulnéraire, d'alcool camphré, etc. S'il y a un écoulement de
sang abondant, ce qui est rare, on emploie avec avantage
une eau hémostatique, comme celles de Pagliari, de Léchelle, etc.

Le lavage terminé, on comble la plaie avec de la charpie imbibée du même liquide, on recouvre de compresses en plusieurs doubles, enfin on maintient le tout au moyen de bandes modérément serrées.

Il est souvent nécessaire de relever les forces du blessé, qui, par suite de la perte de sang, de l'émotion ou de la douleur, est menacé de syncope ; on lui fait prendre un peu d'eau rougie chaude et sucrée, de l'eau de mélisse sur du sucre, etc. Si la syncope se produit, on a recours aux moyens indiqués (287).

XI. PLAIES PAR MORSURES

233. Elles exigent les mêmes soins que les précédentes ; mais il y a lieu de s'inquiéter comment l'accident s'est produit, et si l'animal est suspect, de prendre les précautions recommandées contre la rage (180, 181).

XII. BRULURES

234. Les brûlures résultent, soit du contact des corps fortement chauffés, soit de la désorganisation produite par l'application, accidentelle ou criminelle, des produits chimiques caustiques. Les premières sont les plus fréquentes : c'est un vase plein d'un liquide en ébullition qui se renverse, un vêtement qui prend feu, un commencement d'incendie qu'on a cherché à éteindre. Les secondes, plus communes dans les usines, ou résultant d'attentats criminels, sont produites par l'acide sulfurique, la potasse et la soude caustique, la chaux vive, le phosphore, etc.

Selon la gravité de la lésion, on distingue plusieurs degrés de brûlures.

Le *premier degré* est caractérisé par une simple rougeur,

telle que celle qui provient du coup de soleil, de l'exposition à un feu vif de forge ou de verrerie.

Le *second degré* provoque la formation d'ampoules, de phlyctènes, entourées d'une vive rougeur, auxquelles succède la suppuration.

Le *troisième degré*, que les chirurgiens subdivisent en plusieurs autres, est caractérisé par la désorganisation plus ou moins profonde des tissus qui peut aller jusqu'à la destruction de tout un membre. La douleur est beaucoup moins vive en général que dans le second degré, mais la guérison ne peut être obtenue qu'après séparation complète des parties brûlées.

Les symptômes généraux qui accompagnent les brûlures sont subordonnés à leur étendue et à leur gravité. Il peut y avoir simplement accès de fièvre; quelquefois celle-ci s'accompagne de délire, de convulsions, et tous ces accidents peuvent se terminer par la mort de la victime.

235. Premiers secours. — En présence d'une personne dont les vêtements sont enflammés, la première indication est d'étouffer les flammes par tous les moyens qu'on a sous la main; on l'enveloppera au plus vite d'un manteau, d'un drap, d'une couverture, d'un tapis, etc., que l'on roulera étroitement autour d'elle.

Le feu éteint, on le dépouillera avec soin de ses vêtements, en se servant de ciseaux au besoin, pour éviter tout frottement qui arracherait l'épiderme et causerait de vives souffrances. S'il y a des morceaux de linge adhérents, il vaut mieux les laisser en place que d'en tenter l'arrachement.

Pour les *brûlures au premier degré*, quand il n'y a pas d'ampoules, on calme généralement bien la douleur par des applications de compresses imbibées d'eau blanche froide. A défaut de celle-ci, la confiture de groseilles, la pulpe de pommes de terre râpées, celle des feuilles de plantes grasses et principalement de l'aloès, les blancs d'œufs délayés dans un peu d'eau, le lait, la poudre d'amidon, le contenu d'un syphon d'eau de Seltz, sont employés avec succès. Si la brûlure siège à un membre, on le maintient longuement dans de l'eau presque froide, ce qui diminue l'irritation et la cuisson. En somme, tout le traitement consiste à empêcher le contact de l'air et à maintenir une certaine fraîcheur de la région, ce qu'on obtient aisément avec les compresses d'eau blanche.

L'application d'une solution concentrée d'acide picrique donne de bons résultats.

Les *brûlures au second degré* se reconnaissent, avons-nous dit, aux ampoules pleines de sérosité, qui se reproduisent; elles sont excessivement douloureuses et ne supportent aucun attouchement. Si elles occupent une grande surface, on devra par précaution recouvrir le lit où l'on couche le malade d'un drap en forte toile, qui permettra de le soulever, de le déplacer, sans l'obliger à aucun effort, à aucun mouvement. Les ampoules seront ouvertes, à mesure qu'elles se produiront, à leur point le plus incliné, pour que la sérosité s'écoule aisément; mais on aura bien soin de respecter l'épiderme qui protégera la plaie et empêchera son contact direct avec l'air. Si même des parties d'épiderme violemment arrachées tiennent encore par quelque point, on les ramènera doucement sur l'emplacement qu'elles occupaient.

Si l'épiderme est enlevé, badigeonner avec une solution d'acide picrique.

236. Le pansement sera fait avec du liniment oléo-calcaire, dont voici la composition :

Prenez : Huile d'amandes douces . . 100 gr.
Eau de chaux . . . . . . 900 —

Agitez vivement ; versez le mélange dans un grand entonnoir dont la douille est fermée ; laissez reposer une minute, puis faites écouler l'eau qui occupe la partie inférieure, et recueillez dans un vase la masse crémeuse qui doit seule être employée. On étend celle-ci en couche épaisse sur du coton et on l'applique directement sur la plaie.

Si l'on n'avait pas à sa disposition les substances nécessaires à cette préparation, on pourrait faire usage de baume tranquille, d'un mélange d'huile d'olive et d'un dixième d'essence de térébenthine, d'eau dans laquelle on aurait mis une forte proportion d'alun.

Les préparations huileuses sont versées sur de la ouate ; les solutions aqueuses sur des compresses de linge doux.

Enfin, à défaut de tous ces moyens, on appliquerait de la pulpe de pommes de terre, des confitures de groseilles, de l'encre.

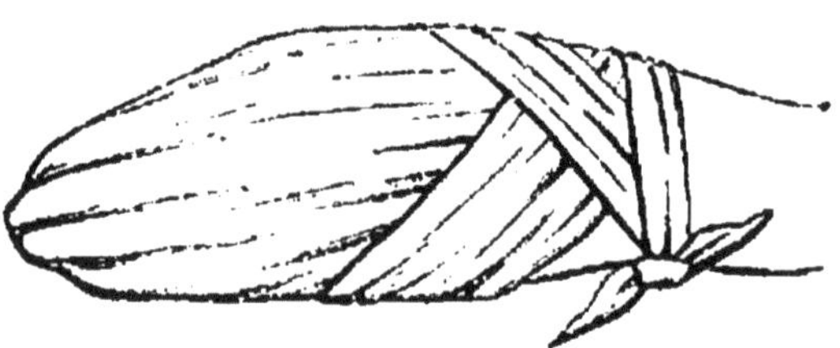

Fig. 76. — Pansement de la main.

Il n'est pas nécessaire de changer le mode de traitement quand la suppuration se produit ; on peut continuer l'usage du liniment oléo-calcaire, de la solution d'alun, ou même se contenter de saupoudrer la plaie de poudre d'amidon,

jusqu'à parfaite cicatrisation. Quand ils siègent aux extrémités, les pansements sont
maintenus par un mouchoir
plié en deux (fig. 76 et 77).

Les *brûlures au troisième degré* sont accompagnées de brûlures du second ou du premier
degré, sur leurs bords, dans les
parties qui ont été atteintes plus
légèrement. Cela les rend douloureuses, car la partie mortifiée est
insensible. La guérison ne peut
être obtenue qu'après la chute de
cette partie. Le pansement sera à
peu près celui que nous avons
indiqué, en insistant particulièrement sur l'eau blanche fraîche,
quand la douleur n'est pas trop
vive.

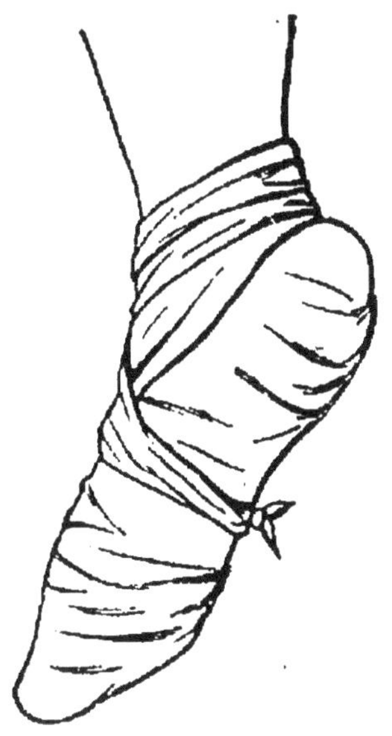

Fig. 77. — Pansement
du pied.

En cas de grandes brûlures, déterminant un choc, on
fera prendre des boissons alcooliques.

237. Si le malade se plaint beaucoup, on mouillera les
compresses avec l'eau laudanisée :

> *Prenez :* Eau ordinaire . . . . . . 1 litre.
> Laudanum . . . . 10 gr.

Les soins d'un médecin sont nécessaires pour prévenir
la formation de cicatrices vicieuses qui occasionneraient
soit une difformité, soit l'impossibilité de faire usage plus
tard du membre blessé.

Quand plusieurs doigts aux pieds ou aux mains ont été
brûlés, il faut les entourer chacun séparément d'un pan

sement particulier, pour empêcher les adhérences, et placer le membre sur une planchette qui maintient la direction normale des phalanges (fig. 78).

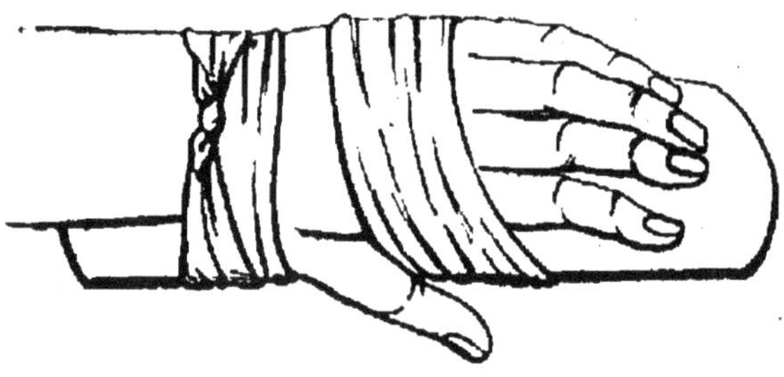

Fig. 78. — Main fixée sur une planchette au moyen d'un mouchoir plié en cravate.

238. Quand les brûlures ont été faites par des CAUSTIQUES CHIMIQUES, on doit se garder de faire intervenir l'eau dans le premier pansement ; elle ne ferait qu'activer l'action corrosive en provoquant de vives douleurs ; on cherchera au contraire à enlever ce qui reste du caustique en touchant doucement avec de la charpie, de la ouate, un linge doux, jusqu'à dessiccation de la plaie, et alors seulement on pourra faire d'abondants lavages avec de l'eau alcaline (carbonate de soude ou ammoniaque, 10 grammes, eau : 1 litre), de l'eau de savon, de l'eau de chaux, s'il s'agit d'acide sulfurique, nitrique ou chlorhydrique ; avec de l'eau aiguisée de vinaigre, s'il s'agit de brûlures faites par la potasse ou la soude caustique, l'ammoniaque ou la chaux vive.

239. Les brûlures par le PHOSPHORE sont très douloureuses et longues à guérir ; on les panse avantageusement avec la pulpe de feuilles d'aloès, ou même avec une forte solution d'aloès succotrin.

240. Les brûlures par l'ACIDE PHÉNIQUE concentré sont

rapidement guéries par l'application continue d'huile d'olive ou d'huile de lin.

241. L'état général du blessé réclame souvent quelques soins particuliers ; il se plaint en général d'une soif intense que l'on calme en lui faisant prendre de temps à autre quelques gorgées de limonade au citron peu acide et sucrée. On combat la prostration par l'eau rougie chaude et sucrée, ou par l'eau aiguisée d'une cuillerée à café d'eau de mélisse.

242. Contre l'agitation, la surexcitation, le délire, on donne tous les quarts d'heure une cuillerée de potion calmante éthérée.

Prenez : Eau simple. . . . . . . 125 grammes
Sirop de fleurs d'oranger . 30 —
Laudanum de Sydenham . 10 gouttes
Ether sulfurique . . . . 20 —

243. La brûlure de la BOUCHE et de la GORGE est généralement le résultat d'une imprudence : on a bu sans réflexion un liquide bouillant. Le gonflement qui suit peut occasionner une gêne momentanée de la respiration ; on le combat par des gargarismes légèrement astringents :

Prenez : Eau d'orge. . . . . . 250 grammes
Sirop de mûres . . . . 30 —
Alun. . . . . 2 —

On promène des sinapismes à la base du cou ; au besoin on provoque des vomissements (6).

XIII. ACCIDENTS D'AUTOMOBILE

Le plus grave et le plus fréquent des accidents d'automobile, c'est la brûlure : il faut pour les premiers secours se reporter à ce que nous avons dit pour les brûlures en général.

Mais il y a quelques conseils à donner aux automobilistes, et c'est ce que nous faisons ici.

L'automobilisme est un sport éminemment hygiénique (courses de vitesse à part), à la condition, pour l'amateur qui s'y livrera, de se soumettre à certaines précautions, voire même à certaines lois.

Il y a à considérer, selon le D⁣ Lévêque (1) :

La station; pour des vitesses inférieures à 40 kilomètres à l'heure, le corps dans la position assise devra faire face à la route, être légèrement incliné en arrière, et non en avant, les reins et une partie des épaules appuyés; la tête sera verticale par rapport au sol; les jambes libres.

La vectation, qui agit par le mode de suspension des véhicules, les conditions d'aération, le degré de vitesse, la durée de l'exercice, la nature du terrain, la force motrice.

Les précautions consisteront à protéger certains organes :

Les yeux ; par des lunettes appropriées, on pourra se soustraire à l'inflammation plus ou moins passagère des paupières et de l'œil, blépharites, conjonctivites, kératites, etc.

Le nez, dont les ailes peuvent être comprimées par la pression de l'air, et, en cas de vent violent ou de vitesse exagérée, gêner la respiration.

Les oreilles, qu'on devra soustraire au froid, à l'introduction de corps étrangers et au bruit fatigant du bruissement. Pas de tampon de coton dans une oreille saine, mais seulement dans les cas de perforation du tympan.

(1) Lévêque, *Hygiène de l'automobiliste* (*Annales d'hygiène,* 1904).

Le pharynx et le larynx, dont on évitera les inflammations, en ayant le cou tenu très chaudement et en respirant par le nez.

L'influence de l'automobilisme s'exercera : par les mouvements et les trépidations qui occasionnent une révolution sur les organes internes et accentuent la sécrétion des fluides gastrique, biliaire, pancréatique ; par l'énergie qu'elle donne à la circulation et à la nutrition, en fortifiant l'effet produit par les systèmes vasculaires, en faisant pénétrer plus aisément le sang dans tous les tissus et jusque dans les ramuscules capillaires ; par la tonicité générale de l'organisme qui remédie à l'excitabilité morbide du système nerveux et à des affections spasmodiques en modifiant l'intellect et le moral.

XIV. EXPLOSIFS ET EXPLOSIONS

L'emploi des matières explosives repose sur la production brusque d'un volume gazeux considérable au sein d'un espace trop petit pour le contenir sous la pression atmosphérique.

De là résulte une force expansive, capable de lancer des projectiles, de briser les parois des récipients, etc.

La compression des vapeurs ou des gaz, même sans décomposition chimique, peut produire, par rupture de la chaudière ou des tuyaux de conduite, des accidents collectifs comparables aux précédents.

Les principales substances qui donnent naissance à une explosion sont le *gaz d'éclairage*, l'*acétylène*, les *gaz des fosses d'aisances*, les *gaz méphitiques des puits*, les *vapeurs de pétrole*, de *gazoléine*, de *térébenthine*, les *essences*, l'*éther*, l'*alcool*, puis viennent les explosions des *poussières* de *charbon* dans les *mines*, des *farines*, celles qui sont dues au *fulminate de mercure* dans les fabriques ou les dépôts de cartouches, à la *poudre* chez les artificiers, aux *picrates, dynamites* et *mélinites*.

On doit enfin en rapprocher les explosions des *machines à vapeur* et celles des appareils qui contiennent *des vapeurs ou des gaz comprimés*.

Les accidents communs à toutes ces explosions sont les suivants :

Il y a des blessures faites par l'enveloppe qui renfermait l'explosif, par les objets violemment déplacés ou brisés,

Il peut y avoir des brûlures superficielles ou profondes, il peut y avoir combustion. Nous pouvons par l'examen des brûlures nous rendre compte de la cause de l'accident ; s'il s'agit d'une explosion de gaz d'éclairage, la victime est entourée de flammes, ses vêtements peuvent prendre feu, mais les lésions sont souvent superficielles ; s'agit-il d'une explosion due au pétrole, les brûlures sont bien plus profondes, le liquide imbibe les vêtements, ceux-ci jouent le rôle de mèche de lampe et la combustion dure un plus long temps.

Le bâtiment dans lequel a eu lieu l'accident peut s'effondrer.

Enfin les gaz produits au moment de l'explosion peuvent être toxiques et provoquer une mort rapide.

XV. ACCIDENTS DUS A L'ÉLECTRICITÉ

Premiers secours. — La victime est en contact avec les conducteurs électriques, ou bien elle n'est plus en contact (1).

(1) Circulaire du ministre des Travaux publics, 19 août 1895.

I. **La victime est en contact.** — Il faut supprimer toute communication entre le corps de la victime et les fils électriques, en évitant d'une manière absolue de toucher soit les fils, soit la victime avec *les mains nues*.

L'accident peut se produire de deux façons différentes :

1º Un fil est tombé sur le sol et touche la victime ;

2º La victime est suspendue.

Selon le cas, on opérera de la façon suivante :

1. *Un fil est tombé sur le sol et touche la victime.* — Si le sauveteur peut, sans toucher la victime, écarter le fil à l'aide d'un bâton, d'une canne ou d'un outil quelconque muni d'un manche en bois, il le fera, en ayant soin :

a) De ne toucher le fil qu'avec le bâton, la canne ou l'outil muni d'un manche de bois (corps mauvais conducteur).

Si le sauveteur ne dispose pas d'un bâton, il devra se recouvrir les deux mains soit de gants épais, en laine ou en caoutchouc (fig. 79), soit d'étoffes sèches d'une épaisseur suffisante, une veste en laine, en drap, en flanelle, une blouse à défaut d'autre chose, mais dans ce cas avec au moins 5 mm. d'épaisseur.

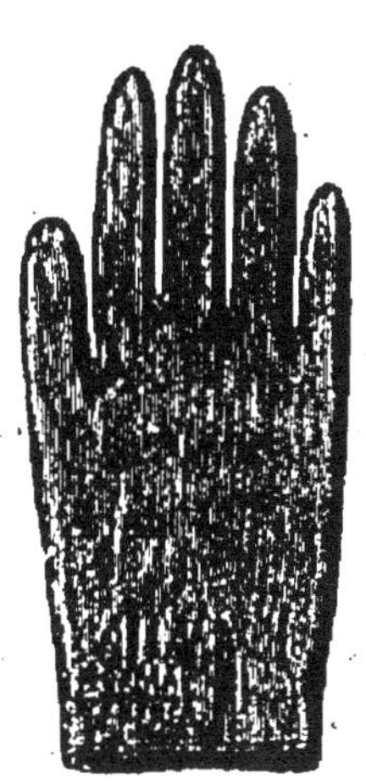

Fig. 79. — Gant en caoutchouc.

b) D'éviter que le fil, écarté du corps, ne vienne toucher le visage ou d'autres parties nues de la victime.

c) Si, pour écarter le fil, il faut toucher la victime, prendre les mêmes précautions que quand il s'agit de toucher les fils.

d) Toucher la victime par des parties qui ne soient pas humides ou en état de moiteur, telles que les aisselles, les pieds, etc.

e) Après avoir délivré la victime, débarrasser des fils la voie publique, pour éviter de nouveaux accidents.

f) S'il est plus facile de déplacer la victime que de déplacer le fil, on le fera en opérant avec les précautions qui viennent d'être indiquées, pour le sauveteur et pour la victime.

g) Si la victime a les doigts crispés sur le fil, le sauveteur ouvrira de force la main ou les mains de la victime, en écartant les doigts l'un après l'autre et en opérant avec les précautions indiquées.

2. *La victime est suspendue.* — *a*) A l'aide d'une échelle on tâchera de s'élever jusqu'à la victime et de la délivrer en prenant pour la toucher ou pour toucher les fils les précautions indiquées.

b) Si la victime est suspendue à un seul fil, la suspendre par des cordes, l'accrocher par ses vêtements et la descendre en évitant qu'elle soit mise de nouveau en contact avec les fils.

c) Si la victime est en contact avec deux fils différents, le danger est plus grand et l'opération de la délivrance est particulièrement urgente.

d) Si on ne peut éviter la chute de la victime, prévoir les précautions nécessaires pour l'amortir et la rendre aussi inoffensive que possible, au moyen de matelas, de bottes de paille, etc., étendus sur le sol.

e) Si on ne peut atteindre la victime et la dégager, manœuvrer d'urgence l'interrupteur du poste le plus voisin, et envoyer quelqu'un prévenir l'usine génératrice.

f) Les personnes étrangères au service, à moins d'être

très exercées au maniement des fils et appareils électriques
et d'en connaître parfaitement toutes les causes de danger,
ne doivent jamais couper un ou plusieurs conducteurs
électriques ni chercher à établir un court circuit.

En se conformant exactement à ces précautions, le sauveteur ne court aucun risque, quand bien même il res-
sentirait accidentellement quelques secousses.

II. LA VICTIME N'EST PAS EN CONTACT. — On transportera
d'abord la victime dans un local aéré, où on ne conservera
qu'un petit nombre d'aides, trois ou quatre, toutes les autres personnes étant écartées (1).

On desserrera les vêtements et on s'efforcera, le plus rapidement possible, de rétablir la respiration et la circulation.

Pour rétablir la respiration, on peut avoir recours principalement aux deux moyens suivants : la traction rythmée
de la langue et la respiration artificielle :

1° Méthode de la traction rythmée de la langue (voyez
p. 142).

2° Méthode de la respiration artificielle (voy. p. 137).

Il conviendra de commencer toujours par la méthode
de la traction de la langue, en appliquant en même temps
s'il est possible, la méthode de la respiration artificielle.

D'autre part, il conviendra concurremment de chercher à
ramener la circulation en frictionnant la surface du corps,
en flagellant le tronc avec les mains ou des serviettes
mouillées, en jetant de temps en temps de l'eau froide
sur la figure, en faisant respirer de l'ammoniaque ou du
vinaigre.

____

(1) Gariel, Instruction rédigée au nom de l'Académie de médecine (*Ann. d'Hyg.*, 1895, t. XXXIV, p. 171.

Secours à donner aux victimes des accidents causés
par l'électricité (1).

En présence du développement que prennent les lignes de transmission d'énergie électrique, je crois indispensable de donner la plus large publicité possible aux moyens actuellement adoptés pour porter secours aux personnes victimes d'accidents causés par l'électricité.

Au cours de l'année dernière, M. le Ministre du Commerce, de l'Industrie, des Postes et des Télégraphes s'est préoccupé de cette question, et il a adopté l'avis ci-après, sur la proposition du Comité d'électricité :

« Lorsqu'une personne est atteinte par la chute ou le contact d'un fil électrique, les témoins ne doivent, en aucun cas, toucher le fil électrique avec les mains.

« Il importe de séparer la victime du fil électrique aussitôt que possible, en se servant pour cela d'un morceau de bois sec (manche à balai, par exemple). Cette opération doit être faite avec de grandes précautions. Avec le même morceau de bois, on écartera le fil, s'il gêne la circulation.

« Ensuite, on doit courir à l'usine électrique, à la Mairie, ou au poste téléphonique le plus voisin pour faire arrêter le courant et prévenir le médecin qui traitera la victime exactement comme un noyé. »

Mais les assistants ne devront pas attendre l'arrivée du médecin pour donner des soins au foudroyé. Il sera donc utile de faire connaître ces premiers secours, qui ont été ainsi déterminés par le Conseil d'Hygiène publique et de Salubrité du département de la Seine, dans sa séance du 9 juillet 1897 :

On transporte le patient à quelque distance du lieu de l'accident, on dégage son cou et sa poitrine et l'on s'efforce de provoquer *le retour de la respiration* par l'une des méthodes suivantes :

____

(1) Circulaire du Préfet de police sur les secours à donner aux victimes des accidents électriques. Paris, le 28 mai 1901.

A. Tractions rythmées de la langue (p. 142);
B. Respiration artificielle (p. 137).

XVI. CONGÉLATION, ENGELURES, GELURES

244. La congélation ne produit pas seulement l'asphyxie (204), elle détermine une altération des tissus comparable à celle qui résulte de la brûlure.

Tantôt c'est une simple rougeur avec gonflement, accompagnée de démangeaisons (*engelures*);

Tantôt l'engorgement étant plus profond, il y a douleur vive et apparition d'ampoules pleines de sérosité roussâtre.

Tantôt enfin les ampoules sont accompagnées de taches blanches ou noirâtres, qui indiquent une désorganisation profonde des tissus.

Premiers secours. — Les engelures deviennent plus douloureuses sous l'influence de la chaleur; leur traitement consistera donc dans l'application de compresses d'eau blanche, d'eau-de-vie camphrée, d'eau de Cologne, d'une pommade composée de miel blanc et d'onguent styrax, mélangés par parties égales, et en frictions avec un linge sec et rude.

Quand les gelures s'accompagnent de phlyctènes, le réchauffement progressif de la partie atteinte exige de minutieuses précautions. On frictionne d'abord avec de la neige, de l'eau glacée, qu'on aiguise peu à peu d'eau vulnéraire, ou d'eau de Cologne. Quand la partie est réchauffée, on applique des compresses de flanelles fines, imbibées de vin aromatique, d'alcool camphré, ou de tout autre liquide alcoolique étendu de moitié de son volume d'eau chaude.

On fait prendre au malade des boissons aromatiques et toniques, comme dans le traitement de l'asphyxie par congélation (205).

Pour se *préserver du froid aux pieds*, s'envelopper le pied, par-dessus la chaussette, avec un grand morceau de papier, et mettre ensuite la bottine. L'air ne pénétrant pas, on évite le froid. On peut même s'envelopper le pied et la jambe très haut. C'est à cause de sa mauvaise conductibilité pour la chaleur que le papier est surtout utile. On le change tous les jours ou dès qu'il est devenu humide. C'est un moyen communément employé en Russie.

XVII. ENTORSE

245. L'entorse, que l'on désigne communément sous le nom de *foulure*, résulte d'un faux mouvement, d'un effort mal dirigé et, en résumé, d'un tiraillement violent des ligaments qui entourent et fixent les articulations. Bien qu'il n'y ait pas de plaie extérieure, il y a souvent, sous la peau, déchirure des muscles et rupture de petits vaisseaux qui occasionnent des ecchymoses.

Les entorses les plus communes sont celles du pied, du poignet, du coude chez les très jeunes enfants. Elles s'accompagnent d'une douleur vive, qui se calme d'abord pour reparaître plus forte après quelques heures à mesure que se produisent le gonflement, la tension et la rougeur de la partie.

246. **Premiers secours.** — L'application très prolongée de l'eau fraîche, sous forme de bain, d'irrigation continue ou de compresses incessamment renouvelées, est un moyen préventif des plus avantageux.

ENTORSE DU PIED. — Si l'entorse siège au pied et qu'on

soit près d'une eau courante, on l'y plongera pendant quatre ou cinq heures sans désemparer.

L'emploi de l'eau fraîche n'a de succès que lorsqu'il est immédiat.

Après avoir essuyé le membre, on l'enveloppe avec de la filasse imbibée de deux cuillerées d'eau-de-vie et trois blancs d'œufs où l'on fait dissoudre un peu de savon.

Si des raisons particulières s'opposent à l'emploi de l'immersion dans l'eau courante, on aura recours aux compresses, comme nous l'avons dit, ou même aux cataplasmes de pulpe de pomme de terre, que l'on renouvelle dès qu'ils s'échauffent.

Quand le gonflement et la douleur qui l'accompagne sont survenus, il faut se contenter d'entourer le siège du mal de linges trempés dans de l'eau blanche mêlée d'un peu de teinture d'arnica ou d'eau-de-vie camphrée.

Quand le gonflement date déjà de plusieurs jours et n'est pas très douloureux, une compression méthodique et mieux encore les massages pratiqués convenablement sont des procédés curatifs très rapides.

247. Entorse du poignet. — Après s'être enduit les doigts d'un corps gras (beurre, axonge, cérat, cold-cream, huile), on pratique avec le pouce sur les deux faces de l'avant-bras des frictions de bas en haut, en suivant l'axe du membre, d'abord très légèrement, puis en appuyant davantage, et on continue ainsi pendant au moins une demi-heure. On applique à la fin des compresses d'eau blanche et teinture d'arnica.

Généralement deux ou trois séances semblables suffisent.

Entorse du pied, — On fait asseoir le blessé qui pose le pied sur le genou de l'opérateur. Celui-ci, après s'être graissé les mains, embrasse le pied de manière que les doigts s'appuient sur la face plantaire et ses deux pouces sur le siège du gonflement. En promenant alternativement

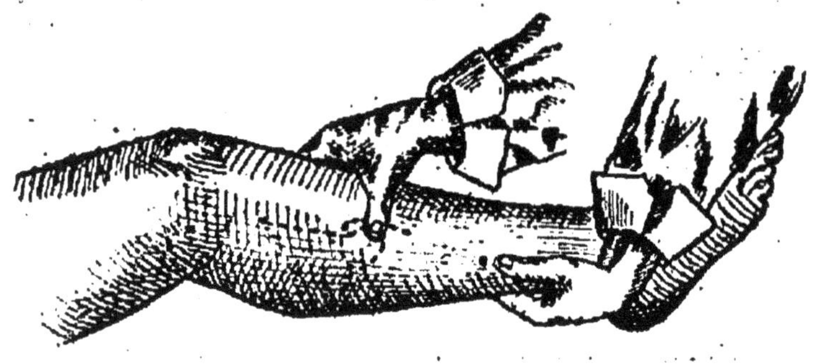

Fig. 80. — Pression méthodique.

les pouces de bas en haut (fig. 80), il exerce une pression douce, qu'il accentue davantage, quand la douleur est moins vive. Il pratique ensuite l'*effleurage* (fig. 81), le *tapotement* (fig. 82), et enfin le *pétrissage* (fig. 83). Peu à peu le gonflement se dissipe, et des mouvements peu étendus sont possibles ; en continuant l'opération, on arrive à rendre au pied, parfois au bout d'une heure de travail, tous ses mouvements naturels.

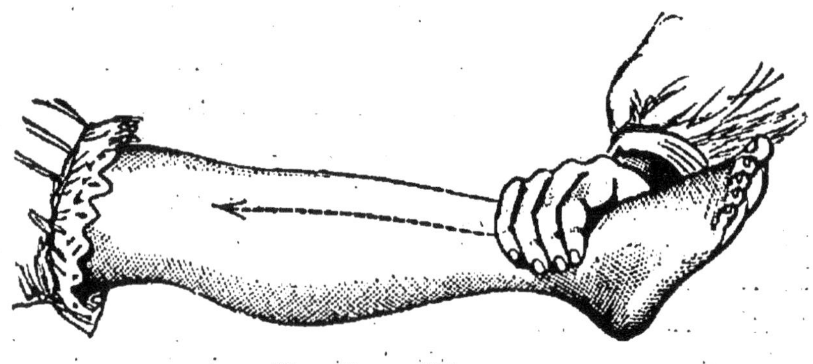

Fig. 81. — Effleurage.

ENTORSE DU GENOU. — Les soins sont les mêmes que pour l'entorse du poignet.

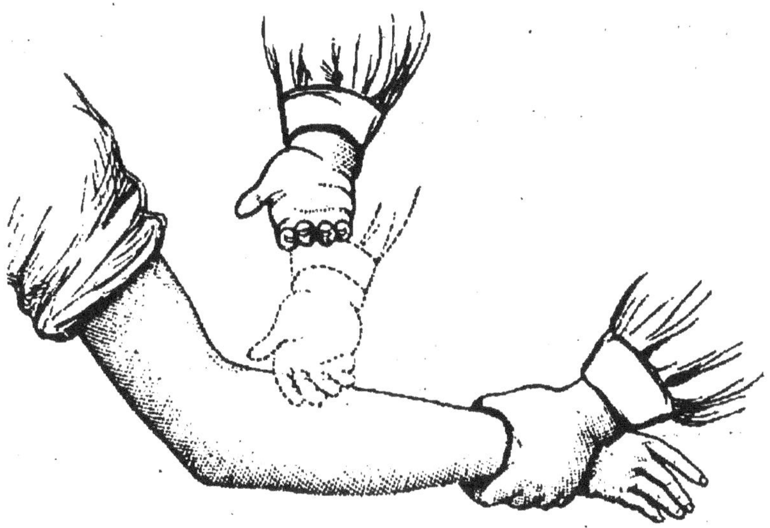

Fig. 82. — Tapotement.

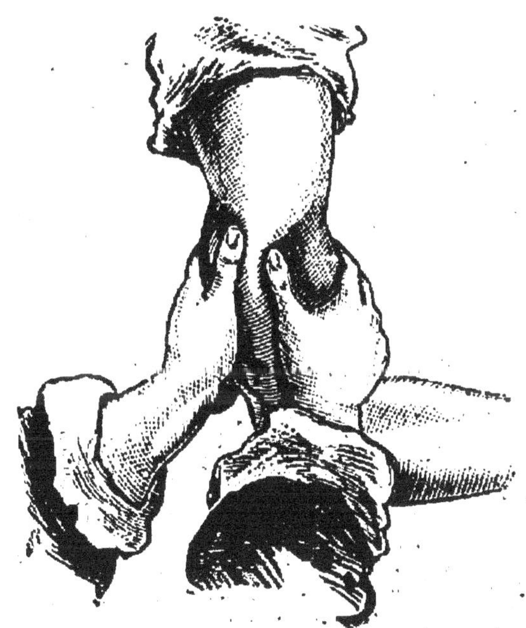

Fig. 83. — Pétrissage.

248. ENTORSE DU COUDE. — Elle se produit surtout chez les jeunes enfants, qu'on soulève sans précaution par une main.

Il faut appliquer des compresses d'eau blanche et teinture d'arnica, et consulter le médecin.

XVIII. TOUR DE REINS. — COUP DE FOUET

249. Les deux accidents qui portent ces noms et qui ont beaucoup de rapports, comme lésion, sont caractérisés par une douleur vive, qui se produit inopinément au milieu d'un effort musculaire. En fait, la douleur est causée par la rupture de faisceaux musculaires, l'effort ayant été supérieur à leur résistance.

Le coup de fouet a pour siège les muscles du mollet.

Premiers secours. — Le repos au lit, sur le dos, et au besoin l'application d'une douzaine de sangsues, suffisent pour calmer la douleur et commencer la guérison du tour de reins ; un peu de patience fait le reste.

Pour le coup de fouet, on applique des compresses d'eau blanche, additionnée de teinture d'arnica, que l'on maintient au moyen d'une bande ; on prescrit aussi le repos.

XIX. LUXATION

250. Il y a luxation toutes les fois que la tête, l'extrémité d'un os est sortie de sa cavité naturelle, pour prendre une position vicieuse : on l'appelle communément *déboîtement*. On est averti de la luxation par la déformation caractéristique de la région comparée avec celle qui lui est symétrique (fig. 84), par le changement de longueur du membre et par l'impossibilité qu'éprouve le blessé d'accomplir certains mouvements.

Les luxations ont pour cause les chutes, les mouvements violents accomplis dans une position anormale, quelquefois les coups. Les plus communes sont les suivantes :

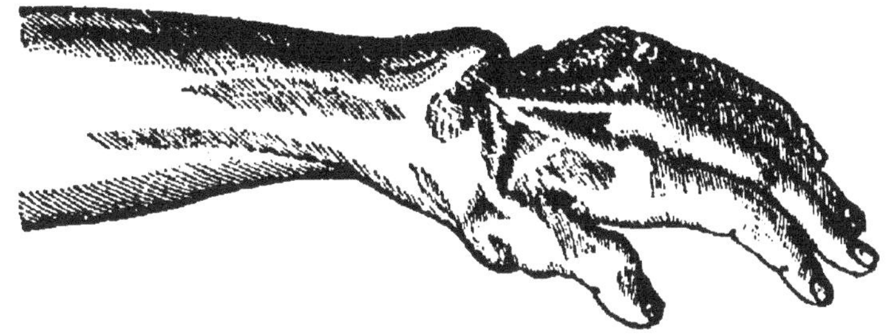

Fig. 84. — Déformation produite par la luxation du poignet.

251. Luxation de la mâchoire. — Elle résulte d'un bâillement, d'un rire exagéré, d'un effort de vomissement, d'un coup ou d'une chute. La bouche reste béante et le malheureux fait de vains efforts pour la fermer ; il ne peut parler, ni prononcer aucun mot ; la salive coule de ses lèvres.

Premiers secours. — On peut tenter, malgré l'absence du médecin, de lui venir en aide par le moyen suivant : on place entre les grosses dents du fond, de chaque côté, des disques de bouchon et on engage le patient à serrer les mâchoires pendant qu'on presse sur le menton. On reconnaît que l'os a repris sa place à ce que le visage a recouvré sa forme naturelle, à ce que la parole et les mouvements ordinaires sont redevenus possibles.

252. Luxation de la clavicule (fig. 85). — Elle est ordinairement la suite d'une chute ; l'épaule est plus rapprochée de la poitrine et plus basse que dans sa position normale. La clavicule fait une saillie en avant et en haut de la poitrine ; le bras est difficile à mouvoir et la respiration est gênée.

253. Luxation de l'épaule. — Elle est caractérisée aussi par l'aplatissement de l'épaule, sans saillie en haut de la poitrine comme pour la précédente.

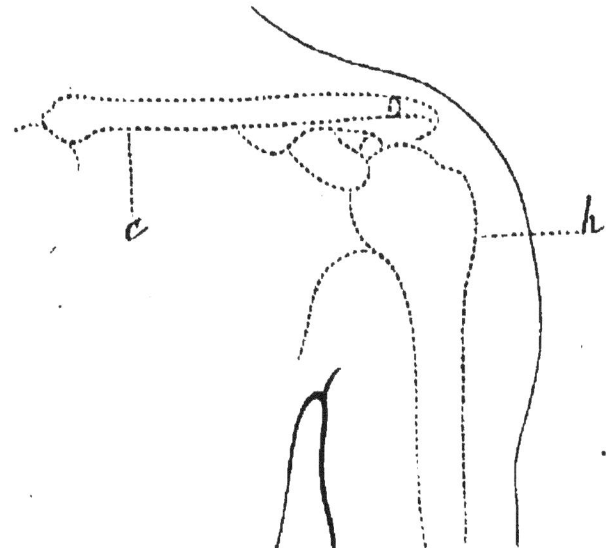

Fig. 85. — c, clavicule gauche dans sa position normale ; h, humérus.

Premiers secours. — Soutenir le bras au moyen d'une écharpe passée autour du cou ou suspendue à un mouchoir qui entoure le cou (fig. 86).

254. Luxations du coude (fig. 87), de la cuisse, de la rotule et du pied. — Elles entraînent des déformations caractéristiques qu'il est facile de constater par comparaison avec le membre correspondant.

255. Premiers secours. — Dans tous ces accidents, il serait dangereux de tenter des manœuvres qui, pour donner quelque résultat, exigent des connaissances anatomiques très précises. Il faut donc s'en tenir aux moyens palliatifs qui soulagent le patient et retardent le gonflement de la région, en attendant le médecin.

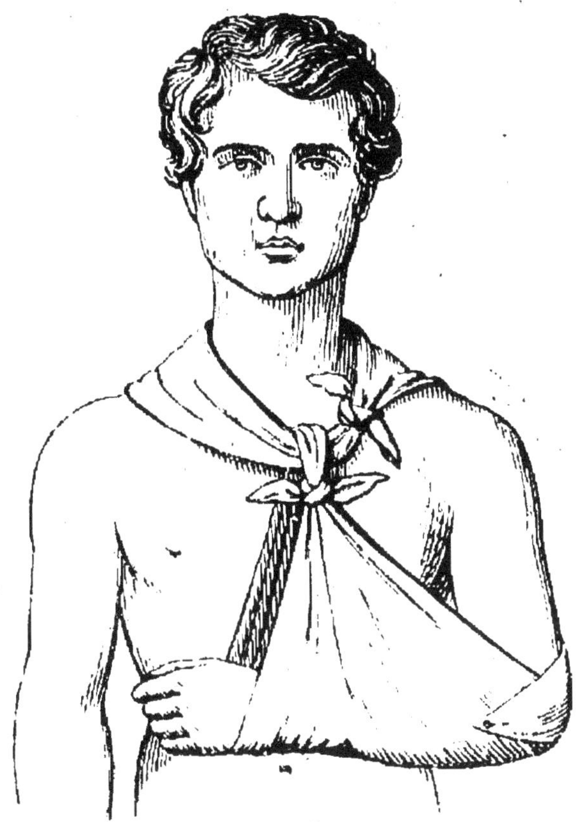

Fig. 86. — Manière de placer l'écharpe destinée à soutenir le bras.

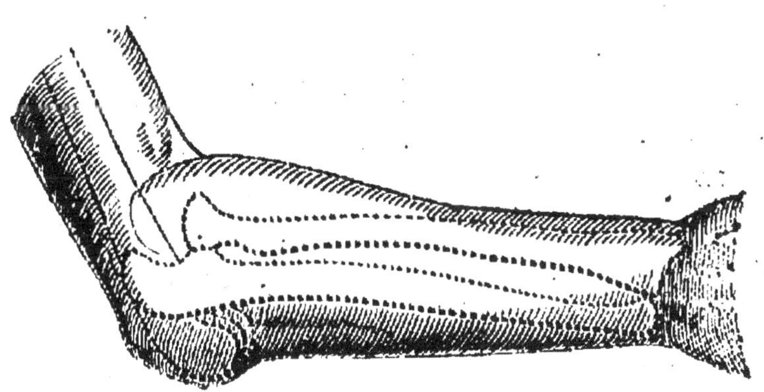

Fig. 87. — Luxation du coude; la figure indique les positions
respectives des os déplacés.

On appliquera simplement des compresses imbibées d'eau blanche, additionnée de teinture d'arnica ou d'eau-de-vie camphrée ; on maintiendra le malade au repos dans la position la moins fatigante pour lui.

Le drap supérieur du lit, s'il est gênant, sera soutenu au moyen de cerceaux (fig. 88).

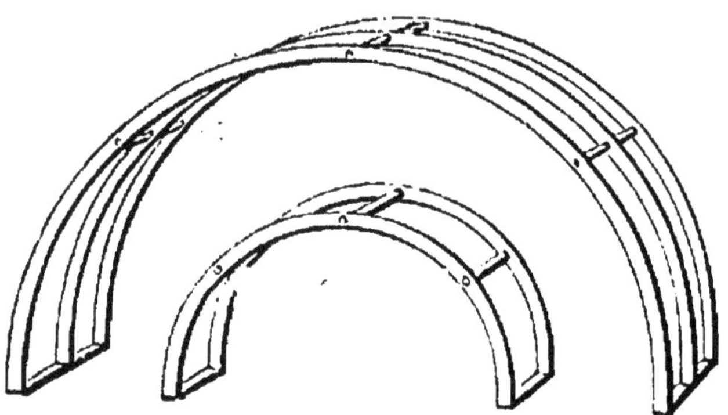

Fig. 88. — Cerceaux pour soutenir le drap.

XX. Fractures

236. Tous les os qui forment la charpente du corps humain peuvent être le siège de fractures. Un coup violent, une chute, un effort musculaire exagéré, sont les causes habituelles de cet accident.

Les symptômes sont l'impossibilité ou la difficulté qu'éprouve le blessé à mouvoir le membre lésé, la déformation de sa direction habituelle (fig. 89), la crépitation produite par le frottement mutuel des deux extrémités de l'os rompu. On remarque encore, dans les parties soutenues par un os unique comme le bras, une flexion ou une courbure anormales, et la mobilité insolite des deux fragments qui formaient une seule pièce.

Premiers secours. — Le transport du blessé exige de

grandes précautions (209). D'une manière générale, il faut éviter toute tentative prolongée pour s'assurer qu'il y a réellement fracture et appliquer le pansement indiqué selon les cas, comme si l'on avait acquis une certitude absolue. Le premier appareil, aussi simple que possible, aura pour objet d'assurer l'immobilité et la direction normale d'un membre. Il sera formé de petites planchettes que l'on coupera de longueur et de largeur convenables, ou de lames de carton épais. Pendant qu'on les préparera, on tiendra la partie blessée couverte de compresses imbibées d'eau blanche froide, ou d'eau mêlée d'eau-de-vie camphrée, de teinture d'arnica, etc. Ensuite on disposera les planchettes enveloppées de ouate ou de linges doux et épais, que l'on fixera au moyen de bandes ou de plusieurs mouchoirs.

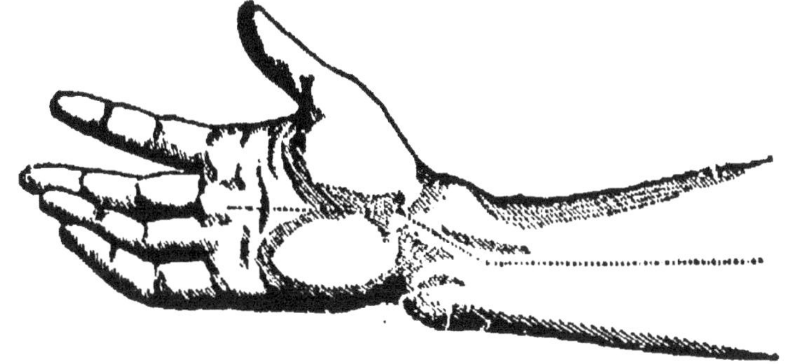

Fig. 89. — Déformation de l'avant-bras, à la suite d'une fracture.

Le médecin sera appelé dans le plus court délai. C'est à lui seulement qu'il est permis de faire l'examen complet de la lésion, de réduire la fracture et d'appliquer l'appareil définitif. Trop attendre aurait de graves inconvénients : le gonflement douloureux des muscles voisins de la fracture est un obstacle à la pose de l'appareil et compromet la rapidité et les bonnes conditions de la guérison.

Quand la fracture est compliquée de plaies, on commencera par faire des lavages comme il est indiqué (213) ; on arrêtera l'écoulement du sang (232), et après avoir garni la plaie de compresses, on appliquera l'appareil provisoire.

Enfin, si des portions d'os se font jour par l'ouverture, on se bornera à appliquer le pansement indiqué pour les plaies contuses (232), sans rien faire autre chose en attendant le médecin.

Fracture du crâne.

257. Un choc suffisant pour fracturer le crâne produit nécessairement la commotion ou la contusion du cerveau ; les premiers secours seront donc identiques à ceux que nous avons indiqués pour ces lésions (220).

Les signes auxquels on peut reconnaître cette fracture sont l'écoulement du sang par le nez, les oreilles, la bouche, sans que ces parties aient été blessées ; parfois aussi un épanchement sanguin se produit autour du globe oculaire.

Fracture de la colonne vertébrale.

258. C'est un accident des plus graves ; le blessé perd la connaissance et le mouvement des membres ; il laisse échapper l'urine et les matières fécales. La respiration est pénible, le ventre ballonné, et le siège de la blessure excessivement douloureux.

Premiers secours. — On couche le blessé sur un matelas mince placé sur le sol, sans élever la tête ; on le maintient dans une immobilité complète, et on se contente de baigner le visage, principalement les tempes, d'eau vinaigrée ou mélangée d'eau de Cologne, en attendant le chirurgien.

Fractures du bras et de l'avant-bras.

259. Le bras n'est soutenu que par un os, l'*humérus* (fig. 90) ; l'avant-bras, par deux, le *radius* et le *cubitus*

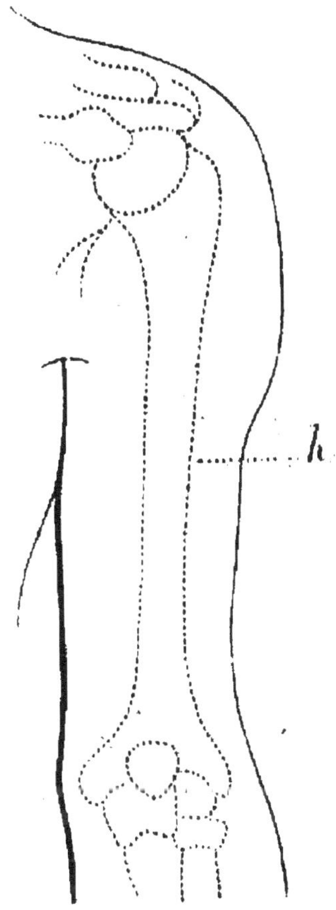

Fig. 90. — *h*, humérus, os unique du bras.

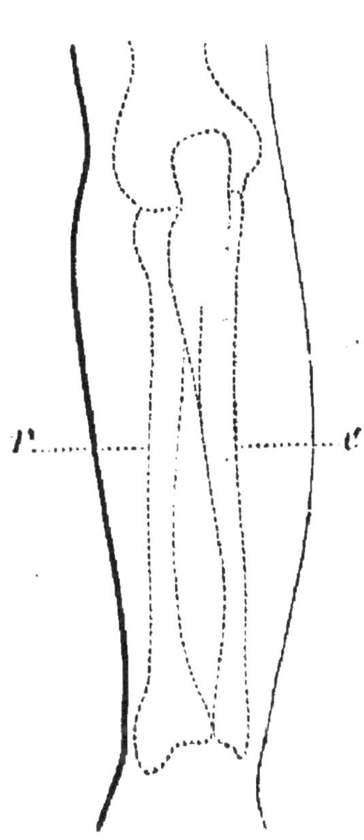

Fig. 91. — Os de l'avant-bras : *r*, radius ; *c*, cubitus.

(fig. 91). Le nom de ce dernier indique qu'il occupe la partie inférieure quand on s'appuie sur le coude.

Premiers secours. — S'il s'agit de l'humérus, après avoir enlevé les vêtements et lavé toute la surface à l'eau blanche, on place sur le côté externe une planchette ou attelle de dimension convenable, et garnie de ouate, qui ne doit pas dépasser le coude, et on la fixe au moyen d'une bande, de manière à maintenir le membre dans une direction droite (fig. 92). Puis, le coude étant replié, on soutient l'avant-bras par une écharpe attachée au cou, comme le montre la figure.

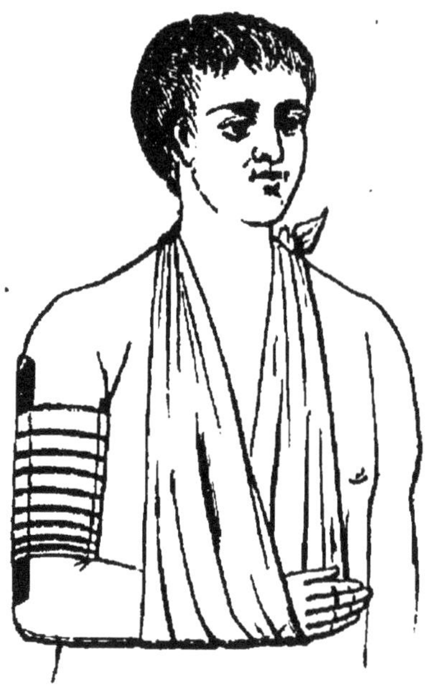

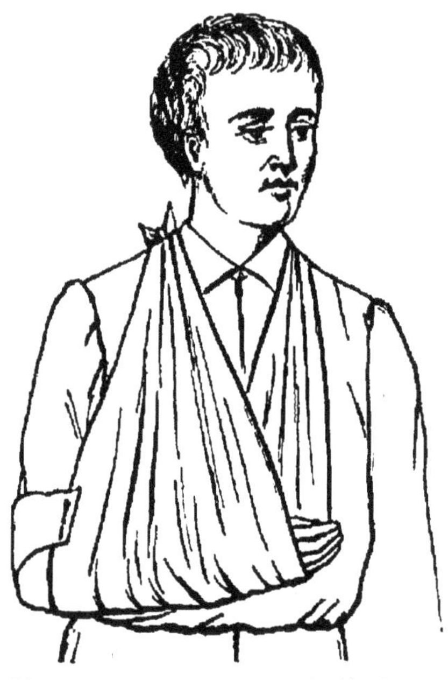

<table>
<tr><td>

Fig. 92.— Fracture de l'humérus. Appareil formé par une attelle ou une bande roulée.

</td><td>

Fig. 93. — Disposition de l'écharpe destinée à soutenir l'avant-bras fracturé.

</td></tr>
</table>

S'il s'agit de l'un des os de l'avant-bras, ou de tous les deux, on dispose deux planchettes ou attelles, l'une du côté extérieur du bras, l'autre à la face interne, et cette dernière doit être assez longue pour aller du pli du coude jusqu'à l'extrémité des doigts ; ces deux planchettes garnies de ouate ou de linges doux sont fixées au moyen d'une bande roulée ou de plusieurs mouchoirs pliés en cravate (fig. 94). Enfin on soutient l'avant-bras appuyé sur la poitrine par un mouchoir ou une écharpe embrassant le coude (fig. 93).

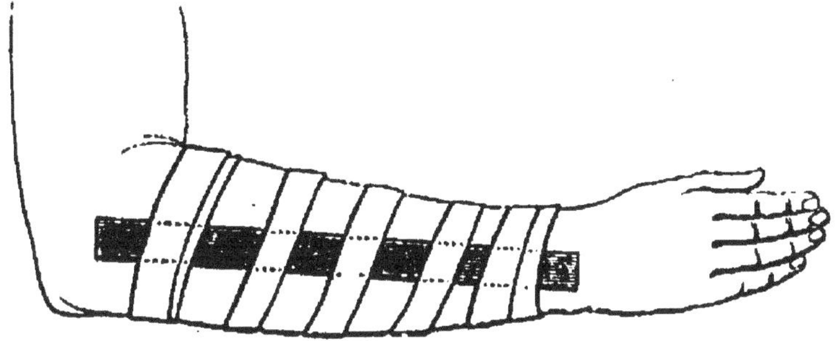

Fig. 94. — Fracture de l'avant-bras. Appareil formé de deux attelles et d'une bande roulée.

Fractures de la cuisse et de la jambe.

260. La cuisse est soutenue par un os unique, le *fémur* (fig. 95) ; la jambe par deux os, le *tibia*, qui est en avant, et le *péroné* (fig. 96 et 97).

La fracture de la cuisse, outre la déformation locale, est reconnaissable à la déviation en dehors de la pointe du pied. Ce caractère fait défaut, quand le siège de la fracture est un des os de la jambe.

Premiers secours. — S'il s'agit de la cuisse, on commencera aussitôt que possible par enlever la chaussure et le vêtement ; on lavera avec de l'eau blanche et on s'occupera immédiatement de disposer un appareil provisoire. Le premier soin sera de ramener le membre dans sa position normale. Pour cela, pendant qu'un aide tiendra la cuisse fortement embrassée dans ses deux mains pour la retenir dans une position fixe, vous opérerez une traction

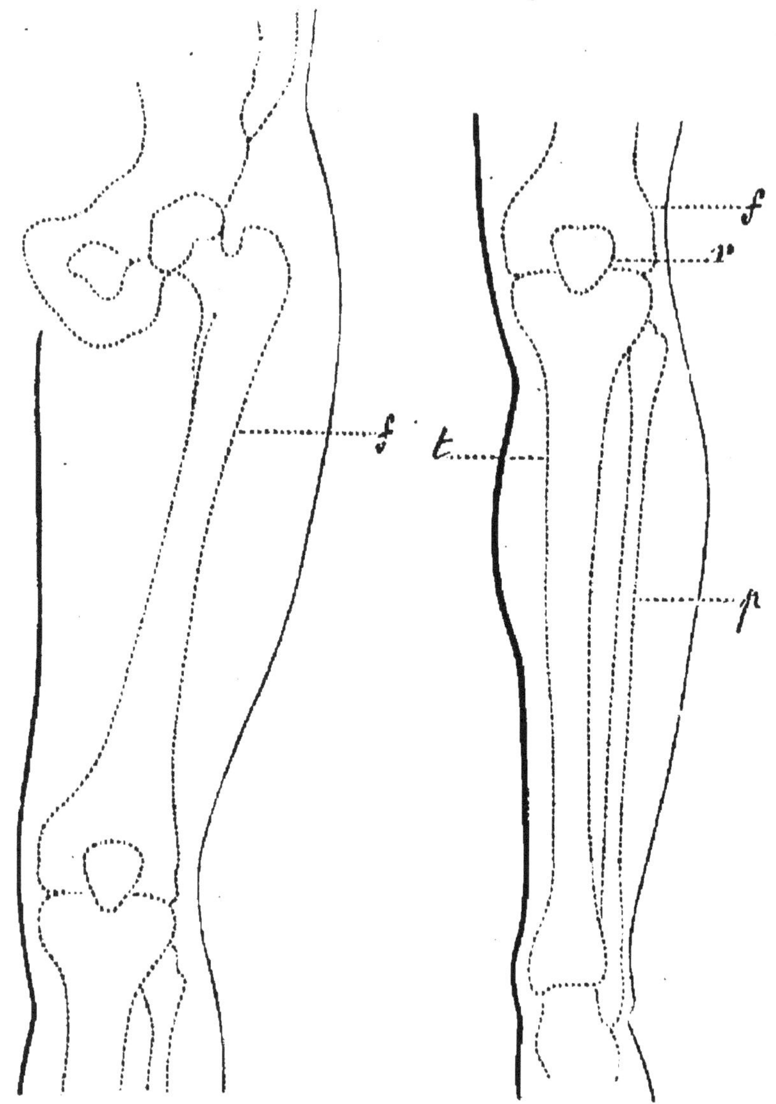

Fig. 95. — *f*, fémur, os unique
de la cuisse.

Fig. 96. ... Disposition des os
de la jambe, vue en avant :
t, tibia ; *p*, péroné ; *r*, rotule ; *f*, fémur.

soutenue, mais non violente, sur le pied : la main droite
placée sur le cou de pied, la gauche sur le talon. L'autre

jambe étendue dans la position naturelle indique si l'on a obtenu le résultat cherché.

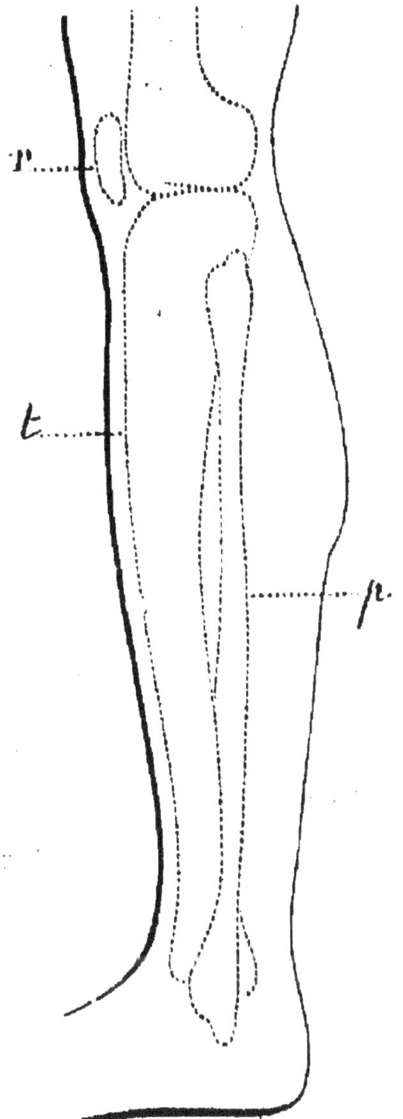

Fig. 97. — Disposition des os de la jambe, vue de côté : *t*, tibia ; *p*, péroné ; *r*, rotule.

Cela fait, on passe doucement sous le membre plusieurs

mouchoirs pliés en cravate qui serviront à fixer les attelles. Celles-ci doivent être assez longues pour aller de la hanche au talon ; on les place en dedans et en dehors de la jambe, après les avoir garnies de ouate, et on noue les mouchoirs par-dessus. Le pied doit rester immobile (fig. 98).

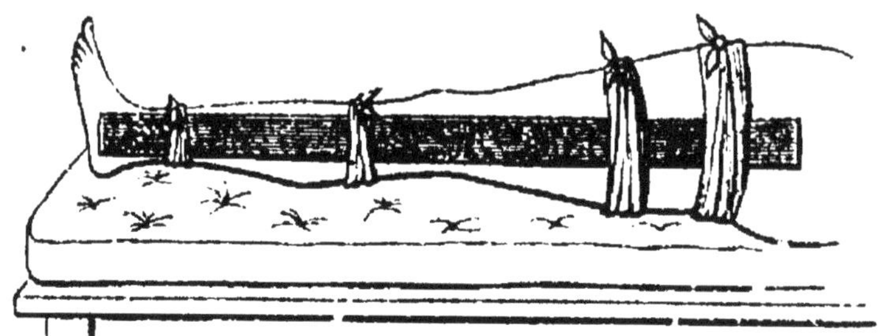

Fig. 98. — Fracture de la cuisse ; appareil provisoire formé par des attelles maintenues par des mouchoirs pliés en cravate.

Si l'accident est arrivé dans l'habitation même du blessé, on peut se contenter provisoirement, après avoir ramené par la traction la jambe dans sa position normale, de la fixer le long de la jambe saine (fig. 99).

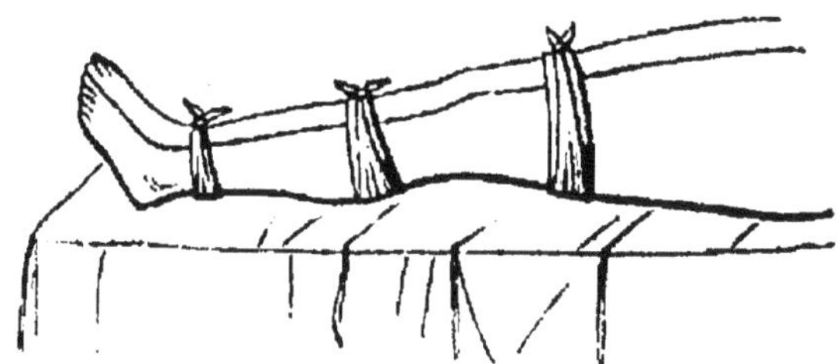

Fig. 99. — Fracture de la cuisse ; disposition provisoire destinée à maintenir le membre dans la position normale.

On maintient sur la partie douloureuse des compresses résolutives : eau blanche, eau-de-vie camphrée, teinture d'arnica (213).

S'il s'agit d'une fracture de l'un des os de la jambe, on dispose les attelles de chaque côté, comme il a été dit, mais on ne les fait pas monter au-dessus du genou. D'ailleurs on les fixe de même au moyen de mouchoirs pliés en cravate (fig. 100).

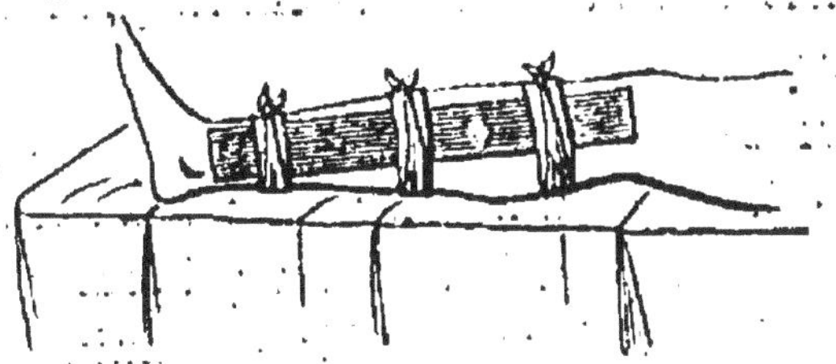

Fig. 100. — Fracture de la jambe; appareil provisoire.

Fracture de la rotule.

261. La rotule est l'os mobile placé en avant du genou (fig. 101); une chute peut occasionner la fracture, facile

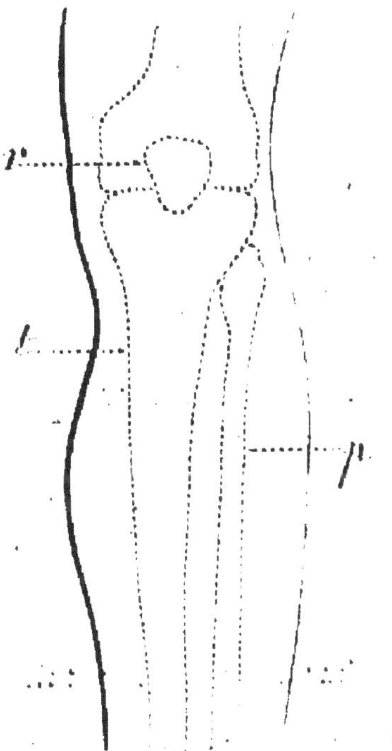

Fig. 101. — r, rotule; t, tibia, p, péroné.

à constater par l'écartement des deux morceaux, soit dans le sens longitudinal, soit dans le sens horizontal. Cette lésion peut être confondue avec la rupture des ligaments voisins, mais dans l'un et l'autre cas les premiers secours sont identiques.

Premiers secours. — Application de compresses et d'attelles latérales, comme s'il s'agissait d'une fracture de la cuisse (260); appeler le médecin qui seul peut choisir et appliquer l'appareil convenable et définitif.

Fracture du pied.

262. Le pied fracturé a une tendance à tomber en dedans ou en dehors.

Premiers secours. — Le premier pansement consistera à le maintenir dans une position fixe et normale. Pour cela, on construira immédiatement un appareil formé de deux planchettes clouées à angle droit. L'une sera assez longue pour aller du talon au pli du genou, l'autre aura la dimension même du pied. La première, recouverte d'épaisses couches de ouate, soutiendra le mollet; cependant on fera en sorte que le talon ne soit pas appuyé; au moyen de bandes ou de mouchoirs pliés en cravate, on fixera la jambe; puis les doigts du pied, étant bien appliqués sur la planchette verticale, y seront maintenus par quelques tours de bande. Le cou-de-pied resté à découvert sera enveloppé de compresses d'eau blanche mêlée d'un peu de teinture d'arnica (213).

Fracture de la clavicule.

263. La clavicule est l'os saillant qui va de la base du cou à l'épaule (fig. 102); quand cet os est brisé, le blessé a

l'épaule très abaissée et rapprochée de la poitrine, et les mouvements du bras étant à peu près impossibles et dou-

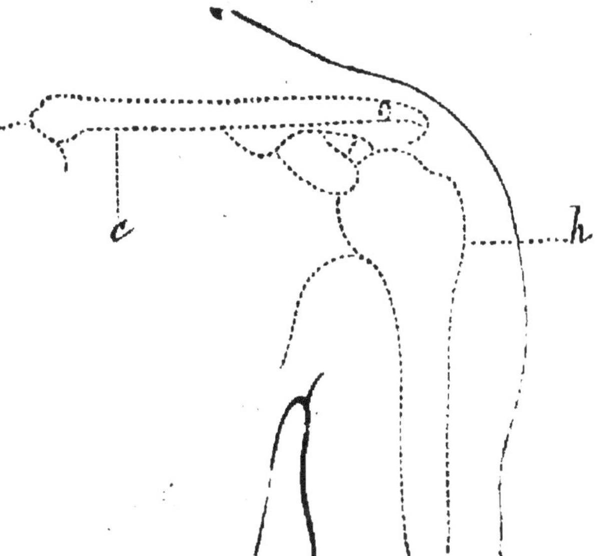

Fig. 102. — c, clavicule ; h, humérus.

loureux, il le soutient instinctivement de l'autre main. Cette fracture est le plus souvent la conséquence d'une chute sur le coude.

Premiers secours. — Relever autant que possible le bras, pour rendre à l'épaule sa forme normale et soutenir l'avant-bras jusqu'au coude dans un mouchoir plié en écharpe et attaché au cou, soit directement, soit par l'intermédiaire d'un autre mouchoir formant cravate (fig. 103). Pour assurer l'immobilité, on peut passer par-dessus l'écharpe une bande transversale qui tient le bras serré contre le corps. — Compresses résolutives sur le point blessé (213).

Fracture des côtes.

267. Il y a une vive douleur locale à l'endroit même de la fracture, et tous les mouvements de la poitrine étant douloureux, la respiration est pénible.

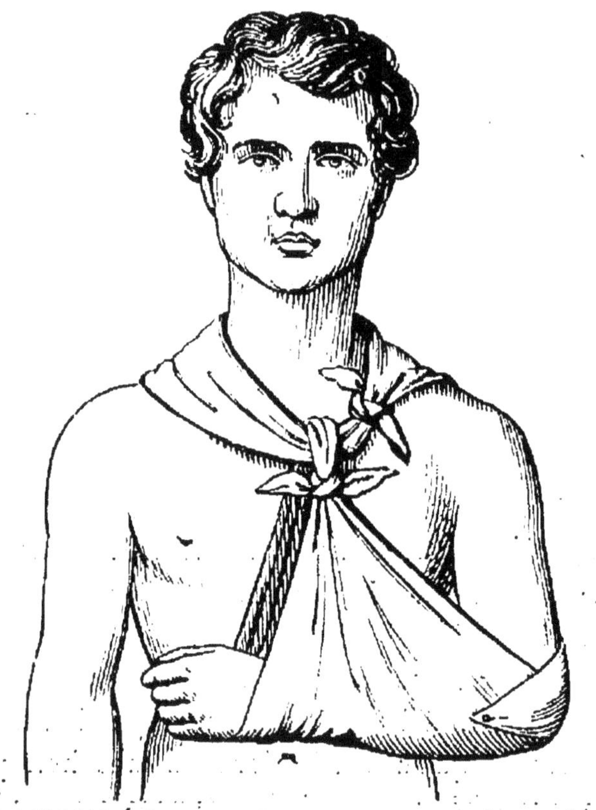

Fig. 103. — Écharpe soutenue par un second mouchoir passé autour du cou.

Premiers secours. — Il s'agit d'immobiliser dans la mesure possible toute la cage de la poitrine ; pour cela on l'entoure d'une large ceinture faite d'une serviette, d'une nappe, d'un drap d'enfant, dont on fixe les extrémités en avant au moyen d'épingles. Pour empêcher tout déplacement, on passe sur les épaules des bandes formant bretelles, fixées à la ceinture par des épingles en avant et en arrière (fig. 104).

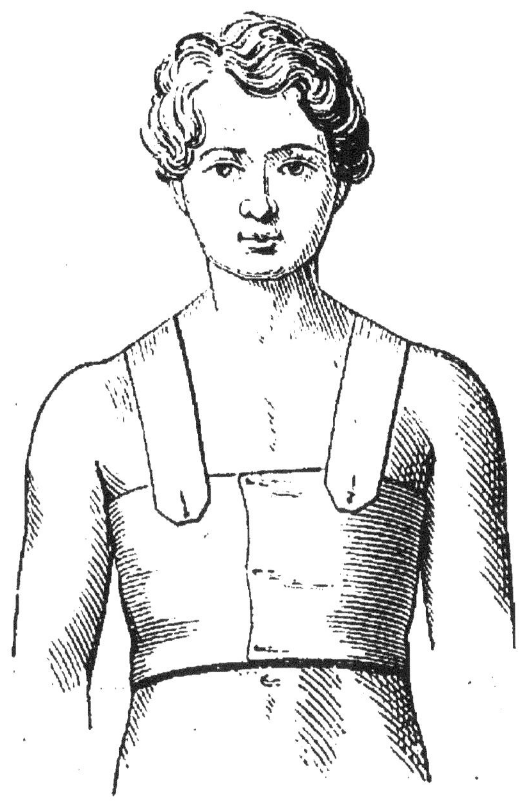

Fig. 104. — Bandage de corps soutenu par des bandes formant bretelles.

Fracture de l'omoplate.

265. L'omoplate est ce grand os mince et presque plat qui fait une légère saillie en haut et de chaque côté du dos (fig. 105). Ses fractures ne sont pas toujours faciles à reconnaître On doit supposer leur existence, quand il y a ecchymose de la région, gonflement, douleur vive par les mouvements du bras, déformation et mobilité anormale.

Premiers secours. — Comme pour la fracture de la clavicule (263), on fixe au moyen de bandes reliées à la ceinture des compresses d'eau blanche sur la lésion.

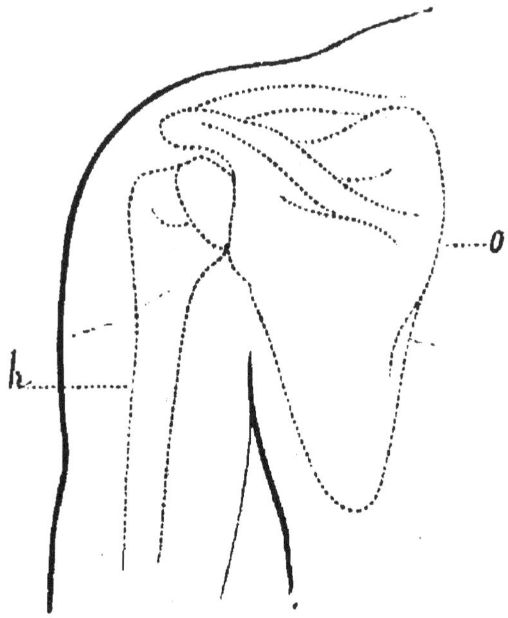

Fig. 105. — *o*, omoplate ; *h*, humérus.

Fracture de la mâchoire inférieure.

266. Produite par un coup ou une chute, elle est reconnaissable à une salivation abondante, au gonflement, à la différence de niveau des dents, à la crépitation qu'on perçoit en pressant en divers points le bas du visage.

Premiers secours. — Rendre le menton immobile en le soutenant par un mouchoir en cravate, dont les extrémités sont nouées sur le sommet de la tête. Eviter tout mouvement de la bouche et faire prendre les boissons au moyen d'une pipette, d'un tube, d'un tuyau de pipe.

XXI. HERNIES

267. Les *hernies* ou *efforts* sont constituées par une tumeur qui se forme le plus souvent au pli de l'aine, à la suite d'un effort violent. Certaines professions sont plus exposées à cet accident : les portefaix, les maçons, les charpentiers, les cavaliers ; cependant la hernie se produit aussi chez des personnes qui ne sont pas obligées de mettre constamment en jeu leur force musculaire, à la suite d'une chute, d'un écartement trop brusque des jambes, d'un effort de toux, etc.

Chez les jeunes enfants de faible constitution, les cris prolongés provoquent la hernie ombilicale.

Dans tous les cas, la tumeur est formée par une portion d'intestin, qui s'échappe de son enveloppe membraneuse et se fait jour jusque sous la peau.

La hernie est dite *étranglée*, quand l'ouverture par laquelle les intestins se sont échappés, se contracte violemment et oppose à leur rentrée une résistance insurmontable. Il faut avoir recours alors à une opération chirurgicale.

Premiers secours. — On fait coucher le malade la tête basse, les jambes écartées et fléchies ; on presse doucement sur la tumeur, en la malaxant pour la réduire, et, si l'on y réussit, on applique immédiatement sur la région des compresses qu'on maintient par une bande, en attendant qu'on ait à sa disposition un bandage herniaire approprié.

Si les essais de réduction ont été infructueux, on place le malade dans un grand bain ou un bain de siége prolongé, et le malade essaie lui-même de rentrer l'intestin. A la sortie du bain, si l'état n'a pas changé, on fait coucher le malade comme nous l'avons indiqué plus haut, la tête basse, les jambes repliées et les cuisses ramenées près du ventre et, en attendant le médecin, on place sur la tumeur une vessie remplie de glace. — On fait prendre du café fort, et on administre un demi-lavement d'eau salée.

La *hernie ombilicale* des enfants doit être contenue, si l'on veut éviter qu'elle ne prenne un développement inquiétant. On saupoudre d'amidon ou de lycopode, on refoule l'intestin avec le bout du doigt, puis on applique un sac de son, un coussin de crin ou une plaque de carton garnie de linge que l'on fixe par une bande.

XXII. CORPS ÉTRANGERS

268. La présence de corps étrangers sur des membranes sensibles ou leur introduction dans les cavités naturelles provoquent des souffrances plus ou moins vives et des inflammations parfois assez graves. La première indication est de supprimer la cause; mais nous ne pouvons formuler ici des préceptes généraux, car la conduite à tenir devra varier avec la forme et la nature des corps étrangers, comme avec la conformation de l'organe où il a été introduit.

Corps étrangers dans l'œil.

Ce sont des poussières, des limailles métalliques, des cendres ou escarbilles de charbon qui vous viennent inopinément dans l'œil au cours des voyages en chemin de fer, des insectes, du sable, des cils, qui pénètrent sous les paupières et quelquefois se fixent plus ou moins haut, en occasionnant du larmoiement et une vive irritation.

Premiers secours. — Engager le patient à résister au besoin qu'il éprouve de se frotter l'œil ; entr'ouvrir les paupières, pour tâcher de découvrir la parcelle irritante ; saisir la paupière supérieure par les cils, pour la séparer du globe oculaire et examiner avec soin tout l'intérieur de l'œil. Si vous apercevez le corps cherché, essayez de le détacher au moyen d'une bague, d'un corps arrondi et de petit volume, en évitant de frotter et d'irriter l'œil. Si vous n'avez rien pu voir, chargez un aide adroit de tenir la paupière soulevée, comme nous venons de le dire et faites à plusieurs reprises des injections d'eau fraîche qui entraîneront le corps étranger.

Un moyen qui réussit souvent consiste à saisir la paupière supérieure près d'un de ses angles, à l'attirer lentement en avant, puis à l'attirer autant que possible en glissant sur la paupière inférieure. On la maintient dans cette position pendant quelques instants. Les larmes, s'amassent dans la poche close qu'on a formée ainsi, et entraînent, en s'échappant, le corpuscule étranger.

S'il s'agit d'une parcelle de fer, on parviendra souvent à l'enlever en promenant à proximité l'extrémité d'un aimant.

Si le corps est fixé sur la membrane, dans laquelle il s'est implanté, il faut avoir recours au médecin.

Dans tous les cas, calmer l'irritation par l'application sur l'œil clos de compresses d'eau fraîche, d'eau de roses ou de plantain, même avec addition de quelques gouttes d'extrait de Saturne.

Corps étrangers dans l'oreille.

270. Le *cérumen*, ou matière cireuse, par défaut de propreté, s'accumule dans l'oreille et peut causer non seulement de la surdité, mais de l'irritation ; ce n'est pas là, à vrai dire, un corps étranger.

Parfois des *insectes* y pénètrent accidentellement ; des *graines* fraîches ou sèches, des petits fruits, des corps durs y sont introduits par des enfants, victimes de leur propre imprudence ou de la méchanceté de leurs camarades. Si le corps est de nature un peu molle, comme ceux qui proviennent des végétaux, ils se gonflent et provoquent des bourdonnements, puis des souffrances plus ou moins vives.

271. Premiers secours. — Quand il s'agit de cérumen ou d'une matière susceptible de se fondre ou de se ramollir dans l'eau, on obtient d'excellents résultats d'injections vigoureuses et prolongées, faites au moyen de l'appareil Eguisier, avec de l'huile, de l'eau tiède, du lait, des liquides émollients et mucilagineux (eau de guimauve, de graine de lin) (14).

Si le corps est une baie molle : grains de raisin, fruits divers, on cherchera à le saisir avec une petite pince, avec une épingle émoussée courbée en crochet, avec une épingle à cheveux. Une fois le fruit entamé, mais non enlevé, les injections chaudes pourront le ramollir assez pour en faciliter la sortie.

Pour les corps durs, noyaux, boutons, perles, grains de maïs, faire d'abord une injection d'huile, puis essayer de glisser, entre l'objet et le conduit, une épingle émoussée, recourbée en crochet, de manière à amener celui-ci derrière l'objet ; alors relever le crochet et tirer doucement.

On facilite les tentatives en opérant des tractions sur le pavillon externe en divers sens, ce qui modifie les contours du conduit, et en faisant de temps à autre ouvrir fortement la bouche au patient, ce qui change les dimensions de la cavité.

On ne saurait trop insister sur une grande persévérance

dans l'emploi des injections, qui souvent suffisent pour amener au dehors le corps étranger.

Corps étrangers dans le nez.

272. Le plus souvent ce sont des enfants qui sont victimes de cet accident ; c'est en jouant, pour faire une chose plaisante, qu'ils s'introduisent dans les narines des corps qui y demeurent par la pression des parois.

Premiers secours. — Il faut suivre les indications données ci-dessus (271) comme méthode générale. Parfois un peu de tabac à priser, introduit dans la narine libre, provoque les éternuements et la sortie du corps étranger.

S'il s'agit d'une mouche, d'un ver, une injection d'huile suffit pour tuer l'intrus, et une seconde injection d'eau, faite avec l'irrigateur Éguisier, pour l'entraîner au dehors.

Corps étrangers dans la gorge.

273. Les causes de cet accident sont très diverses ; tantôt ce sont des morceaux volumineux de matières alimentaires avalés trop rapidement et arrêtés dans l'œsophage (conduit qui aboutit à l'estomac) ; tantôt un fragment d'os, une arête, une aiguille, une épingle implantés dans la gorge. Dans d'autres cas plus graves, ce sont des corps durs, noyaux, haricots, etc., passés dans le larynx, entrée de la trachée (conduit de l'air au poumon). Les accidents de ce genre, quand il s'agit de pièces de monnaie, sont souvent le résultat de gageures.

Le symptôme dominant, outre la gêne et le malaise, est la suffocation, et même l'asphyxie, quand le corps étranger a pénétré dans le larynx.

Premiers secours. — Quand il s'agit d'un corps aigu,

comme une arête, une épingle, une aiguille, il faut chercher à le voir et l'enlever avec des pinces fines.

S'il est descendu assez bas pour que ce moyen soit impraticable, on cherchera à l'entraîner en faisant prendre au patient de la panade épaisse, ou même avaler des boulettes de mie de pain, des fragments de pomme de terre cuite arrondis, aussi gros que possible, parce que l'aiguille a chance de s'enfoncer dans l'aliment et de passer avec lui sans blesser l'estomac ou les intestins.

Il ne faut jamais sous aucun prétexte faire boire.

S'il y a suffocation, provoquer les vomissements sans aucun délai (6) et appeler au plus vite un médecin.

Les aiguilles et épingles, quand elles se sont fixées dans les tissus, sont rarement rendues, quoi qu'on fasse; il n'en résulte pas d'accidents graves. Peu à peu elles cheminent dans le corps, traversant organes et membranes et viennent se faire jour, longtemps après, en un point quelconque de la peau.

Corps étrangers dans la peau.

274. Les blessures de ce genre sont causées par les épines, les *échardes de bois*, les *pointes d'aiguilles*, de *crochets à broder*, les *hameçons*. Elles ne sont pas dangereuses, mais causent des souffrances assez vives, et provoqueraient l'inflammation de la partie et la suppuration, si l'on n'y prenait garde.

Premiers secours. — Enlever le corps étranger au moyen d'une petite pince; il est souvent nécessaire d'agrandir la petite plaie extérieure pour arriver à saisir l'objet. Cela est indispensable quand il s'agit d'une pointe de crochet ou d'hameçon. Quand l'hameçon s'est fixé de telle sorte que sa pointe, après avoir traversé les chairs, s'est arrêtée à peu de distance de l'épiderme, il est plus facile de l'extraire en l'enfonçant davantage, ce qui fait sortir la pointe, que l'on saisit avec des pinces et que l'on tire au dehors.

Pour enlever une *écharde* enfoncée profondément sous l'ongle, et que la pince ne peut atteindre, on amincit lentement, au moyen d'une lime douce, la surface de l'ongle, jusqu'à ce qu'on soit arrivé à découvrir la partie supérieure du corps étranger, qu'il est alors facile d'extraire.

XXIII. HÉMORRAGIES

275. Nous avons parlé, au chapitre des PLAIES (221), des hémorragies qui ont pour cause une déchirure des chairs, l'ouverture d'un vaisseau, etc. ; nous nous occuperons ici de l'ÉPISTAXIS ou hémorragie nasale, de l'HÉMOPTYSIE ou crachement de sang, de l'HÉMATÉMÈSE ou vomissement de sang, de l'HÉMATURIE ou pissement de sang.

Saignement de nez.

276. Cet accident est généralement des plus bénins, mais s'il est abondant, s'il persiste, il affaiblit beaucoup la personne qui en est atteinte et peut occasionner des faiblesses ou la syncope ; il faut chercher à l'arrêter.

Premiers secours. — Le malade ayant été conduit dans un endroit frais et bien aéré, on desserre les vêtements au cou et à la taille, on lui bassine les tempes et le front avec de l'eau fraîche, de l'eau vinaigrée, de l'eau sédative affaiblie ; on lui fait tenir la tête droite et non baissée, et le bras correspondant à la narine d'où le sang s'écoule, élevé. Il faut lui défendre de se moucher ; se contenter de laver les narines, et de faire aspirer un peu d'eau vinaigrée ou de solution d'alun. Comme boisson on donnera de la limonade au citron, ou de l'eau vinaigrée froide.

La coutume populaire, qui consiste à introduire entre les vêtements et la peau, derrière le cou, une clef froide, n'est pas mauvaise et réussit souvent ; mais quand il s'agit d'une jeune fille ou d'une femme, il faut tenir compte de circonstances qui pourraient rendre ce moyen dangereux.

Un procédé qui se recommande aussi bien par sa simplicité que par son efficacité consiste à prendre un morceau de papier buvard gros comme une pièce d'un franc, à se l'appliquer au fond du palais et à rester quelques instants la bouche ouverte.

Si l'épistaxis persiste, on fera élever les deux bras à la fois ; on fera prendre un bain de pieds sinapisé, aussi chaud que possible, le malade restant debout ; on tamponnera le nez de charpie ou de coton ; on appliquera sur la nuque entre les deux épaules un sinapisme ; enfin on placera une ligature moyennement serrée à la naissance de la cuisse et du bras correspondant à la narine saignante, de manière à faire gonfler les veines ; enfin on appellera le médecin.

S'il survenait une syncope, recourir aux indications déjà données (287).

Crachement de sang et vomissement de sang ou hématémèse.

277. Le crachement et le vomissement de sang peuvent venir soit de la poitrine, soit de l'estomac.

Dans le premier cas, le sang est rouge, vermeil, écumeux, et il y a ordinairement un accès de toux qui précède ou accompagne l'hémoptysie.

Dans le second cas, le sang rendu par vomissement, sans accès de toux, est épais, noir et mélangé de caillots.

Il y a en même temps une grande anxiété, des sueurs froides, douleur vive et pesanteur au creux de l'estomac.

Le vomissement de sang est en général précédé d'une sensation particulière dans la bouche, goût de sang, de pesanteur stomacale et d'éructations.

Premiers secours. — Le malade est placé assis dans un endroit frais et aéré.

On lui fait prendre des boissons acidulées très froides (limonade gazeuse, eau vinaigrée) (28).

On a recommandé le sel de cuisine pulvérisé : avaler à sec une demie ou une cuillerée à soupe et boire une gorgée d'eau par-dessus. C'est au moins un moyen que l'on peut employer très rapidement et qui est susceptible d'être indiqué aux malades chez lesquels il y a lieu de redouter l'hémoptysie.

278. Ou de dix en dix minutes une cuillerée de la potion suivante :

Prenez : Eau ordinaire . . . . . 125 grammes
Sirop de tolu. . . . . 30 —
Perchlorure de fer . . . 2 —

On desserre le cou et la taille, on promène des sinapismes d'abord aux mollets, puis aux poignets.

Si le sang est rouge, vermeil, et résulte de *crachements,* on met également des sinapismes sur les côtés de la poitrine et entre les épaules.

On engage le malade, à de longs intervalles seulement, à faire une inspiration douce, mais très profonde; on impose un silence absolu.

On peut tenter enfin la ligature de la cuisse et du bras, comme pour le saignement de nez.

Si le sang est noir et résulte de *vomissements,* l'ensemble des moyens sera le même, mais on appliquera au creux de l'estomac un sinapisme, puis une vessie remplie de glace.

Immobilité absolue au lit, la tête basse.

Pendant quelques jours, diète.

Placer une vessie de glace sur la région épigastrique.

Pissement de sang ou hématurie.

Premiers secours. — Repos au lit, en attendant l'arrivée du médecin.

Hémorragies intestinales.

Premiers secours. — Repos absolu au lit ;

Placer des vessies de glace sur l'abdomen ;

Ne donner que des boissons glacées, une potion ou des pilules d'opium.

XXIV. RUPTURE DE VARICES

270. Les veines variqueuses, ouvertes par un coup, une chute, un effort violent, laissent échapper un jet de sang qui se tarirait difficilement, si on l'abandonnait à lui-même.

Cette lésion, peu douloureuse et peu grave au fond, réclame cependant quelques soins, pour éviter une abondante perte de sang et la faiblesse qui en pourrait résulter.

Premiers secours. — On appliquera le doigt sur la plaie, en attendant qu'on apprête les compresses et la bande, dont on se servira ensuite.

Les compresses, pliées en plusieurs doubles, seront imbibées d'une eau hémostatique comme l'eau de Pagliari, l'eau de Léchelle, etc., et fixées par plusieurs tours de bande. On évitera l'usage du diachylum, du taffetas d'Angleterre et de tous les tissus adhérents qu'il serait plus tard presque impossible d'enlever sans déterminer une nouvelle hémorragie.

XXV. INANITION

280. On désigne sous ce nom l'état de faiblesse et d'amaigrissement dans lequel tombent les personnes que des circonstances fortuites ont privées de nourriture pendant un long temps. Dans les contrées orientales, aux Indes particulièrement, des disettes terribles font périr par inanition des populations considérables ; dans nos contrées, ce genre d'accident a généralement pour causes les inondations prolongées, des éboulements de terres, séquestrant pendant plusieurs jours des malheureux surpris dans leur sommeil ou dans leur travail.

Premiers secours. — Ne donner tout d'abord à la victime que des aliments légers et en petite quantité, quelques cuillerées de bouillon, d'eau rougie, de café faible, quelques grammes de viande crue hachée. N'augmenter que progressivement, avec une extrême prudence ; frictions sur tout le corps avec des flanelles imbibées d'alcool camphré, d'eau de Cologne, d'eau de mélisse, etc., lavements de bouillon.

Si l'on donnait trop d'aliments au début, on provoquerait une indigestion, dont les suites seraient inquiétantes.

XXVI. ACCOUCHEMENT IMPRÉVU

281. Une femme surprise subitement, hors de chez elle, par les douleurs de l'enfantement, n'est pas en état de veiller à sa propre sécurité et ne peut regagner son domicile qu'avec l'aide de personnes charitables.

Premiers secours. — Les plus grands soins doivent être pris pour la transporter ; une civière est préférable à tout autre véhicule.

Mais parfois l'enfant a vu le jour avant qu'aucune précaution ait pu être prise, et l'embarras de la pauvre mère est au comble.

Il faut avant toute chose éloigner les curieux, qui sont une gêne autant morale que physique.

En second lieu, il faut disposer la mère et son enfant de manière à rendre leur transport facile, sans blesser la pudeur de la première, sans exposer la vie du second.

On ne découvrira jamais la femme.

L'enfant sera amené hors des vêtements, par une autre femme autant que possible, sans opérer de tractions qui pourraient rompre le cordon ; il sera placé sur la mère dans la dépression formée par ses deux jambes jointes, le visage à découvert seulement, le reste du corps couvert par les vêtements qui seront ramenés par-dessus et autour de lui aussi bas que possible et fixés avec des épingles.

Cela fait, trois personnes porteront la malade sur un brancard ou une civière, et on l'engagera à ne faire aucun effort pour aider ceux qui la soulèvent.

Les soins ultérieurs doivent être donnés par une sage-femme ou par un médecin ; il ne faut jamais permettre à une personne incompétente de tenter des manœuvres dont les suites pourraient être fort graves.

XXVII. MORT SUBITE

282. Quand une personne tombe subitement dans la rue et ne paraît plus donner signe de vie, il n'est pas certain cependant que la mort soit réelle et qu'il n'y ait plus aucune tentative à faire.

Tant que la chaleur persiste, il faut appliquer des sinapismes aux jambes et aux bras et faire des frictions vives avec des flanelles imbibées de liqueurs alcooliques.

Quand les efforts demeurent stériles, il est probable que la vie est éteinte, ce dont on s'assure par les signes que nous avons énumérés (211).

Instruction du Conseil de salubrité sur les secours à donner aux blessés (1).

Lorsqu'une personne est trouvée blessée ou indisposée sur la voie publique, les premiers secours à lui donner, en attendant l'arrivée de l'homme de l'art, qu'il faut toujours appeler immédiatement, sont :

1o *Dans tous les cas*, relever le blessé ou le malade avec précaution, et le conduire, ou le transporter sur un brancard, au poste le plus voisin, ou dans le lieu le plus rapproché, où il puisse être secouru.

2o *En cas de plaie*, si le médecin tarde à arriver, et s'il paraît y avoir du danger, il faut découvrir doucement la partie blessée, en coupant, s'il est nécessaire, les vêtements avec des ciseaux, afin de s'assurer de l'état de la blessure. On lavera celle-ci avec des tampons d'ouate hydrophile trempée dans la solution phéniquée et on la recouvrira avec de la gaze iodoformée ou avec de la gaze au salol, maintenue par du coton et une bande.

3o S'il n'y a qu'une simple coupure et que le sang soit arrêté, on doit rapprocher les bords de la plaie et les maintenir en cet état à l'aide de bandelettes de baudruche gommée ou de sparadrap.

4o *En cas de contusion ou de bosse sanguine*, il faut appliquer, sur la partie, des compresses imbibées d'eau fraîche, avec addition d'extrait de Saturne, une cuillère à café d'extrait de Saturne pour un verre d'eau ; à défaut d'extrait de Saturne,

_____

(1) Lue et adoptée dans la séance du 7 août 1891. — Voir l'instruction du Conseil de Salubrité du 24 juillet 1891, sur l'emploi des boîtes de secours (p. 147).

on peut mettre du sel commun. Ces compresses seront maintenues en place au moyen d'un mouchoir ou de tout autre bandage, médiocrement serré, et on les arrosera fréquemment, afin de les tenir humides, avec le mélange indiqué ci-dessus.

5° *S'il y a perte de sang abondante* ou *hémorragie* par une plaie, on devra chercher à l'arrêter, en appliquant sur cette plaie, soit des morceaux d'amadou, soit des gâteaux de charpie, soutenus au moyen de la main, d'un mouchoir ou de tout autre bandage, qui comprime suffisamment, sans exagération.

Si le sang s'échappe très abondamment, et que le blessé soit pâle, défaillant, on exercera une forte compression sur la plaie par dessus le pansement et à l'aide de la bande hémostatique en caoutchouc.

6° *Si le blessé crache ou vomit du sang*, il faut le placer sur le dos ou sur le côté correspondant à la blessure, la tête et la poitrine légèrement élevées, doucement soutenues, et lui faire prendre, par petites gorgées, de l'eau fraîche ou mieux encore de petits fragments de glace.

Les plaies qui fournissent aussi du sang seront fermées au moyen d'un morceau de gaze au salol posé sur elles, et d'une couche de compresses d'ouate hydrophile et d'un bandage. Des compresses trempées dans de l'eau fraîche pourront, en outre, être appliquées sur la poitrine ou sur le creux de l'estomac.

7° Dans le cas de *brûlure*, il faut conserver et replacer avec le plus grand soin les parties d'épiderme soulevées ou en partie arrachées et les recouvrir de vaseline boriquée.

On percera les ampoules avec une épingle, et on en fera sortir le liquide. On couvrira ensuite la partie brûlée avec du coton hydrophile.

8° *Dans le cas de foulure ou d'entorse*, il faut plonger, s'il est possible, la partie blessée dans un vase rempli d'eau fraîche et l'y maintenir pendant très longtemps, en renouvelant l'eau à mesure qu'elle s'échauffe. Si la partie ne peut être plongée dans l'eau, il faut la couvrir ou l'envelopper de compresses imbibées d'eau, que l'on entretiendra fraîches au moyen d'un arrosement continuel.

9o *Dans toute lésion d'une jointure*, il faut éviter avec le plus grand soin de faire exécuter au membre malade aucun mouvement brusque et étendu. On placera et on soutiendra ce membre dans la position qui occasionne le moins de douleur au blessé, et l'on attendra ainsi l'arrivée du chirurgien.

10o *Dans le cas de fracture*, il faut éviter aussi d'imprimer au membre aucun mouvement; pendant le transport du blessé, on doit le porter ou le soutenir avec la plus grande précaution.

S'il s'agit du bras, de l'avant-bras ou de la main, on placera le membre dans la gouttière destinée à cet usage.

Si la lésion existe à la cuisse ou à la jambe, il importe, avant tout, d'immobiliser le membre tout entier, en le plaçant dans la gouttière pour le membre inférieur préalablement garnie d'ouate.

11o *Dans le cas de syncope ou perte de connaissance*, il faut tout d'abord desserrer les vêtements, enlever ou relâcher tous les liens qui peuvent comprimer le cou, la poitrine ou le ventre. On couchera ensuite le malade horizontalement, et on s'efforcera de le ranimer au moyen de fortes aspersions d'eau fraîche sur le visage, de frictions avec du vinaigre sur les tempes et autour du nez. On pourra passer rapidement un flacon d'ammoniaque sous les narines, on fera des frictions sur la région du cœur avec de l'alcool camphré ou toute autre liqueur spiritueuse : ces secours doivent quelquefois être prolongés longtemps avant de produire le rappel à la vie. Si le malade a perdu beaucoup de sang et s'il est froid, il faut réchauffer son lit et pratiquer par dessus la couverture et sur tout le corps des frictions avec de la flanelle.

Lorsque la syncope commence à se dissiper et que le malade reprend ses facultés, on peut lui faire avaler de l'eau sucrée avec quelques gouttes d'alcool de mélisse ou de vulnéraire.

Lorsque la perte de connaissance complique des blessures considérables au crâne, il faut se contenter de placer le blessé dans la situation la plus commode, la tête médiocrement soulevée et soutenue avec soin, maintenir la chaleur du corps, surtout des pieds, en attendant l'arrivée du médecin.

Si le blessé est dans un état d'ivresse qui paraisse dangereux par l'agitation extrême qu'il excite ou par l'anéantissement profond des forces qu'il détermine, on peut lui administrer par gorgées, à quelques minutes d'intervalle, un verre
d'eau légèrement sucrée, avec addition d'une cuillerée à café
d'acétate d'ammoniaque. L'administration de cette préparation pourra être répétée une fois, s'il en est besoin.

Il importe de se rappeler qu'un nombre trop grand de personnes autour des individus blessés ou autres, qui ont besoin
de secours, est toujours nuisible. Pour être efficaces, ces secours doivent être donnés avec calme, et appropriés exactement aux différents cas spécifiés dans la présente instruction.

Etat des objets et médicaments contenus dans
les boîtes à pansement.

1o Une paire de ciseaux de 16 centim. de long, à pointes mousses ;

2o Un paquet de ouate hydrophile ;

3o Deux paquets de coton ordinaire ;

4o Un rouleau de gaze, au salol, d'un mètre ;

5o Une botte de soie phéniquée no 0 ;

6o Un étui renfermant des aiguilles à suture de diverses formes ;

7o Une botte d'épingles anglaises ;

8o Une botte de sinapismes en feuilles ;

9o Un étui renfermant de la baudruche gommée ;

10o Du sparadrap dans un étui de fer-blanc ;

11o Un petit pot de vaseline boriquée ;

12o Des bandes de tarlatane de 6 mètres de longueur sur 8 centim. de largeur ;

13o Des compresses ;

14o Une bande hémostatique en caoutchouc ;

15o Une éponge et son enveloppe en taffetas gommé ;

16o Une cuvette en fer étamé ;

17o Une cuiller en fer étamé ;

18o Un gobelet d'étain ;

19o Une palette graduée pour la saignée ;

20o Un agaric de chêne ;

21º Un appareil Scultet ;

22º Quatre grands flacons contenant :

Alcool camphré,

Acétate de plomb liquide,

Solution phéniquée à 25 p. 1000,

Solution boriquée à 40 p. 1000 ;

23º Quatre petits flacons contenant :

Ether.

Acétate d'ammoniaque.

Alcoolat de mélisse.

Teinture d'arnica.

Chaque poste de secours aux blessés sera pourvu, en outre, de deux gouttières en fil de fer pour le membre supérieur, et de deux gouttières en fil de fer pour le membre inférieur tout entier.

QUATRIÈME PARTIE
MALADIES A INVASION SUBITE

I. VERTIGES OU ÉTOURDISSEMENTS

283. Ils sont dus à des causes très diverses : tantôt ils sont accidentels et résultent d'influences extérieures, comme le séjour dans une chambre trop chauffée, le voisinage d'un poêle, d'un fourneau allumé, les émanations répandues dans l'air d'une pièce close où se trouvent réunies un grand nombre de personnes ; tantôt ils sont les symptômes d'une affection de l'estomac ou d'une disposition à l'apoplexie.

L'individu pris de vertiges chancelle et cherche autour de lui un point d'appui : il lui semble que les objets qui l'environnent tournent et s'agitent : il a le regard brillant, mais indécis, la face ordinairement colorée, le pouls plein, mais ralenti. Ses réponses, quand on lui adresse la parole, sont hésitantes, mais raisonnables ; ce qui permet de distinguer le vertige de l'ivresse. D'ailleurs dans l'ivresse, l'haleine dénonce la cause de l'indisposition.

Premiers secours. — Les vertiges précèdent souvent de fort peu de temps la congestion cérébrale et il est urgent d'intervenir vite. On fera asseoir le malade dans un endroit frais et calme, on desserrera le col de chemise et la ceinture ; faire boire quelques gorgées d'eau fraîche et appliquer à la nuque un sinapisme. Compresse d'eau froide sur le front et la tête. Appeler le médecin.

II. APOPLEXIE

284. L'apoplexie, désignée aussi sous les noms de *congestion*, *coup de sang*, présente plusieurs degrés et s'accompagne ordinairement, quand elle est grave, de paralysies partielles ou générales. Les personnes d'un certain âge, replètes, ayant l'habitude d'une nourriture très substantielle, ou des excès de boisson, y sont le plus exposées. Dans certains cas, la congestion se produit subitement par suite de la position qu'impose le genre de travail auquel on se livre, jointe aux circonstances extérieures : ainsi les paysans, les vignerons travaillant à la terre par un temps très chaud, ou très froid, les personnes à tempérament sanguin s'occupant à clouer un tapis, ou à tout autre travail qui exige une position insolite et l'inclinaison exagérée du corps et de la tête. Il faut encore citer les coups et les chutes, les émotions vives, certains efforts violents pour vomir ou pour aller à la selle, la pression exagérée des vêtements, du corset, etc.

Les symptômes indiquent la gravité de l'accident. Dans les cas très légers, ils consistent simplement dans ceux que nous avons indiqués pour les vertiges (283). A un degré plus fort, le malade tombe, sans perdre complètement connaissance ; il y a faiblesse dans un bras ou une jambe, le visage est hébété. La paralysie et l'insensibilité de tout un côté du corps avec perte complète de connaissance indiquent une apoplexie grave. Mais la mort est imminente quand les symptômes sont ceux de l'*apoplexie foudroyante* : le malheureux tombe subitement inerte, perdant à la fois la connaissance, le mouvement et la sensibilité (fig. 106); le visage est d'un rouge brique et bouffi, à moins qu'il ne s'agisse d'un vieillard ou d'une personne maladive, dont les traits prennent dans cette circonstance un aspect terreux; les yeux sont injectés et immobiles; les lèvres, presque toujours déviées, sont soulevées dans l'un des angles par une respiration bruyante; le pouls est plein, mais lent.

L'ivresse alcoolique, à son degré le plus intense, peut donner lieu à des symptômes semblables, mais on la reconnaît aisément à l'odeur de l'haleine.

285. Premiers secours. — Porter immédiatement le malade sur un lit, où on le dispose de manière que la tête soit très haute et les jambes pendantes; découvrir la tête, desserrer le col de chemise, la ceinture, dénouer tous les liens ou cordons, bretelles, corset, etc.; couvrir la tête de compresses imbibées d'eau fraîche, vinaigrée ou mêlée d'eau sédative, ou additionnée d'une cuillerée d'éther par verre; si l'on a de la glace à sa disposition, en emplir une vessie qu'on laissera en permanence sur le front et le crâne; agiter l'air près du visage au moyen de mouchoirs ou d'éventails.

Appliquer des sinapismes entre les épaules, sur la poitrine, aux mollets, et, dans le cas de varices, aux cuisses; soutenir le malade, presque debout, les pieds dans un bain sinapisé; donner un ou deux petits lavements purgatifs (0).

S'abstenir de faire respirer du vinaigre, de l'alcali ou autres odeurs fortes qui, dans ce cas, seraient nuisibles, et de faire avaler quoi que ce soit, avant que la connaissance soit revenue; mais alors donner quelques cuillerées de limonade au citron, de vinaigre ou d'eau fraîche pure ou sucrée avec le sirop de groseilles, de cerises.

Laisser au médecin, qu'on a appelé, le soin de diriger le traitement qui doit suivre.

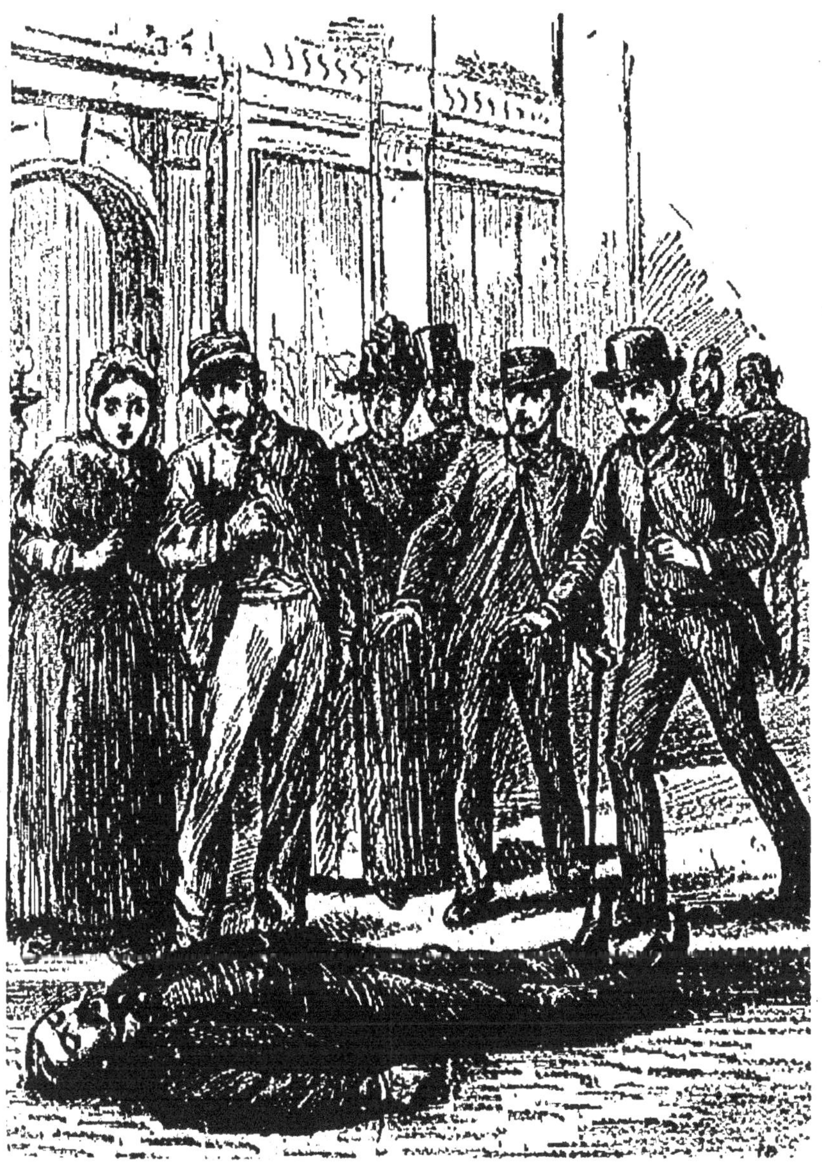

Fig. 106. — Apoplexie.

III. INSOLATION

286. L'ardeur du soleil, à laquelle sont exposés pendant plusieurs heures les soldats en marche et les moissonneurs au travail, provoque ce qu'on appelle l'insolation. Les symptômes sont un violent mal de tête, des vertiges, des bourdonnements d'oreille et parfois le délire. Le visage est vivement coloré, les yeux injectés de sang ; la parole est embarrassée, la démarche vacillante, le pouls fiévreux. Ces symptômes peuvent s'aggraver à ce point qu'il y ait à craindre une véritable congestion cérébrale ; dans d'autres cas, la raison s'égare et les désordres physiques se compliquent d'aliénation mentale.

A un moindre degré, l'insolation se réduit à la rougeur vive des parties de la peau qui ont été exposées au soleil et prend le nom de *coup de soleil*. On doit prendre certaines précautions pour s'en garantir, surtout au printemps, au moment où le soleil commence à prendre de la force et agit avec le plus de violence sur la peau délicate des habitants des villes.

Voici quelques-unes des précautions à prendre pour éviter cet accident :

Si l'on travaille au soleil, il convient de porter un chapeau léger (non noir, cette couleur absorbant la chaleur) et de mettre sur la tête, au dedans du chapeau, du linge humide ou une grande feuille verte.

Il faut se découvrir fréquemment pour s'assurer que le linge reste humide. N'arrêtez pas la transpiration, mais facilitez-la, au contraire, la transpiration empêchant le corps de devenir surchauffé.

Premiers secours. — Si quelqu'un se trouve abattu par

la chaleur, on doit, en attendant l'arrivée du médecin, transporter le malade dans un lieu ombragé et frais, l'asseoir ou le coucher, la tête très élevée ;

Desserrer les vêtements, faire des frictions alcooliques, avec de l'esprit de vin, ou de l'eau-de-vie ; couvrir le crâne de compresses froides ;

Lui faire prendre une boisson rafraîchissante gazeuse non alcoolique, ou du café froid.

Si les symptômes font craindre l'apoplexie, employer les moyens indiqués (285), surtout les irrigations d'eau froide sur la tête et le long de l'épine dorsale, et mettre sur la tête de la glace pilée enveloppée dans un linge.

Si le malade est pâle et a le pouls faible, on lui fait respirer de l'ammoniaque pendant quelques secondes, et on lui fait avaler une cuiller à café d'esprit de vin, aromatisé d'ammoniaque et mêlé à deux cuillerées d'eau avec un peu de sucre.

Dans le cas où la peau est chaude et sèche, on doit verser de l'eau froide sur les mains et la figure.

S'il y a des signes d'aliénation, faire contenir le malade pendant qu'on lui prodigue les soins nécessaires, afin qu'il ne puisse se livrer à des actes dangereux pour lui-même ou pour ceux qui l'entourent.

IV. SYNCOPE

287. La syncope, qu'on désigne aussi sous les noms de *défaillance, évanouissement, faiblesse*, est l'état de la personne qui « *se trouve mal* ». Il y a arrêt subit et momentané des battements du cœur, suivi d'une interruption de la respiration et de la perte du sentiment. Une pâleur générale s'étend sur le visage et sur les lèvres, les traits

sont tirés, les yeux sans regards ; la peau glacée se couvre de sueurs froides ; le pouls devient insensible, et la respiration, irrégulière, n'a lieu qu'à des intervalles éloignés. Tous les phénomènes de la vie disparaissant en même temps, le malade s'affaisse sur lui-même.

La syncope peut être le résultat de causes très différentes. Les plus communes sont les impressions morales dont certaines natures délicates ne peuvent se défendre. La vue du sang qui s'écoule d'une plaie, une frayeur, une émotion vive, une conversation roulant sur des questions de médecine ou de chirurgie, la vue de certains objets ou d'animaux répugnants, suffisent pour la provoquer. Les causes physiques sont également nombreuses : le passage d'une pièce froide dans une pièce chaude, certaines odeurs fatigantes, une indigestion, les affections de l'estomac et du cœur, une abondante perte de sang. Les personnes très sanguines, de même que celles dont l'économie a été appauvrie par les souffrances ou l'abstinence, y sont également exposées.

288. Premiers secours. — Ouvrir largement les fenêtres et au besoin transporter le malade dans une cour, un jardin ou tout autre endroit frais et ombragé ; desserrer tous les vêtements susceptibles de gêner la circulation, ouvrir le col de chemise, dégager la ceinture. Cela fait, coucher immédiatement le malade, de tout son long, sur le sol, la tête basse, et lui projeter au visage quelques gouttes d'eau froide, sans l'inonder. Faire respirer — à distance — du vinaigre concentré, de l'ammoniaque ou de l'éther ; frapper vivement et fortement dans les mains. Ces moyens suffisent d'ordinaire, quand la syncope n'est pas prononcée.

Si la perte de connaissance se prolonge, frictionner les tempes et le front avec de l'eau vinaigrée, de l'eau sédative, ou de l'eau de Cologne étendue d'eau ; relever les jambes et le bas du tronc, de manière à faire affluer le sang vers la tête, faire sur les membres des frictions énergiques avec des flanelles chaudes, ou imbibées d'alcoolats aromatiques, entourer le corps de briques chauffées, de bouteilles d'eau chaude, appliquer un sinapisme ou des compresses d'eau chaude sur la région du cœur.

Éviter de mettre sur le visage ou d'introduire dans les narines rien qui puisse gêner la respiration.

Aussitôt que la coloration du visage indique le retour des fonctions ordinaires de la vie, relever les forces du malade en lui faisant boire un peu de vin chaud et sucré, ou une cuillerée de liqueur aromatique : chartreuse, élixir de Garus, etc., ou encore de l'eau de mélisse sur du sucre.

V. CONVULSIONS

289. Les convulsions se produisent chez les jeunes enfants, quelquefois subitement et sans cause connue, le plus souvent sous l'influence de la dentition ou des vers intestinaux, de la souffrance ou de l'émotion : elles peuvent dépendre encore de l'alimentation vicieuse de la nourrice ou marquer le début de diverses fièvres.

Dès le début de l'attaque, les yeux sont convulsés, c'est-à-dire qu'ils se portent vers le haut, de sorte que les paupières entr'ouvertes ne laissent voir que le blanc du globe oculaire. Souvent ils sont agités de mouvements saccadés et irréguliers qui les font loucher. Le visage grimace et se contracte, les lèvres écument. Les mains sont fermées avec force et tous les membres secoués de mouvements saccadés ; la tête est violemment rejetée en arrière ; la sensibilité et l'intelligence sont abolies.

Premiers secours. — Aussitôt que les convulsions se manifestent, faire prendre un bain de pieds d'eau salée et très chaude. On peut ajouter au bain un verre de vinaigre et 40 à 50 gr. de moutarde, qu'on délaie dans l'eau froide avant de la jeter dans le bain. Après 8 ou 10 minutes de bain, on couche l'enfant dans un lit bien chaud.

On appliquera aux mollets des cataplasmes sinapisés. On fera préparer un grand bain dans lequel on le laissera séjourner une heure. Si la dentition est cause de l'accident, on frottera les gencives avec le mélange suivant :

Prenez : Miel blanc. . . . . 10 grammes
Safran en poudre . . . . . 1 —

On donnera un quart de lavement additionné de 10 gr. de miel de mercuriale, ou d'une demi-cuillerée de sel.

VI. HYSTÉRIE

290. C'est une maladie assez commune chez les jeunes filles, plus rare chez les femmes et les jeunes gens : elle se manifeste par des convulsions qu'on désigne communément par l'expression « *attaque de nerfs* ». Elle est heureusement plus effrayante que dangereuse.

Les accès sont précédés de symptômes nerveux particuliers, tels que changement d'humeur, pesanteurs de la tête, penchant à la tristesse, rires et pleurs sans raison. Puis le visage se colore, les yeux s'égarent, la respiration devient difficile ; la malade pousse des cris, des sanglots, a des bâillements, des hoquets, des palpitations, éprouve un serrement de la gorge, et accuse la sensation d'une boule qui remonterait du bas-ventre jusqu'au cou et l'étoufferait. Il y a perte partielle de la parole et de l'intelligence, un délire incohérent ; les membres sont agités de mouvements désordonnés et de secousses successives ou partielles. Cependant le pouls reste calme. Peu à peu l'attaque diminue de violence, et le retour à la raison et au sentiment est marqué par un déluge de larmes.

Premiers secours. — On place la malade sur un lit assez éloigné du mur pour qu'elle ne puisse se blesser en s'agitant ; on desserre toutes les parties des vêtements qui pourraient gêner la circulation et la respiration, et on lui fait aspirer, à distance, les vapeurs de l'éther dont on a mouillé un coin de mouchoir. Les fenêtres doivent être ouvertes, pour laisser arriver dans la pièce l'air pur du dehors.

291. Quand la malade reprendra ses sens, on lui fera prendre quelques cuillerées de potion antispasmodique.

Prenez : Eau de tilleul.	120	grammes
Eau de fleurs d'oranger . .	10	—
Sirop diacode.	30	—
Éther	30	gouttes

Les soins devront être donnés par une autre femme, et on évitera la présence de nombreux témoins, les conversations et l'agitation.

VII. ÉPILEPSIE

292. Cette maladie se manifeste par des accès, dont la durée est variable, depuis quelques minutes jusqu'à plusieurs heures, mais dont le spectacle est effrayant. L'individu frappé subitement tombe en poussant un cri, il est comme foudroyé et s'affaisse sur place comme une masse inerte. La perte du sentiment et de l'intelligence est complète, la face est pâle. Après un court instant d'immobilité, les membres sont agités de violentes secousses,

le visage grimace, tiraillé en tous sens par des contractions incessantes ; la bouche se couvre d'écume, les mâchoires se ferment et s'entr'ouvrent convulsivement. Les mains sont violemment fermées, les *pouces en dedans* (fig. 107). Le pouls est presque toujours normal.

Après la cessation de l'accès, le malade garde, pendant un temps plus ou moins long, un état d'hébétude et de tristesse qui lui fait rechercher la solitude ; il éprouve en outre un profond accablement.

Quelques individus sont pris d'un délire furieux, contre lequel il est nécessaire de prendre des précautions.

Premiers secours. — Éloigner les curieux ; coucher le malade, la tête élevée ; desserrer le col et la ceinture ; ouvrir les fenêtres. Tous les soins consisteront à le garantir contre les chocs violents et les chutes, à faire rentrer la langue qui pourrait se trouver prise entre les dents et mordue. On attendra que l'accès cesse de lui-même.

Il est important de soustraire le malade à la vue des enfants et des personnes impressionnables, certains faits paraissant démontrer que le spectacle des accès favorise le développement de la maladie chez les sujets sains (1).

VIII. INDIGESTION

293. L'indigestion est, comme l'indique son nom, un accident subit qui met obstacle à la digestion ; il ne peut donc se produire qu'après les repas.

Les causes qui le provoquent sont de diverses natures : morales, physiques, mécaniques, quelquefois aussi elles dé-

(1) Voy. p. 314, *Contagion de l'imitation ou de la terreur : épilepsie.*

pendent de la nature et de la quantité des aliments absorbés.

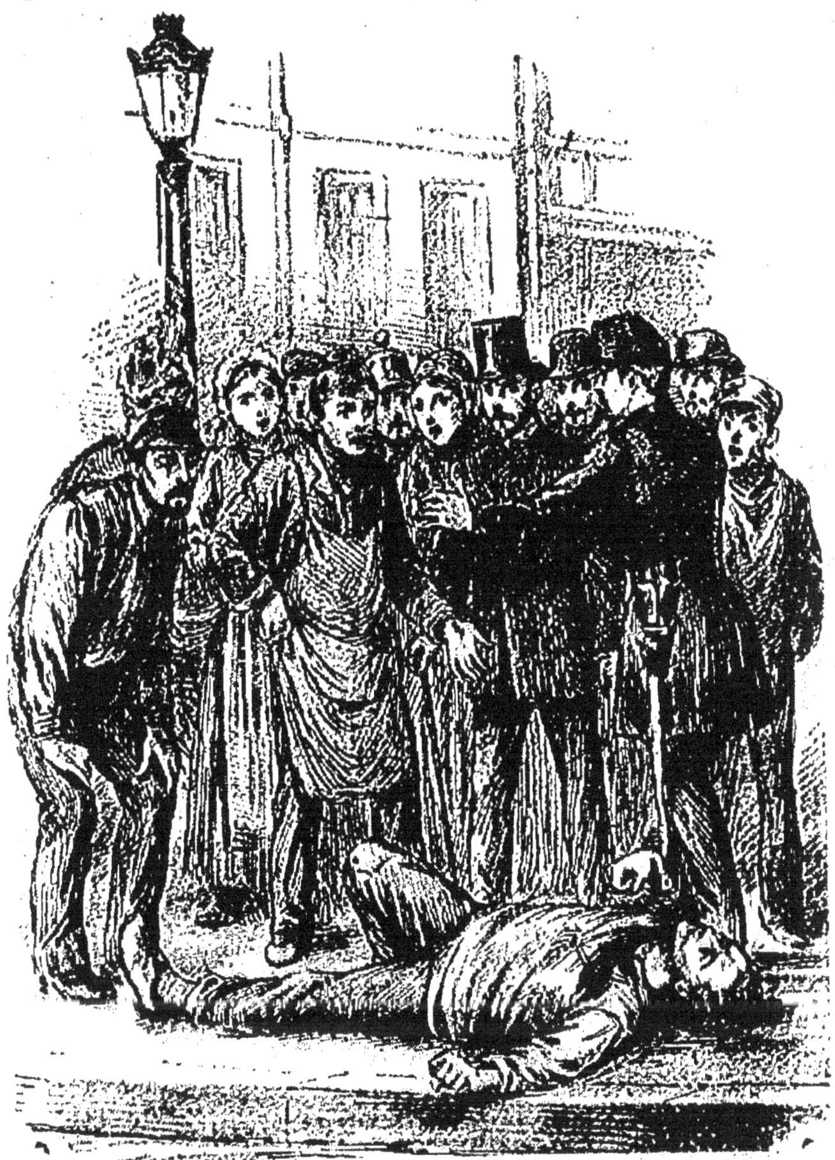

Fig. 107. — Épilepsie.

Parmi les causes morales, on doit noter le dégoût, la répugnance pour certains aliments, et les émotions imprévues ; parmi les causes physiques, le changement brusque de température, le cahotement d'une voiture, les ondulations d'un bateau, quelques exercices du corps, comme la valse, les chevaux de bois, l'escarpolette ; enfin l'usage du tabac auquel on n'est pas accoutumé, l'ingestion immodérée des glaces.

L'absorption d'une quantité énorme d'aliments ou de boissons, de substances, qui, par leur forme ou leur nature, ne sont pas alimentaires ; de fragments de substances véritablement alimentaires, mais de forte dimension et qui n'ont pas été mâchés, représente les causes mécaniques.

L'indigestion débute par un malaise, avec pesanteur de l'estomac et mal de tête ; puis surviennent des nausées, le hoquet, des rapports acides et enfin des vomissements, accompagnés souvent de diarrhée. Ces accidents ont de la gravité chez les convalescents, les enfants et les personnes dont la santé générale est mauvaise.

Premiers secours. — Faire boire une infusion aromatique : thé, tilleul, camomille, mélisse.

Si les nausées persistent, provoquer les vomissements en titillant la luette, ou par l'administration d'un vomitif. Faire coucher le malade et quand l'estomac sera débarrassé, lui donner une tasse d'infusion de feuilles d'oranger chaude et le laisser prendre du repos.

Pendant quelques jours, le soumettre à un régime alimentaire très modéré.

IX. ÉTRANGLEMENT INTESTINAL

294. Cette affection est ordinairement précédée de douleurs sourdes du ventre, avec des alternatives de diarrhée et de constipation. Quelquefois ces symptômes sont négligés par le malade ou manquent totalement. Alors l'affec-

tion prend d'emblée un caractère grave. Il y a constipation opiniâtre, ballonnement du ventre, avec tumeur appréciable ; vomissements d'abord bilieux, qui prennent ensuite l'odeur des matières fécales. En même temps, il y a de la fièvre.

Premiers secours. — Les soins d'un médecin sont indispensables ; mais, en attendant son arrivée, on pourra donner un demi-lavement avec 60 grammes d'huile d'olive et appliquer sur l'abdomen de larges cataplasmes arrosés de laudanum.

X. OBSTRUCTION INTESTINALE

C'est l'ensemble des symptômes qui résultent d'un obstacle au cours des matières intestinales.

Premiers secours. — Il faut proscrire les purgatifs, qui peuvent, dans certains cas, avoir des effets nuisibles ; il faut appeler un médecin le plus tôt possible.

XI. ODONTALGIE

205. L'odontalgie ou *rage de dents* est parfois si violente qu'il est nécessaire de soulager au moins les personnes qui en sont atteintes ; non pas qu'il y ait à redouter des complications graves, mais parce que le spectacle en est pénible pour les assistants et que le patient subit une véritable torture.

Premiers secours. — Introduire dans la cavité de la dent, que l'on trouve toujours avec un peu de soin, une petite boule de coton imprégnée de laudanum, de chloroforme, d'éther ou d'essence de girofles ; mettre du même côté, dans l'oreille, du coton trempé dans le laudanum ;

compresses de décoction de pavot autour de l'oreille et le long de la mâchoire.

Si la douleur résiste à ces moyens, essuyer avec soin au moyen de coton sec la petite cavité et y introduire une nouvelle boule de coton, sur laquelle on a laissé tomber une ou deux gouttes de créosote. Éviter avec soin de toucher les lèvres et les gencives, la créosote y faisant de véritables brûlures.

Bain de pied sinapisé.

XII. CHOLÉRA

296. Le choléra est surtout une maladie épidémique et on sait combien il est meurtrier. Cependant on constate quelques cas isolés pendant les grandes chaleurs et généralement moins funestes. Ceux-ci sont ce qu'on appelle le *choléra sporadique*.

Les symptômes, qui se montrent souvent tout à coup au milieu de la nuit, consistent en malaises, envies de vomir, bientôt suivis de vomissements répétés et abondants de matières liquides et bilieuses; aussitôt se produisent des selles copieuses, très liquides, ressemblant à de l'eau de riz ; les mollets sont envahis par les crampes, le ventre est tendu, contracté, la voix presque éteinte.

Le *choléra épidémique* est toujours précédé par un dérangement de corps, qu'on appelle la *diarrhée prémonitoire*, et ce fait est tellement constant qu'il faut toujours soigner activement une diarrhée qui se manifeste en temps de choléra. Elle est accompagnée de malaises, de faiblesse, d'embarras d'estomac avec perte de l'appétit; puis viennent des nausées et même des vomissements, et des gargouillements du ventre. La langue est blanche et la soif vive.

Quand on n'a pas réussi à enrayer les accidents, les symptômes s'aggravent et deviennent ceux du véritable choléra. Les vomissements et les selles sont plus fréquents ; les matières rendues, blanchâtres, d'une odeur fade, sont mélangées de matières floconneuses, granuleuses et ressemblent, en un mot, à l'eau de riz. La langue est froide, livide, violacée ; la soif excessive ; le malade est tourmenté par des hoquets et des éructations. Le ventre est déprimé, douloureux ; le pouls petit, filiforme.

La respiration est pénible et l'haleine froide, à odeur nauséeuse. Le malade n'urine plus ; il se plaint de crampes violentes et douloureuses. La physionomie est très altérée, presque cadavérique, l'amaigrissement considérable, les yeux caves, les membres glacés ; la peau est tantôt sèche et rude, tantôt couverte d'une sueur visqueuse.

Premiers secours. — Contre la diarrhée prémonitoire, on recommandera la diète et le repos ; on fera prendre l'eau de riz en boisson et en lavements, par petites quantités à la fois. Aux lavements on ajoutera une cuillerée d'amidon cru en poudre et 8 ou 10 gouttes de laudanum. Le malade les conservera aussi longtemps que possible. Sur les membres, on fera des frictions avec des liquides alcooliques : alcool camphré, eau de Cologne, baume de Fioravanti, eau sédative.

Quelques médecins préconisent l'usage exclusif de l'eau fraîche en boisson, qui réussit assez souvent.

Contre le choléra confirmé, les premiers moyens à employer ne diffèrent pas de ceux qui conviennent dans la diarrhée prémonitoire ; on y joindra un bain de jambes additionné de sel ou de farine de moutarde. On combattra le refroidissement par des briques chauffées, des bouteilles d'eau chaude, des sachets de sable placés tout autour de lui, par des frictions alcooliques générales, enfin par un grand bain, dans lequel on aura délayé un kilogramme de farine de moutarde. On promènera des sinapismes sur les membres, le ventre, le creux de l'estomac.

Les boissons consisteront en infusion de plantes aromatiques, camomille, menthe, mélisse, thé, café, par petites quantités à la fois ; de temps à autre, on donnera de petits morceaux de glace qui modèrent les vomissements. On pourra administrer une limonade à l'acide lactique :

Acide lactique.	12 grammes
Sirop de sucre	90 —
Alcoolat de citron.	2 —
Eau.	1000 —

Le tout en attendant l'arrivée du médecin, qu'il faut appeler au plus vite et qui dirigera le traitement ultérieur

Comme mesures prophylactiques, en temps de choléra, ne boire que de l'eau bouillie, faire bouillir le lait, proscrire les légumes et les fruits crus.

XIII. ALIÉNATION MENTALE

207. *L'aliénation mentale* ou *folie* se déclare parfois subitement, soit qu'elle dépende d'une maladie du cerveau, soit qu'elle soit la conséquence de préoccupations morales impérieuses, auxquelles la malheureuse victime n'a pu se soustraire, et qui finissent par troubler sa raison. On la reconnaît aux actes étranges, au langage incohérent du malade, aux hallucinations dont il est l'objet.

Tantôt les facultés sont exaltées comme dans la manie, tantôt elles sont déprimées, inertes, affaissées pour ainsi dire, comme dans la mélancolie, de sorte qu'il ne faut pas attendre pour déclarer une personne atteinte de folie, que

ses paroles et ses gestes présentent une exaltation qui
peut-être ne paraîtra jamais ; elle est aliénée au moment

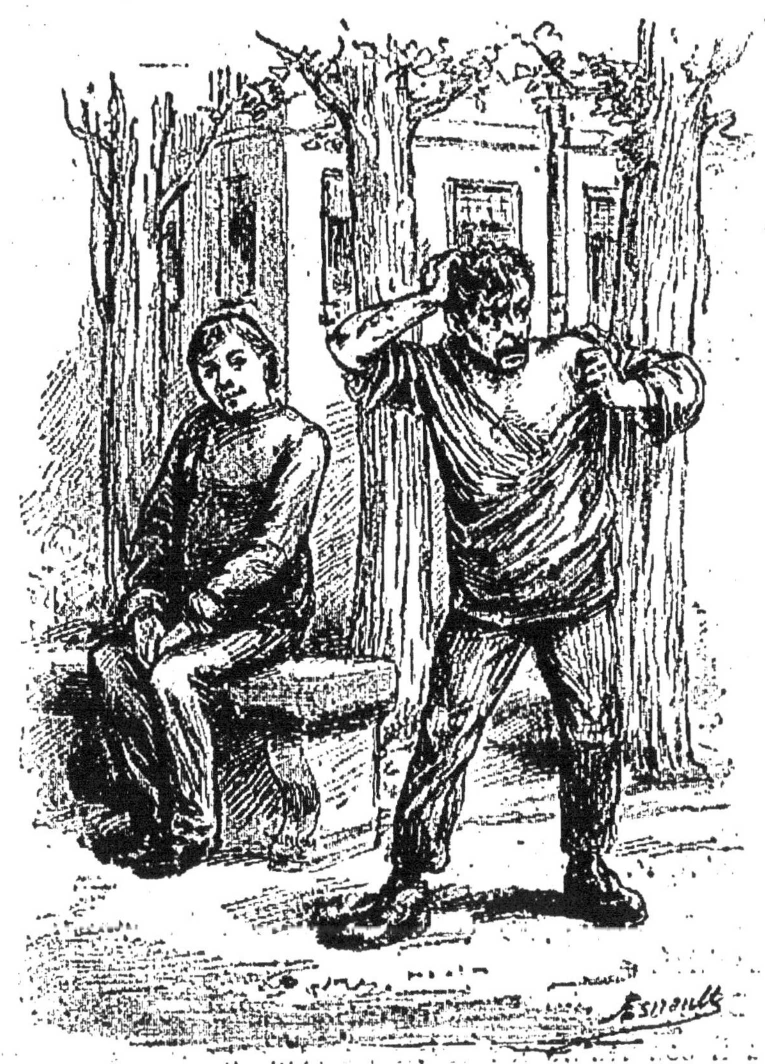

Fig. 108. — Fou tranquille et fou furieux.

où ses idées sont incohérentes, en désaccord avec la réalité
des choses auxquelles elles s'appliquent, même si cette
personne est parfaitement calme (fig. 108).

Quelle que soit la conduite que tienne un fou, c'est un malade, qui n'est pas responsable de ses actions, même les plus criminelles ; et, s'il convient de le mettre dans l'impossibilité de faire le mal, il serait injuste de se livrer contre lui à une répression violente et de le traiter comme un coupable.

Premiers secours. — En général on persuadera facilement l'aliéné de faire ce que l'on désire, en entrant, dans ses vues, en acceptant ses idées et en lui offrant de l'aider à accomplir ce qu'il médite.

S'il est hors de son domicile et qu'on sache par lui ou autrement le lieu qu'il habite, on devra trouver quelque moyen de le faire consentir à rentrer chez lui ; sinon, de le mener, sans qu'il sans doute, au plus prochain bureau de police.

Contre le délire furieux, on fera usage de la camisole de force, qui, sans être un moyen inhumain, assure cependant la sécurité des assistants ; faute de mieux, on assujettira les poignets à quelque distance l'un de l'autre au moyen d'un mouchoir roulé, tandis qu'un autre mouchoir passé dans les coudes et noué sur le dos maintiendra les bras près du corps en séparant les mains. Les pieds, s'il devient nécessaire de les entraver, seront également réunis par un mouchoir roulé et disposé en 8 au-dessus des chevilles.

Dans cet état, le malheureux pourra être transporté où il conviendra et recevoir les soins nécessités par son état.

CINQUIÈME PARTIE

PREMIERS SYMPTOMES DES MALADIES CONTAGIEUSES QUI PEUVENT ATTEINDRE LES JEUNES ENFANTS (1)

Les maladies contagieuses qui peuvent atteindre les enfants reçus dans les salles d'asile et les écoles primaires ne revêtent point toujours, dès leur origine et à une époque où elles peuvent déjà se transmettre, des caractères tranchés, même pour le médecin le plus instruit et le plus expérimenté. Il est par suite impossible, par une courte description, de les rendre, facilement reconnaissables pour des personnes éclairées et intelligentes, sans doute, mais peu familiarisées avec l'observation médicale. Mais la plupart d'entre ces maladies, et celles en particulier dont il est le plus nécessaire de préserver les enfants, en raison de la rapidité de leur marche et de leur puissance de diffusion, présentent heureusement, à leur début, des caractères communs qui, à défaut d'un diagnostic précis, permettront de faire reconnaître l'opportunité de l'isolement des enfants qui en sont atteints.

(1) Instruction demandée au Conseil d'hygiène publique et de salubrité du département de la Seine par M. le Préfet de la Seine, rédigée par M. le D' Delpech, membre de l'Académie de médecine, et approuvée par le Conseil dans sa séance du 28 août 1879.

Les maladies contagieuses peuvent, en effet, être rangées en deux classes : *celles qui s'accompagnent de fièvre et celles dans lesquelles la série de symptômes qui constitue la fièvre n'existe point.*

Or, les maladies éruptives, qui tiennent, comme fréquence et comme gravité, le premier rang parmi les maladies contagieuses propres à l'enfant, sont des maladies fébriles ; on aura donc rempli, pour la grande part, le but proposé, c'est-à-dire la préservation, en éloignant de la classe ou de la salle d'asile, et en maintenant chez ses parents tout enfant atteint de fièvre.

Cette mesure, prise d'une manière générale et dans les cas mêmes où il ne s'agirait point d'une affection démontrée contagieuse par la suite des faits, n'a aucun inconvénient. L'enfant fébricitant est peu apte au travail, il ne profiterait point de sa présence à la classe, et, de plus, la fièvre, quelle qu'en soit la cause, exige, avant tout, du repos, une température modérée et constante, et un régime spécial. Elle ne peut que s'aggraver par la fatigue qui résulterait des allées et venues de l'enfant, exposé de plus aux intempéries des saisons.

Tout enfant atteint de fièvre sera donc éloigné de ses condisciples et avec plus de soin que jamais dans les moments où règnent les fièvres éruptives. La fièvre dont il est frappé est-elle éphémère, dépend-elle d'une indisposition sans gravité, l'enfant reviendra promptement à l'école ; est-elle le premier symptôme d'une maladie sérieuse et durable, on l'aura placé dans les circonstances les plus favorables à sa guérison ; est-elle enfin contagieuse, on en aura préservé les autres enfants en lui étant utile à lui-même.

L'existence de la fièvre chez les enfants qu'ils dirigent

doit donc être pour les instituteurs, les institutrices et les directrices, l'objet d'une recherche attentive, lorsqu'ils se plaignent d'une indisposition.

Or, s'il est parfois difficile de constater certains caractères de la fièvre, son existence même est en général facilement reconnue par des personnes même étrangères à la médecine.

L'augmentation de la température du corps, l'accélération du pouls, en sont les principaux caractères.

L'augmentation de la chaleur se perçoit par l'application de la main sur la peau du malade et en particulier sur celle de la poitrine, de l'aisselle et souvent de la face et du front. L'accélération du pouls ne peut se constater exactement qu'au moyen de la montre; mais il est possible, avec un peu d'habitude, de se rendre compte d'une manière approximative de sa fréquence plus grande et de sa dureté plus prononcée.

A ces deux signes de la fièvre, il faut joindre les frissons ou la sueur, la soif plus vive, le manque d'appétit, la langue plus ou moins blanche, ou rouge et sèche, la coloration du visage, l'éclat exagéré ou l'alanguissement des yeux, le malaise général, la courbature, le mal de tête, l'abattement intellectuel ou l'excitation et le délire. Ces caractères, ou plusieurs d'entre eux, diversement groupés et d'une intensité variable, ne laisseront cependant en général aucun doute sur la présence d'un état fébrile.

L'enfant renvoyé dans sa famille ou qui aura été retenu malade pendant plus d'une semaine par la volonté de ses parents, devra, pour rentrer à la classe, présenter une autorisation signée par le médecin inspecteur.

Tout importantes qu'elles sont, les considérations qui précèdent resteraient insuffisantes, même en ce qui concerne les maladies contagieuses fébriles, si les principaux symptômes de celles-ci n'étaient point indiqués. C'est à cet examen que nous allons nous livrer.

Il ne faut jamais se fonder sur la légèreté d'un cas de maladie contagieuse pour attacher moins d'importance à l'empêcher de se propager. Ce raisonnement, que l'on fait généralement, est tout à fait erroné, l'affection la plus légère, manifestée chez un premier enfant, pouvant, chez un autre, développer la plus grave maladie.

Les *fièvres éruptives* sont le type des maladies contagieuses fébriles de l'enfance; elles comprennent quatre maladies bien connues :

La *variole* ou *petite vérole ;* la *varicelle* ou *petite vérole volante ;* la *rougeole ;* la *scarlatine.*

Nous en rapprocherons les *oreillons,* qui leur ressemblent par quelques-uns de leurs caractères, quoiqu'ils ne s'accompagnent pas d'éruption.

En second lieu viendront :

La *stomatite ulcéreuse ;* l'*angine couenneuse* ou *diphtéritique* et le *croup ;* la *dysenterie ;* la *fièvre typhoïde,* affections qui ont pour siège principal les *voies digestives.*

Puis viendront : la *coqueluche,* qui atteint les *voies respiratoires ;* les *inflammations contagieuses des yeux ;* l'*ophtalmie catarrhale ;* l'*ophtalmie purulente.*

Au dernier rang seront placées les *affections parasitaires :* la *gale,* affection parasitaire animale.

Et les *teignes,* dues à des *parasites végétaux :* la *teigne faveuse* ou *teigne proprement dite ;* la *teigne tonsurante ;* la *teigne décalvante* ou *pelade.*

Comme appendice, viendra une névrose (l'*épilepsie*) qui, chez les enfants en particulier, se développe assez fréquemment sous l'influence de la terreur causée par la vue d'une attaque épileptique. C'est là encore un genre de contagion.

I. FIÈVRES ÉRUPTIVES

Variole ou petite vérole

Maladie très rare dans les asiles et écoles, où le certificat de vaccine est exigé, et où les enfants n'ont pas, pour la plupart, atteint l'âge auquel la vaccine a perdu une partie de sa puissance préservatrice.

La variole débute par de la fièvre, des vomissements, des douleurs de reins.

Après deux jours au moins et trois jours au plus, éruption commençant par la face, constituée par des taches plus ou moins nombreuses, d'abord à peine saillantes, puis se transformant en pustules qui présentent à leur centre une dépression en forme d'ombilic. Elles se terminent par des croûtes qui devront avoir complètement disparu avant la rentrée de l'enfant, qui devra en outre avoir été baigné deux ou trois fois.

Toutes les fois qu'un instituteur pourra faire revacciner ceux de ses élèves qui ont dépassé la dixième année, il devra en saisir l'occasion. En temps d'épidémie de variole, cette précaution est de la plus haute importance.

L'opinion assez répandue que, pendant les épidémies, la vaccine favorise le développement de la variole, est absolument erronée.

Précautions à prendre concernant la variole (1).

Mesures de désinfection. — Le meilleur mode de désinfection des objets qui ont été en contact avec un varioleux consisterait à les maintenir quelques heures dans une étuve à 115° environ. Si cette mesure ne peut être prise, on procédera comme il est dit ci-après.

Tous les linges seront submergés dans de l'eau additionnée soit de chlorure de zinc, soit de sulfate de cuivre, soit de sulfate de zinc.

Dès que la chambre aura été évacuée, on allumera du feu dans la cheminée et on y brûlera tous les papiers, vieux linges, mauvais vêtements et autres objets de peu de valeur ayant pu être souillés ; les balayures et les papiers de tenture qui auraient été arrachés seront détruits par le feu et non jetés aux ordures.

Puis, on fermera cheminée, fenêtres et autres ouvertures. Au milieu de la chambre, encore pourvue des meubles, des matelas et de la literie, on déposera sur un lit de sable une terrine contenant quelques charbons allumés, sur lesquels on mettra une quantité de fleur de soufre proportionnelle à la capacité de la pièce (30 grammes par mètre cube). La porte sera alors fermée.

La chambre restera hermétiquement close vingt-quatre heures, puis elle sera largement aérée par l'ouverture des fenêtres, et elle ne pourra être habitée de nouveau que quelques jours après sa désinfection.

Transport des malades à l'hôpital. — Le transport des malades à l'hôpital ne devra être fait que dans les voitures spéciales que la Préfecture de police met gratuitement à la disposition du public. Pour obtenir l'envoi à domicile d'une de ces voitures, il suffit de remettre, au commissariat de police du quartier, un certificat médical constatant la nature de la maladie, et d'indiquer le nom et la demeure du malade à transporter. Le transport peut se faire à toute heure, de jour et de nuit (2).

(1) Instruction du Conseil d'hygiène et de salubrité de la Seine.
(2) Voir p. 320 la circulaire relative aux transports.

Mesures prophylactiques. — Les habitants de la maison contaminée par la variole et autant que possible, même les habitants voisins, sont invités à se faire vacciner, s'il y a plus de dix ans qu'ils n'ont été soumis à la vaccination. Cette opération ne présente aucun danger pour la santé, même en temps d'épidémie.

Varicelle ou petite vérole volante.

Maladie sans gravité, précédée quelquefois, mais non constamment, par de la fièvre.

Caractérisée par le développement de bulles de la grosseur d'un petit pois, remplies d'un liquide transparent comme de l'eau claire et qui devient plus tard louche ou sanguinolent, et se terminant par des croûtes.

Ces bulles sont précédées par une tache rosée. Elles se montrent par poussées successives, surtout vers le soir, en s'accompagnant en général d'un léger accès de fièvre.

On reconnaît la varicelle lorsqu'il n'existe qu'un petit nombre de bulles mal caractérisées sur le corps, et en ce qu'il existe toujours dans les cheveux des bulles ou des croûtes.

Rougeole.

Au début : malaise, fièvre, éternuements, larmoiement, rougeur des yeux, toux bruyante ; plus rarement saignements de nez, diarrhée passagère.

Après trois ou quatre jours, quelquefois beaucoup plus tôt, apparition au menton et sur la face de petites taches roses irrégulières, en général un peu saillantes, qui gagnent bientôt le corps en proportions variables, et qui peuvent devenir assez abondantes pour le couvrir complètement en laissant entre elles de petites portions de peau plus ou moins pâles et de forme irrégulière.

Pour les petits malades *conservés chez leurs parents* et garantis des refroidissements, la rougeole, qui est une maladie contagieuse, est en général bénigne.

Précautions à prendre contre la rougeole (1).

La rougeole est une maladie essentiellement contagieuse.

Elle l'est surtout dans les quelques jours qui précèdent l'éruption, alors que l'enfant a les yeux rouges et larmoyants, qu'il tousse et est enchifrené. Ce fait explique la facilité avec laquelle la rougeole se propage dans toutes les agglomérations d'enfants : asiles, écoles, pensions, jardins publics, etc.

C'est une erreur de croire qu'elle est salutaire et toujours bénigne.

On ne connaît jusqu'à ce jour aucun moyen de prévenir sûrement la rougeole.

Mesures de préservation. — 1º Le seul mode de préservation efficace est l'isolement complet des enfants malades ou, ce qui est encore préférable, l'éloignement des enfants bien portants.

Cet éloignement est indispensable pour les enfants de moins de cinq ans, parce que chez eux la maladie est ordinairement plus grave.

Il devra durer au moins trois semaines à partir du moment où l'éruption a été constatée.

2º Avant de laisser rentrer les enfants bien portants, on devra procéder à la désinfection de la chambre du malade.

A cet effet, après avoir fermé toutes les ouvertures, on placera sur un lit de sable une quantité de fleurs de soufre proportionnelle à la capacité de la pièce (20 grammes par mètre cube). On versera sur ce soufre une petite quantité d'alcool que l'on enflammera avant de sortir de la chambre.

Les matelas seront ouverts et laissés dans la chambre pendant la fumigation.

Les vêtements, linges, draps et couvertures ayant servi au malade seront désinfectés à l'aide d'une solution contenant,

(1) Instruction du Conseil d'hygiène et de salubrité de la Seine.

par litre d'eau, 50 grammes de chlorure de zinc ou de sulfate de cuivre.

3⁰ Avant d'envoyer de nouveau à l'école les enfants qui ont eu la rougeole, il faudra laisser écouler un intervalle d'au moins trois semaines à partir du début de l'éruption ; mais il sera nécessaire de leur faire prendre auparavant un bain savonneux, ce qui ne peut avoir lieu que si le catarrhe bronchique a tout à fait disparu.

NOTA. — Nous rappelons qu'à Paris les familles qui désirent faire soigner leurs enfants à l'hôpital doivent — dans l'intérêt du malade et pour éviter toute propagation de la maladie par les voitures publiques — s'adresser au commissariat de police de leur quartier ; il sera mis gratuitement à leur disposition, sur le vu d'un certificat de médecin, une voiture pour le transport.

Scarlatine.

Début : malaise extrême, fièvre intense, peau sèche et brûlante, mal de gorge, vomissements.

Très rapidement, parfois en même temps que le premier malaise et même avant, le plus souvent à la fin de la journée, chez un enfant jusqu'alors bien portant qui rentre de dehors, par exemple, apparition subite d'une éruption tantôt générale, tantôt disposée par plaques, sur différents points du corps, à la face, à la partie interne des cuisses, aux aines, aux articulations. Cette éruption est d'une rougeur framboisée, uniforme au premier aspect, mais constituée, à un examen attentif, par un nombre énorme de petits points rouges dont un certain nombre sont plus saillants, acuminés, et se transforment souvent en petites vésicules miliaires.

Très souvent, la pression des articulations, de celles des poignets en particulier, permet de constater l'existence de douleurs à forme rhumatismale.

Aucune maladie n'est d'ailleurs moins semblable à elle-même que la scarlatine; tantôt d'une bénignité extrême, tantôt d'une gravité terrible, elle est parfois si fugace qu'on n'a le droit d'affirmer son existence qu'à l'époque où l'épiderme s'enlève par larges plaques, surtout aux pieds et aux mains.

Elle est extrêmement contagieuse, et, tandis que, après avoir pris un bain, un enfant convalescent de rougeole peut sans danger être mis en contact avec ses camarades, il faut au moins six semaines pour épuiser la puissance de propagation de la scarlatine.

Oreillons.

Après les fièvres éruptives, il faut placer, parmi les maladies contagieuses les plus fréquentes de l'enfance, les oreillons qui s'en rapprochent par quelques caractères.

Début tantôt soudain, tantôt précédé de quelques jours de malaise et même de fièvre parfois très vive.

Puis, sentiment de gêne vers l'articulation de la mâchoire, bientôt suivi d'un gonflement souvent très volumineux, plus ou moins tendu, donnant l'idée d'une fluxion, dont il diffère par l'absence de toute douleur dentaire et en ce qu'il tend à gagner d'une manière plus marquée le cou, soit en arrière, soit au-dessous de la mâchoire.

Rarement les deux côtés sont pris à la fois, un seul peut rester atteint, mais le plus souvent, tous deux le sont successivement.

Assez fréquemment encore, un gonflement semblable envahit tout à coup d'autres points du corps et en particulier les organes génitaux.

II. MALADIES CONTAGIEUSES AYANT LEURS PRINCIPAUX SYMPTOMES VERS LES VOIES DIGESTIVES

Dans la bouche et dans l'arrière-gorge peuvent se développer deux maladies éminemment contagieuses : la *stomatite ulcéreuse* et l'*angine diphthéritique* ou *angine couenneuse*.

Stomatite ulcéreuse.

Elle est quelquefois précédée par un malaise, le plus ordinairement sans fièvre. Elle se caractérise par le développement, sur le bord des gencives et souvent aussi à l'intérieur des joues, des lèvres et sur le voile du palais, d'ulcérations grisâtres, saignantes, qui tendent à gagner en étendue et en profondeur.

Elle s'accompagne d'ailleurs d'une fétidité extrême de l'haleine, qui appelle suffisamment l'attention.

Angine diphtéritique ou couenneuse.

Maladie terrible et éminemment contagieuse, qui reconnaît pour cause le *bacille de la diphtérie* ou *bacille de Lœffler*.

Elle consiste dans le développement à l'arrière-gorge, et spécialement au début, sur les amygdales, d'une couenne ou concrétion grise ou blanchâtre, quelquefois noircie par du sang altéré, et qui tend à gagner les parties voisines et en particulier le larynx où elle constitue le croup.

Son début est très insidieux : un peu de gêne en avalant, un léger enrouement sont souvent les seuls symptômes appréciables. Aussi, toutes les fois qu'un enfant les présente, faut-il regarder l'arrière-gorge avec soin, en abaissant la langue avec une cuiller, pour isoler et soigner, dès l'abord, les enfants qui, sous les apparences d'un simple mal de gorge, seraient atteints de diphtérite. Souvent, dès cette époque, on trouve en arrière de l'angle de la mâchoire des glandes engorgées et, dans les cas les plus graves, un gonflement très accentué de cette région et des parties voisines du cou.

L'enfant porte violemment les mains au-devant de son cou comme pour en arracher quelque chose qui l'étouffe (fig. 109).

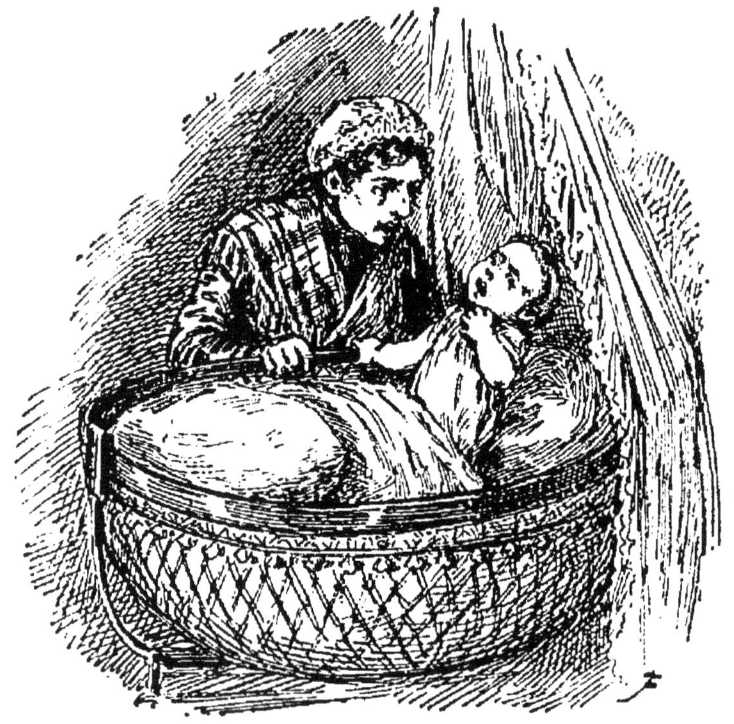

Fig. 109. — Le croup.

Assez ordinairement un enchifrènement du nez avec écoulement plus ou moins abondant, indice de l'envahissement des fosses nasales par les fausses membranes, a précédé tous les symptômes.

L'angine couenneuse précède presque toujours le *croup* ou *laryngite diphtéritique*. En effet, il est rare que le larynx soit envahi d'emblée par les fausses membranes. Développées dans l'arrière-gorge, elles descendent vers les voies respiratoires qu'elles ferment en produisant l'asphyxie.

Le traitement par le sérum de Roux ou sérum antidiphtérique sera entre les mains du médecin une arme très efficace, qu'il ne faut pas hésiter à employer même en cas de simple présomption, car on ne saurait, surtout chez l'enfant, prendre trop de précautions dans une affection qui évolue si rapidement.

Il ne faut pas confondre le *croup*, maladie lente et progressive, avec le *faux croup*. Celui-ci débute subitement, en général vers le milieu de la nuit, chez un enfant presque oujours bien portant pendant la journée précédente. Il se manifeste par une toux très bruyante, tandis que celle du croup est éteinte. La voix est presque toujours assez claire, tandis qu'elle est rauque et voilée dans le croup. Il n'existe ni fausses membranes dans l'arrière-gorge, ni glandes en arrière de la mâchoire. Le faux croup est généralement sans gravité ; il n'est pas contagieux.

Précautions à prendre contre la diphtérie (1).

La diphtérie est une affection éminemment contagieuse.

Toute relation des enfants avec des diphtériques doit être évitée.

Il est très important de surveiller attentivement le début

(1) Instruction du Conseil d'hygiène et de salubrité de la Seine (9 mai 1884).

de tout mal de gorge. Il importe, surtout en temps d'épidémie, de nourrir les enfants aussi bien que possible, et de ne pas les soumettre à l'action prolongée du froid humide.

Conduite à tenir quand un cas de diphtérie se déclare dans une famille. — 1° Il est indispensable d'éloigner immédiatement toute personne qui ne concourt pas au traitement du malade et surtout les enfants.

2° Les personnes qui soignent le malade éviteront de l'embrasser, de respirer son haleine, et de se tenir en face de sa bouche pendant les quintes de toux.

Si ces personnes ont des crevasses ou de petites plaies, soit aux mains, soit au visage, elles auront soin de les couvrir de collodion.

Elles se nourriront bien et devront sortir plusieurs fois dans la journée au grand air. Elles prendront la précaution de se laver préalablement le visage et les mains avec de l'eau renfermant, par litre, 10 grammes d'acide borique ou 1 gramme d'acide thymique.

Enfin, elles éviteront de séjourner nuit et jour dans la chambre du malade.

3° A Paris, les familles qui désirent faire soigner leurs enfants à l'hôpital s'adresseront au Commissariat de police de leur quartier, et il sera mis gratuitement à leur disposition, sur le vu d'un certificat de médecin, une voiture pour le transport.

Mesures de désinfection. — 1° Les matières rendues à la suite de quintes de toux ou de vomissements seront désinfectées à l'aide d'une solution contenant, par litre d'eau, 50 grammes de chlorure de zinc ou de sulfate de cuivre.

Les linges, vêtements, etc., souillés par le malade, seront immédiatement lavés avec une de ces solutions, puis plongés dans l'eau maintenue bouillante pendant une heure au moins.

Les cuillers, tasses, verres, etc., ayant servi au malade, devront, aussitôt après, être plongés dans l'eau bouillante.

2° Quelle que soit l'issue de la maladie, la désinfection de la chambre est indispensable. On fera des fumigations de la manière suivante :

Après avoir fermé toutes les ouvertures, on placera sur un

lit de sable une terrine contenant des charbons ardents, sur lesquels on mettra une quantité de soufre concassé, proportionnelle à la capacité de la pièce (20 grammes par mètre cube).

La chambre restera close pendant vingt-quatre heures, puis sera largement aérée. Les matelas seront ouverts et laissés dans la chambre pendant la fumigation.

Les vêtements, linges, draps et couvertures ayant servi au malade seront désinfectés, avant d'être envoyés à la lessive, avec une des solutions indiquées précédemment.

A Paris, pour être réadmis à l'école, les enfants qui ont été atteints de diphtérie doivent être munis d'un certificat de guérison signé par le médecin-inspecteur et, en outre, d'une attestation, délivrée par le service bactériologique de Paris, constatant qu'ils ne portent plus de bacilles de Loeffler (1).

Dysenterie.

La dysenterie peut être contagieuse.

Dans la dysenterie, les besoins d'aller à la garde-robe sont fréquents, quelquefois incessants ; mais, avec des efforts considérables, l'enfant ne rend que des glaires, souvent teintes de sang et chaque fois en petite quantité.

Il sera, dès l'abord, nécessaire d'empêcher l'enfant de se rendre aux cabinets d'aisance fréquentés par ses camarades. D'ailleurs, les coliques et le malaise le forceront bientôt à abandonner l'école.

Il ne faut pas confondre la dysenterie avec la *diarrhée*, qui est caractérisée par l'expulsion plus ou moins fréquente de selles liquides.

Fièvre typhoïde.

La fièvre typhoïde se placerait naturellement après les fièvres éruptives et les oreillons.

(1) Circulaire préfectorale du 16 avril 1896.

Mais, comme il s'agit ici non pas de classification dogmatique, mais de simples notions pratiques, elle a été placée parmi les affections qui frappent spécialement les organes de la digestion.

Elle débute rarement d'une manière brusque. Les enfants perdent l'appétit et les forces, ils sont fatigués et abattus. Bientôt il se manifeste de la fièvre, un mal de tête intense, de l'obtusion de l'intelligence, de la dureté d'oreille et des bourdonnements, des vertiges, de la difficulté à se tenir debout, le plus souvent des saignements de nez, puis des coliques et de la diarrhée, de la douleur et de la tuméfaction du ventre; la langue est sale, souvent rouge à la pointe et sur les bords ; mais déjà l'enfant a dû quitter l'école et a cessé d'être un danger pour ses condisciples.

Précautions à prendre concernant la fièvre typhoïde (1).

Lorsqu'un malade est reconnu atteint de la fièvre typhoïde, il convient de prendre les mesures hygiéniques suivantes :

1o *Isolement.* — Le malade doit être isolé, autant que possible, des autres habitants de la maison.

Si le local ne permet pas un isolement suffisant, il est préférable de transporter le malade à l'hôpital.

Si le malade reste dans son domicile, les personnes nécessaires pour lui donner des soins doivent seules pénétrer dans sa chambre, dont l'entrée est très sévèrement interdite aux enfants et aux jeunes gens.

Les personnes soignant le malade feront bien de se laver à l'eau phéniquée (10 grammes par litre d'eau).

2o *Aération de la chambre.* — La chambre doit être facile à aérer. Les tentures, rideaux et tapis doivent en être retirés. Le lit doit, autant que possible, être placé au milieu de la chambre.

(1) Instruction du Conseil d'hygiène et de salubrité de la Seine (19 octobre 1882).

3° *Désinfection des déjections.* — Toutes les déjections du malade, avant d'être portées de la chambre aux latrines, doivent être désinfectées au fur et à mesure par une solution de chlorure de zinc (50 grammes par litre d'eau).

Cette solution sera également employée à laver largement les latrines chaque fois que des déjections y seront jetées.

4° *Désinfection des vêtements.* — Tous les vêtements de corps, tous les linges de literie ayant servi au malade doivent, avant leur enlèvement de la chambre, être plongés dans une solution d'acide phénique (20 grammes par litre d'eau); ils seront immédiatement donnés au blanchissage.

5° *Assainissement de la chambre.* — Lors du départ ou de la guérison du malade, on placera dans la chambre, sur un lit de sable, une terrine contenant quelques charbons allumés, sur lesquels on mettra une quantité de soufre concassé proportionnelle à la capacité de la pièce : 20 grammes par mètre cube. La chambre restera fermée vingt-quatre heures.

Passé ce délai, les objets de literie et vêtements contenus dans cette chambre devront être nettoyés avec le plus grand soin.

La chambre sera lavée ou lessivée à l'eau phéniquée (20 grammes par litre d'eau).

La chambre ne sera réhabitée qu'après avoir été aérée pendant au moins une semaine.

III. COQUELUCHE

Parmi les affections qui frappent spécialement les *voies respiratoires*, il en est une, la coqueluche, qui se propage par contagion avec une grande puissance. Elle est malheureusement difficile à distinguer à son origine qui est celle d'un simple rhume avec enrouement. Toutefois, la toux a tendance à se produire par quintes isolées et avec plus de fréquence la nuit que le jour. Une ou plusieurs semaines peuvent se passer dans cette incertitude, puis la coqueluche se manifeste avec tous ses symptômes.

Elle procède alors par accès ou quintes, plus nombreuses la nuit que le jour, et entre lesquelles, à moins de complications, la toux est nulle ou à peu près nulle.

La quinte débute en général par un sentiment de malaise pendant la durée duquel l'enfant lutte contre la toux qui va éclater, puis, tout à coup, celle-ci se déclare par des secousses rapides, se succédant sans interruption et se perpétuant jusqu'à rendre la suffocation imminente.

A ce moment quelques efforts d'inspiration se produisent, ils sont suivis d'une inspiration sifflante, presque convulsive, à laquelle on donne le nom de *reprise* et qui est encore suivie souvent de quelques secousses de toux.

Ordinairement, après un moment de repos, il se développe une seconde quinte, plus faible que la première et plus courte, après laquelle l'enfant expectore une masse plus ou moins considérable de mucosités épaisses qui sont en partie rejetées au dehors, en partie avalées. Souvent il rejette en même temps les aliments contenus dans l'estomac. L'expectoration, qu'elle se montre après une seule quinte ou seulement après la seconde, met fin à l'accès, après une durée de 15 secondes à 1 minute environ.

La coqueluche, surtout chez les jeunes enfants, se complique souvent d'accidents graves et même mortels ; il faudrait donc isoler immédiatement ceux qui en sont atteints, même à un degré très léger.

Précautions à prendre contre la coqueluche (1)

La coqueluche est très grave pour les enfants de moins de deux ans ou affaiblis par n'importe quelle cause.

Cette maladie est contagieuse.

____

(1) Instruction du Conseil d'hygiène et de salubrité de la Seine.

Mesures de préservation. — Il convient d'isoler les enfants atteints de la coqueluche.

On devra toujours procéder à la désinfection de la chambre du malade.

A cet effet, après avoir fermé toutes les ouvertures, on placera sur un lit de sable une quantité de fleur de soufre proportionnelle à la capacité de la pièce (20 grammes par mètre cube). On versera sur ce soufre une petite quantité d'alcool que l'on enflammera avant de sortir de la chambre.

Les matelas seront ouverts et laissés dans la chambre pendant la fumigation.

Les vêtements, linges, draps et couvertures ayant servi au malade seront désinfectés à l'aide d'une solution contenant, par litre d'eau, 50 grammes de chlorure de zinc ou de sulfate de cuivre.

A Paris, les familles qui désirent faire soigner leurs enfants à l'hôpital doivent — dans l'intérêt du malade et pour éviter toute propagation de la maladie par les voitures publiques — s'adresser au commissariat de police de leur quartier; il sera mis gratuitement à leur disposition, sur le vu d'un certificat de médecin, une voiture pour le transport.

On n'aura également qu'à s'adresser au Commissariat de police pour obtenir l'envoi gratuit d'une brigade de désinfecteurs spéciaux.

IV. OPHTALMIES

Parmi les maladies qui doivent attirer l'attention des instituteurs et surtout celle des directrices d'asile, il faut attacher une grande importance aux ophtalmies. Il en est deux : l'*ophtalmie catarrhale* et l'*ophtalmie purulente* qui sont l'une et l'autre très contagieuses.

La seconde surtout peut amener rapidement la perte d'un œil et même des deux yeux. Elles sont surtout à craindre chez les très jeunes enfants, mais elles peuvent se transmettre à des enfants plus âgés et même aux adultes (fig. 110).

Ces deux ophthalmies ont pour caractère la production d'une sécrétion abondante, puriforme ou purulente, qui baigne les yeux et qui s'échappe entre les paupières. Celles-ci sont en général rouges et tuméfiées, mais comme

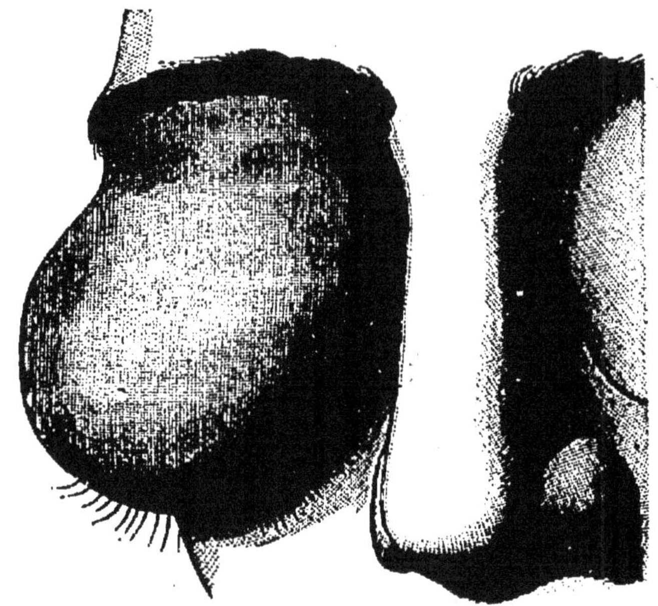

Fig. 110. — Ophtalmie purulente.

ce dernier symptôme ainsi que la rougeur de l'œil lui-même peuvent appartenir à d'autres inflammations oculaires, il faut se fonder uniquement, pour reconnaître l'ophtalmie catarrhale et l'ophtalmie purulente, sur l'abondance et la quantité de l'écoulement.

V. MALADIES CONTAGIEUSES PARASITAIRES

Quatre parasites différents, constituant des maladies contagieuses, peuvent se rencontrer dans les écoles et asiles: un parasite animal et trois parasites végétaux, d'où résultent deux genres de maladies : la *gale* et les *teignes*.

Gale.

La gale est le résultat de la présence dans l'épaisseur de la peau, sous l'épiderme, d'un animal particulier, l'*Acarus scabiei* ou *sarcopte* de l'homme.

Elle est caractérisée par le développement, sur différents points du corps, et en particulier aux pieds et aux mains, de petites vésicules transparentes qui déterminent une assez vive démangeaison.

On les recherche surtout aux mains (fig. 111 et 112) dans l'intervalle des doigts et aux poignets. Souvent elles ont été écorchées par les ongles des malades et sont remplacées par une petite croûte brunâtre. Il en part fréquemment une petite traînée blanchâtre, grisâtre, ou brune, de 2 à 5 millimètres de long, ressemblant à une légère égratignure et se terminant par une petite bosselure d'une couleur plus foncée.

Cette traînée est la trace du sillon que la femelle se creuse sous l'épiderme. Elle en habite le fond, au-dessous de la bosselure, où elle dépose ses œufs, et d'où il est assez facile de l'extraire.

L'acare de la gale est un animal nocturne ; il en résulte que l'on contracte cette maladie assez rarement pendant le jour. Mais cette observation n'a rien d'absolu ; il faut donc éloigner de l'école les enfants qui en sont atteints et prévenir les familles de les faire coucher seuls. D'ailleurs, la gale peut se guérir en quelques heures, si elle est convenablement traitée.

Teignes.

Les teignes sont au nombre de trois : A. La *teigne fa-*

veuse ou teigne proprement dite; — B. La *teigne tonsu-*
rante; — C. La *teigne décalvante* ou *pelade.*

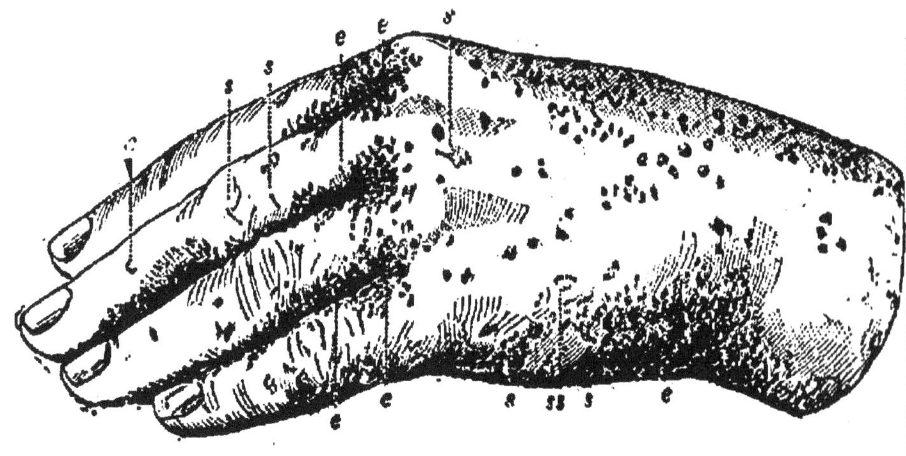

Fig. 111. — Gale.

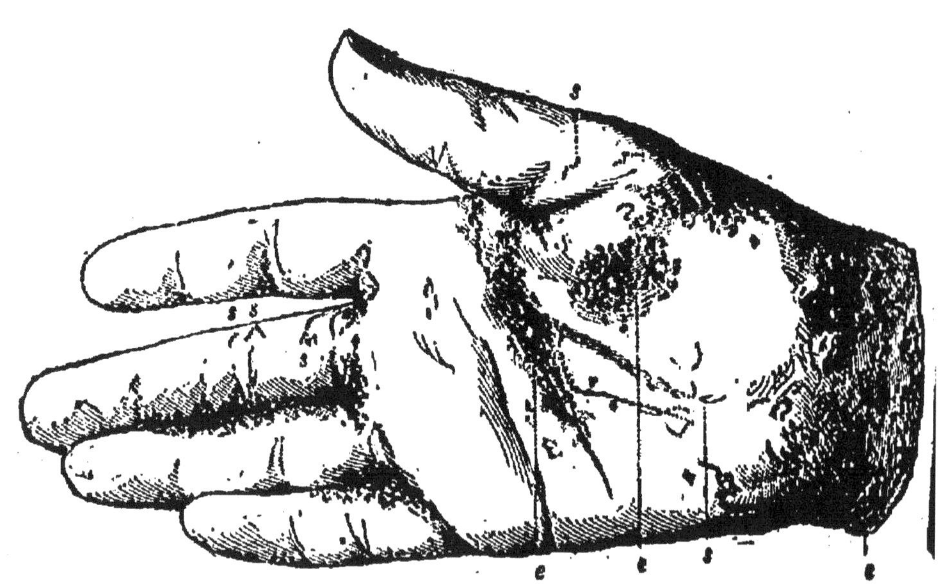

Fig. 112. — Gale.

Elles résultent de la présence à la surface du corps, et

plus particulièrement du cuir chevelu, de végétaux parasitaires dont la nature intime ne peut être démontrée qu'à l'aide du microscope. Ils se transmettent d'un individu à un autre au moyen des semences extrêmement ténues nommées *spores* ou *sporules*. Chaque teigne a son végétal spécial et des symptômes particuliers.

Teigne faveuse ou teigne proprement dite.

Elle est constituée par un végétal l'*Achorion de Schœnlein*.

Elle siège généralement au cuir chevelu, bien qu'elle puisse occuper toutes les parties garnies du poils. Elle se reconnaît à la décoloration des cheveux et des poils, devenus d'abord grêles et cassants, et à la production de croûtes jaunâtres, inégales, variables par leur étendue et leur saillie, constituées par des espèces d'écailles creusées en godets.

Ces croûtes sont uniques ou multiples : en se réunissant, elles peuvent occuper la plus grande partie et même la totalité du cuir chevelu.

Les plaques croûteuses se dessèchent, se brisent et se divisent en fragments et en poussières, qui se répandent de tous côtés et vont propager la maladie.

Les enfants accusent toujours de violentes démangeaisons, ils se grattent et favorisent la diffusion des croûtes. Leur tête exhale une odeur particulière, analogue à celle de l'urine de chat.

La teigne faveuse est très contagieuse. Tout enfant qui en serait atteint doit être éloigné des asiles et écoles jusqu'à sa complète guérison certifiée par le médecin inspecteur.

Teigne tonsurante.

Végétal : le *Tricophyton tonsurant*.

Cette affection très contagieuse et caractérisée par des plaques arrondies, siégeant plus particulièrement sur le

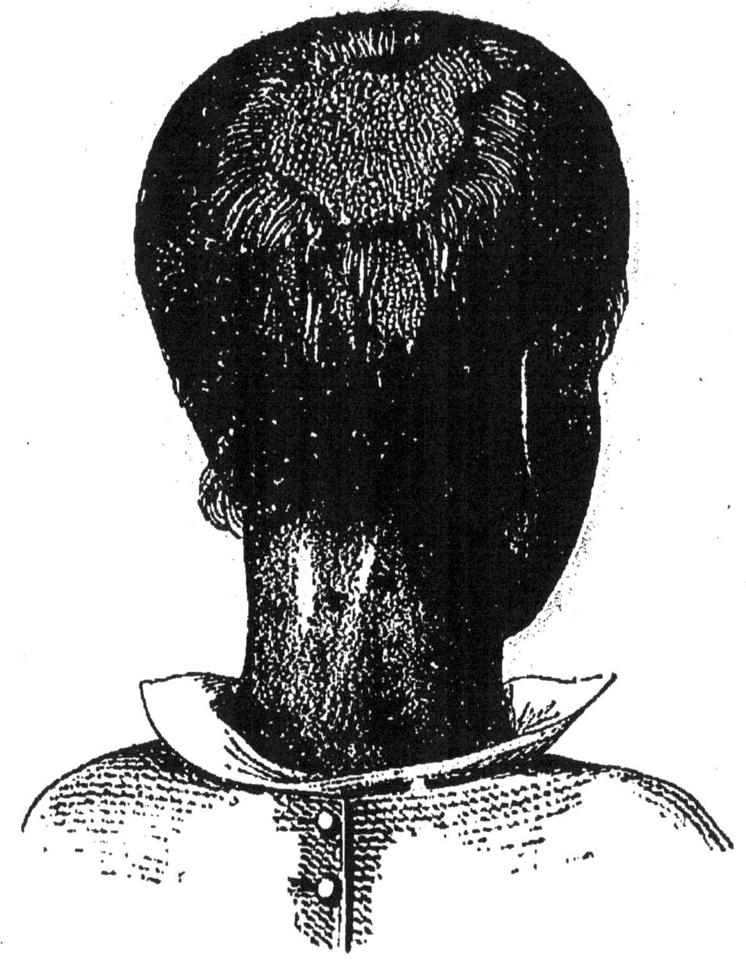

Fig. 113. — Teigne tonsurante.

cuir chevelu (fig. 113) et reconnaissables à ce que les cheveux y sont grêles, friables, moins colorés que ceux

les parties voisines. De noirs ou de blonds, ils sont devenus rougeâtres ou d'un gris cendré. De plus, ils sont
rompus très également à 2 ou 3 millimètres au-dessus du
niveau de l'épiderme. Il se forme ainsi une véritable ton-
sure qui peut avoir l'étendue d'une pièce de deux ou de
cinq francs et au delà.

Tantôt il n'existe qu'une seule plaque, tantôt il s'en développe plusieurs dont l'extension progressive détermine la
réunion et qui peuvent envahir ainsi la plus grande partie
de la tête.

La surface des plaques est inégale et parsemée d'as-
pérités, elle est hérissée de débris grisâtres, pulvérulents
et d'une teinte un peu bleuâtre. Elle est comme chagrinée.

Teigne décalvante.

Végétal : le *Microsporon d'Audouin.*

La teigne décalvante est caractérisée par la chute des
cheveux sur des plaques d'une étendue variable à partir
de celle d'une pièce de vingt centimes. Au lieu d'être
rompus comme dans la teigne tonsurante, ils ont absolument disparu, laissant la peau douce, unie et d'une
blancheur remarquable. C'est cette particularité qui a
valu à la teigne décalvante le nom de *pelade.*

La chute des cheveux est souvent, comme dans les deux
autres espèces de teigne, précédée et accompagnée de démangeaisons.

Les sourcils et, chez les adultes, les parties du corps
couvertes de poils, peuvent être dénudés par l'affection
parasitaire comme le cuir chevelu.

Elle peut, par la multiplicité des plaques et leur développement en surface, laisser le corps entier complétement

dépourvu de poils. Parfois, mais non constamment, ceux-ci subissent avant leur chute les altérations de force et de couleur déjà décrites.

La pelade, la plus innocente en apparence des teignes, est peut-être la plus dangereuse, au point de vue de la contagion, en ce sens qu'elle peut passer longtemps inaperçue. Un enfant, dans ses cheveux épais, peut avoir une ou plusieurs petites plaques dénudées sans qu'on y fasse attention, et, pendant cette période, il peut communiquer à ses camarades une affection dont il n'a pas même conscience. Les deux moyens les plus habituels de sa propagation dans les écoles, sont l'habitude que les enfants ont, dans leurs jeux, de prendre la coiffure les uns des autres, et celle des personnes chargées de leur toilette de peigner et de brosser avec les mêmes peignes et brosses un certain nombre d'entre eux. Cette dernière pratique doit être interdite, elle a souvent répandu la pelade chez un grand nombre d'élèves d'une même maison d'éducation. Il faut aussi inspirer aux enfants une répugnance salutaire, qu'ils garderont toute leur vie, pour une facilité trop grande à se servir de la coiffure des autres personnes. En effet, pour les adultes, les maladies du cuir chevelu se propagent par ce moyen, lorsqu'elles ne sont point contractées, chez les coiffeurs, par l'usage commun des peignes et des brosses.

Mesures préventives à prendre contre la contagion de la pelade (1).

Monsieur le Préfet, l'Académie de médecine s'est préoccupée des mesures à prendre dans les divers établissements scolaires pour prévenir la contagion de la pelade, sans cepen-

(1) Circulaire ministérielle du 10 octobre 1888.

dant entraver l'instruction d'enfants ou de jeunes gens atteints d'une maladie dont la transmission n'est pas fatale, et dont l'évolution est souvent assez longue.

La haute autorité de cette assemblée témoigne de l'importance qu'il convient d'attacher à ses prescriptions. Je les signale à votre attention, en vous priant de les faire appliquer, dès la rentrée des classes, dans les écoles primaires publiques (supérieures, élémentaires et maternelles) de votre département et de les porter à la connaissance des maîtres et des maîtresses.

Pour les écoles maternelles et les classes enfantines, tant qu'un certificat médical n'aura pas attesté la guérison, la non-admission ou l'exclusion seront la règle, parce que la rigueur de ces mesures n'a pas pour les enfants de cet âge la même gravité que pour ceux qui sont plus avancés.

Dans les autres écoles, les instituteurs seront autorisés à admettre les enfants atteints de pelade, après avoir reçu un certificat médical attestant la possibilité de recevoir le sujet, et sous la réserve de l'observation des prescriptions ci-dessous.

Les enfants peladiques devront être séparés pendant la classe et isolés pendant les récréations. Si la présence d'un de ces malades admis, ou conservés par tolérance venait à occasionner des cas nouveaux, la tolérance cesserait aussitôt.

Pour préserver les sujets sains, les contacts immédiats seront évités en obligeant les peladiques à maintenir leur tête couverte, ou au moins la surface malade.

Les autres élèves seront prévenus de n'employer aucun objet appartenant à leurs camarades, et particulièrement les objets qui ont été en rapport avec la tête et la face de ceux-ci.

L'échange des coiffures, cause fréquente de transmission, sera sévèrement interdit.

C'est ici que se termine l'étude des premiers symptômes ou des caractères propres aux maladies contagieuses qui peuvent atteindre les enfants des écoles et des asiles. Mais, à côté de ces contagions directes, il en est une autre qu'il est impossible de passer sous silence, c'est la *contagion de l'imitation ou de la terreur.*

VI. CONTAGION DE L'IMITATION OU DE LA TERREUR

Épilepsie, haut mal ou mal caduc.

Une des maladies les plus terribles, l'épilepsie, se transmet, et cela plus particulièrement chez les enfants, par la vue d'une attaque épileptique, que ce soit l'exemple, que ce soit l'épouvante qui la fasse naître. Il faut donc éloigner à tout prix des écoles les enfants qui en sont atteints et qui, frappés subitement d'une attaque, peuvent devenir dangereux pour leurs condisciples.

Si une attaque imprévue venait à se produire, il faudrait immédiatement éloigner les autres élèves, pour leur en éviter le spectacle. On leur dirait, par exemple, sans prononcer le nom de la maladie, qu'il s'agit d'une syncope, que leur camarade se trouve mal, que sa maladie n'a aucun danger, qu'il va revenir à lui, mais qu'il a besoin de calme et de silence et qu'il faut le laisser seul (1).

L'épilepsie est une maladie du cerveau caractérisée par des attaques revenant à des intervalles plus ou moins éloignés, variables chez le même malade et entre lesquelles, surtout dans l'origine, la santé peut être parfaite.

Ces attaques sont plus ou moins soudaines ; tantôt elles frappent comme la foudre, de la façon la plus inopinée, tantôt une sensation, qui varie chez chaque individu, l'avertit du mal qui va l'atteindre. Elles affectent deux formes : l'une légère, *vertige épileptique, petit mal.* l'autre

(1) Voy. p. 277.

intense, *attaque convulsive, haut mal, mal caduc,* ou *grand mal.*

Le vertige épileptique consiste dans une perte subite de connaissance pendant laquelle l'enfant reste souvent dans la situation qu'il occupait, s'il parlait, s'il était à à table, la main levée, portant, par exemple, un aliment à sa bouche, ou s'il était debout appuyé contre un objet qu'il avait pu saisir, il interrompt la phrase commencée et reste quelques instants immobile, les yeux fixes et hagards; la face est pâle et quelquefois agitée par de légers mouvements. Après quelques secondes, une ou deux minutes au plus, l'enfant finit souvent la phrase commencée ou introduit l'aliment dans sa bouche sans avoir conscience de l'interruption apportée à l'acte qu'il accomplissait; quelquefois, il reste assoupi ou étonné.

D'autres se livrent à un acte quelconque, dont ils n'ont pas conscience et après lequel ils rentrent dans leurs habitudes régulières.

Quelques-uns tombent sur le sol et se relèvent peu d'instants après, sans se rendre compte de ce qui leur est arrivé.

Le vertige épileptique, au point de vue spécial des écoles, n'a d'importance qu'en ce qu'il annonce souvent pour l'avenir les grandes attaques dont il est le diminutif. C'est à ce titre qu'il doit entraîner l'éloignement des enfants qui en sont atteints; car, par lui-même, il ne se transmettrait point et le plus ordinairement même il passe à peu près inaperçu, du moins quant à sa signification.

Il n'en est pas de même du *grand mal,* de l'attaque épileptique proprement dite.

Qu'il soit ou non précédé d'une sensation prémonitoire, il débute brusquement. L'enfant pâlit et tombe privé de connaissance et frappé d'insensibilité, quelquefois en jetant un cri ; le corps se raidit, il est agité de mouvements convulsifs peu étendus d'abord, plus intenses ensuite, et parfois tellement violents que les malades peuvent se blesser gravement en se frappant sur la terre et sur les objets qui les avoisinent, mais se passant sur place et sans déplacement important du corps.

La face est devenue rouge, violacée, horrible à voir, les traits sont déviés, agités de mouvements convulsifs ; les dents grincent, une écume plus ou moins abondante s'écoule de la bouche, soit en bavant, soit avec bruit, et alors poussée par des mouvements d'expulsion saccadés, elle forme des bulles au-devant des lèvres. Souvent la langue est mordue, déchirée et cette écume est sanglante.

L'attaque peut durer trente à quarante secondes seulement ou se prolonger pendant quelques minutes et même, beaucoup plus rarement, pendant des heures. Puis la raideur et les convulsions diminuent et cessent, la face reprend une pâleur extrême, un ronflement bruyant accompagne un assoupissement profond, qui peut durer quelques minutes ou plusieurs heures après lesquelles l'enfant s'éveille, n'ayant aucun souvenir de ce qui s'est passé, mais étonné, brisé de fatigue, endolori par les contusions qu'il s'est faites, soit en tombant, soit pendant l'accès.

Attaques de nerfs.

Une autre affection convulsive, bien moins grave, connue généralement sous le nom d'*attaques de nerfs*, peut frapper les plus âgées parmi les jeunes filles des écoles. Rarement, cependant, elle se manifeste à une époque aussi peu avancée de la vie. Si toutefois une enfant en présentait les symptômes, elle devait être éloignée de ses compagnes.

L'imitation, en effet, est une cause puissante de leur développement et, une fois produit, l'accident peut avoir pour l'avenir les conséquences les plus douloureuses.

Les attaques de nerfs sont excitées par la moindre contrariété ; elles sont reconnaissables à l'agitation générale, aux cris, aux pleurs, aux mouvements plus étendus, plus violents que ceux de l'épilepsie, et surtout en ce que la perte de connaissance est nulle ou incomplète.

D'ailleurs la distinction à établir entre les deux affections n'a ici qu'une importance secondaire. L'une et l'autre doivent en effet entraîner l'éloignement de l'enfant et son renvoi à ses parents d'une façon absolue pour l'épilepsie, et, pour les attaques de nerfs, jusqu'à ce qu'il soit bien démontré que, développées accidentellement par une cause morale, elle ne tendent pas à se reproduire.

Il faut étendre d'ailleurs à toutes les névroses convulsives ce qui vient d'être dit des attaques de nerfs.

Danse de saint Guy ou chorée.

Elle consiste dans la production de mouvements involontaires, irréguliers qui peuvent envahir tout le corps ou se borner aux membres, au cou, à la face. Tantôt presque insaisissable en raison de son peu d'intensité, elle peut acquérir des proportions très cruelles, empêcher la marche, détruire toute possibilité de mouvements volontaires et s'opposer, par exemple, à ce que l'enfant puisse porter les aliments à la bouche, en raison du désordre de ses actes musculaires.

Presque absolument réservée aux jeunes filles, cette affection peut, dans une certaine mesure, se transmettre par imitation. C'est d'ailleurs un spectacle pénible et non sans danger à donner aux autres enfants que celui de cette agitation constante et douloureuse, et les choréiques doivent être exclues des écoles.

Tics de la face.

Peut-être devrait-on étendre cette exclusion à tout enfant très fortement atteint de ces *tics de la face*, de ces grimaces involontaires et parfois hideuses, qui, nées dans le jeune âge, peuvent persister toute la vie. Les enfants très imitateurs les reproduisent souvent par moquerie et peuvent en contracter l'habitude, qui, sans inconvénient pour la santé, peut cependant avoir pour leur avenir de regrettables conséquences.

Désignation des maladies auxquelles sont applicables, en vertu de l'article 4, les dispositions de la loi du 15 février 1902 (1).

Vu la loi du 15 février 1902, relative à la protection de la santé publique, notamment l'article 4 déterminant les conditions dans lesquelles doit être établie la liste des maladies auxquelles sont applicables les dispositions de ladite loi, l'article 5 relatif à la déclaration de ces maladies et l'article 7 prescrivant la désinfection ;

Vu les avis du Comité consultatif d'hygiène publique de France et de l'Académie de médecine :

Article premier. — La liste des maladies auxquelles sont applicables les dispositions de la loi du 15 février 1902 est fixée ainsi qu'il suit en vertu des articles 4, 5, et 7 de ladite loi.

Première partie : Maladies pour lesquelles la déclaration et la désinfection sont obligatoires :

1º La fièvre typhoïde ;

2º Le typhus exanthématique ;

3º La variole et varioloïde ;

(1) Décret du 10 février 1903.

4° La scarlatine ;

5° La rougeole ;

6° La diphtérie ;

7° La suette miliaire ;

8° Le choléra et les maladies cholériformes ;

9° La peste ;

10° La fièvre jaune ;

11° La dysenterie ;

12° Les infections puerpérales et l'ophtalmie des nouveau-nés, lorsque le secret de l'accouchement n'a pas été réclamé ;

13° La méningite cérébro-spinale épidémique ;

Deuxième partie : Maladies pour lesquelles la déclaration est facultative :

14° La tuberculose pulmonaire ;

15° La coqueluche ;

16° La grippe ;

17° La pneumonie et la broncho-pneumonie ;

18° L'érysipèle ;

19° Les oreillons ;

20° La lèpre ;

21° La teigne ;

22° La conjonctivite purulente et l'ophtalmie granuleuse.

Art. 2. — Pour les maladies mentionnées dans la deuxième partie de la liste ci-dessus, il est procédé à la désinfection après entente avec les intéressés, soit sur la déclaration des praticiens visés à l'article 5 de la loi du 15 février 1902, soit à la demande des familles, des chefs de collectivités publiques ou privées, des administrations hospitalières ou des bureaux d'assistance, sans préjudice de toutes autres mesures prophylactiques déterminées par le règlement sanitaire prévu à l'article 1er de ladite loi.

Règlement sanitaire municipal applicable aux villes, bourgs et agglomérations (1).

PROPHYLAXIE DES MALADIES TRANSMISSIBLES

MALADIES TRANSMISSIBLES

Art. 53. — En vertu de l'article 4 de loi du 15 février 1902 et conformément à l'article 1er du décret du 10 février 1903, les précautions à prendre pour prévenir ou faire cesser les maladies transmissibles dont la déclaration est obligatoire sont déterminées, notamment en ce qui concerne l'isolement du malade et la désinfection, dans les conditions ci après.

Art. 54. — Les mêmes mesures sont applicables en cas de l'une des maladies énumérées dans la 2e partie de l'article 1er du décret précité du 10 février 1903 (2), sur la demande des familles, des chefs de collectivités publiques ou privées, des administrations hospitalières ou des bureaux d'assistance, après entente avec les intéressés.

ISOLEMENT

Art. 55. — Tout individu atteint d'une des maladies prévues aux articles qui précèdent sera isolé, de telle sorte qu'il ne puisse propager cette maladie par lui-même ou par ceux qui sont appelés à le soigner.

L'isolement sera pratiqué soit à domicile, soit dans un local spécialement aménagé à cet effet, soit à l'hôpital.

Art. 56. — Jusqu'à la disparition complète de tout danger de transmission, on ne laissera approcher du malade que les personnes appelées à le soigner. Celles-ci prendront des précautions convenables pour éviter la propagation du mal.

TRANSPORT DES MALADES

Art. 57. — Le transport du malade sera autant que possible

(1) Règlement présenté après avis du Comité consultatif d'hygiène publique de France, pour l'application de l'article 1er de la loi du 15 février 1902 relative à la protection de la santé publique.

(2) Voy. p. 318.

effectué par une voiture spéciale désinfectée après le voyage.

Dans le cas où, à défaut de voiture spéciale, il serait fait usage d'une voiture publique ou privée, ce véhicule devra être désinfecté immédiatement après le transport, sous la responsabilité de ses propriétaire et conducteur, qui pourront exiger un certificat de désinfection.

Art. 58. — Il est interdit à toute personne atteinte d'une des maladies transmissibles visées aux articles 53 et 54 de pénétrer dans une voiture affectée au transport en commun.

S'il s'agit de transport par chemin de fer, le chef de gare devra être prévenu à l'avance pour permettre l'application de l'article 60 du règlement sur la police des chemins de fer modifié par décret du 1er mars 1901.

DÉSINFECTION

Art. 59. — Il est interdit de déverser aucune déjection ou excrétion (crachats, matières fécales, etc.) provenant d'un malade atteint d'une affection transmissible sur les voies publiques ou privées, dans les cours, dans les jardins ou sur les fumiers.

Ces déjections ou excrétions seront recueillies dans des vases spéciaux; elles seront désinfectées et exclusivement projetées dans les cabinets d'aisances.

Art. 60. — Pendant toute la durée d'une maladie transmissible, les objets à usage personnel ou domestique du malade et des personnes qui l'assistent, de même que les objets contaminés ou souillés seront désinfectés.

Art. 61. — Il est interdit, sans désinfection préalable, de jeter, secouer ou exposer aux fenêtres aucun linge, vêtement, objet de literie, tapis ou tenture ayant servi au malade ou provenant des locaux occupés par lui.

Art. 62. — Le nettoyage de la pièce et des objets qui la garnissent se fera exclusivement pendant toute la durée de la maladie, à l'aide de linges, étoffes, tissus ou substances imprégnés de liquides antiseptiques.

Art. 63. — Il est interdit d'envoyer, sans désinfection préalable, aux lavoirs publics ou privés ou aux blanchisseries des linges et effets à usage, contaminés ou souillés.

Dans le cas où le lavage de ces objets y aurait été néanmoins pratiqué, le propriétaire du lavoir ou de la blanchisserie tiendra l'établissement fermé jusqu'à ce que l'assainissement et la désinfection prescrits par l'autorité sanitaire aient été effectués.

Il est également interdit d'envoyer, sans désinfection préalable, aux établissements industriels qui pratiquent le cardage ou l'épuration proprement dite, des matelas, literies et couvertures ayant servi à des malades atteints des maladies transmissibles.

Art. 64. — Les locaux occupés par le malade seront désinfectés aussitôt après son transport en dehors de son domicile, sa guérison ou son décès.

L'exécution de cette prescription pourra être constatée par un certificat délivré aux intéressés sur leur demande. Ce certificat ne mentionnera ni le nom du malade ni la nature de la maladie ; il désignera les locaux désinfectés.

SORTIE DES MALADES

Art. 65. — Après guérison, le malade ne sortira qu'après avoir pris les précautions convenables de propreté et de désinfection. Dans le cas où le malade soigné dans un établissement hospitalier sortirait de cet établissement, pour quelque motif que ce soit, avant que tout danger de contamination ait disparu pour les personnes avec lesquelles il pourrait se trouver en contact, l'avis doit en être immédiatement donné au maire par le médecin traitant ou le chef de service responsable. Cet avis, formulé dans les mêmes conditions que la déclaration de maladie, doit indiquer le domicile ou le lieu auquel le malade sortant a déclaré se rendre.

Art. 66. — Les enfants ne pourront être réadmis à l'école publique, soit privée, qu'après un avis favorable du médecin traitant et l'autorisation du médecin-inspecteur de l'école.

REFUGES ET ASILES

Art. 67. — Dans les établissements publics ou privés recueillant, à titre temporaire ou permanent, des personnes sans asile, les vêtements et effets à usage de celles-ci seront aussitôt désinfectés.

La désinfection du matériel et des locaux de ces établissements sera pratiquée chaque jour, pour toute la partie du matériel ayant servi aux réfugiés et des locaux qu'ils ont occupés,

PROCÉDÉS DE DÉSINFECTION

Art. 68. — La désinfection sera pratiquée, soit par les services publics, soit par les particuliers, dans les conditions prescrites par l'article 7 de la loi du 15 février 1902, notamment en ce qui concerne l'approbation préalable des procédés par le ministre de l'Intérieur.

Art. 69. — Les appareils de désinfection employés dans la commune à la désinfection obligatoire sont soumis à une surveillance permanente exercée par le bureau d'hygiène (1).

L'emploi de ces appareils sera suspendu, à titre temporaire ou définitif, s'il est établi qu'il ne fonctionne plus dans les conditions prévues par le certificat de mise en service ou que les détériorations constatées ne permettent plus leur fonctionnement normal.

CADAVRES

Art. 70. — Les cadavres des personnes mortes de maladies transmissibles seront isolés le plus promptement possible.

Les dispositions nécessaires seront immédiatement prises pour assurer la mise en bière et l'inhumation, en exécution du décret du 27 avril 1889.

Instruction à remettre par les instituteurs aux familles des écoliers atteints de maladies épidémiques et contagieuses (2).

I. PENDANT LA MALADIE. — Dès qu'une maladie contagieuse se montre dans une famille, il faut immédiatement faire appeler un médecin, parce que toutes ces maladies peuvent être graves et doivent être soignées.

(1) Cet article ne devra être inséré au règlement que dans les communes ayant 20.000 habitants, et conséquemment possédant un bureau d'hygiène. Dans les autres communes, le contrôle devra être organisé par l'arrêté départemental.

(2) Instruction ministérielle du 14 mars 1896.

C'est, aussi, parce que le médecin, en veillant à ce que la présente instruction soit suivie et en prescrivant les mesures complémentaires qu'il jugera utiles pour chaque maladie en particulier, pourra éviter la propagation de la maladie dans la famille du malade et dans la commune.

On ne doit jamais avoir peur des maladies épidémiques ou contagieuses, car on peut sûrement empêcher leur développement, en détruisant les germes qui les produisent.

Ces germes sont des corps très petits, qui peuvent se loger partout : dans les fentes du plancher ou du carrelage, sur les murs, dans les rideaux et les tapis, dans le linge et les vêtements, dans l'eau et dans les aliments, etc.

Les mesures indiquées ci-après ont pour but d'empêcher les germes de s'accumuler, et de les détruire partout où ils peuvent se rencontrer.

CHAMBRE DU MALADE. — La chambre du malade doit être tenue très propre, bien aérée et convenablement chauffée selon la saison, et selon l'ordonnance du médecin.

La chambre du malade doit renfermer aussi peu de meubles que possible, pas de tapis ni de rideaux.

Il est préférable que le lit soit au milieu de la pièce et jamais dans une alcôve. Autant que possible, le malade sera placé dans une chambre où il soit tout seul avec la personne qui le soigne, et qui doit n'avoir, avec les autres personnes de la maison, que des relations indispensables.

L'entrée de la chambre sera particulièrement interdite aux autres enfants.

Il ne doit y avoir dans la chambre aucune provision de lait ou d'aliments quelconques, aucune boisson ou tisane, à moins que ce ne soit dans des récipients bien clos. Il vaut mieux même que les aliments ou boissons ne soient apportés dans la chambre du malade qu'au fur et à mesure des besoins, et ce qui n'est pas immédiatement consommé doit être, après que le malade y a touché, brûlé ou jeté dans un vase uniquement affecté à cet usage.

Il est très utile de placer auprès du malade un bol contenant un peu d'eau dans lequel il crachera. Il y a grand intérêt en effet, à maintenir humides les crachats qui, étant secs, se répandent dans l'air sous forme de poussière, et peuvent ainsi propager la maladie.

Le contenu du bol doit être jeté dans le vase spécial, après la visite du médecin.

Pendant toute la durée de la maladie, on tient toutes les pièces d'habitation très propres, on les aère par l'ouverture des fenêtres pour laisser entrer l'air et le soleil le plus long-temps possible tous les jours.

NETTOYAGE DE LA CHAMBRE. — Pour nettoyer la chambre, il ne faut pas la balayer de crainte d'agiter les poussières qui peuvent contenir des germes et transmettre la maladie aux autres personnes de la famille, de la maison ou des maisons voisines ; il faut, au contraire, soit répandre d'abord sur le sol de la chambre de la sciure de bois humide, soit l'essuyer avec un linge légèrement humide. On doit ensuite laisser séjourner pendant une heure dans l'eau bouillante et rincer ce linge, puis brûler les balayures dans le foyer. S'il n'y a pas de feu allumé, ces balayures seront mises dans le vase spécial dont il a été parlé au paragraphe précédent.

DÉSINFECTION DES EFFETS, VÊTEMENTS, DRAPS, etc. — Aucun des effets, linges de corps, vêtements, draps qui ont servi au malade, ne doit être secoué par la fenêtre ; on les mettra dans une boîte, un panier ou un sac, jusqu'à ce qu'il soit procédé à leur désinfection.

Pour la désinfection des draps blancs ou de couleur, des linges et étoffes (toile, laine, coton), on les plonge dans l'eau maintenue bouillante à gros bouillons, pendant une heure au moins, puis on les porte de suite à la lessive. Ces modes de désinfection sont remplacés par l'étuve à vapeur sous pression, s'il en existe une dans la commune.

Pour désinfecter les objets de cuir et les chaussures, on les lave soigneusement avec une solution antiseptique (solution d'acide phénique à 5 grammes pour 100 grammes d'eau ou solution de sublimé à 1 gramme pour 1.000 grammes d'eau et 2 grammes de sel marin).

Ces opérations, quand elles sont faites avec soin, n'altèrent pas sensiblement les objets.

DÉSINFECTION DES DÉJECTIONS. — Aucune des déjections du

malade, urine, matières fécales, crachats, vomissements, ne doit être répandue sur les fumiers ou dans les cours d'eau, ni jetée sur le sol.

Ces déjections, comme les résidus du balayage, comme l'eau du lavage à l'eau bouillante des effets et des vêtements, doivent être transportées dans le vase spécial, qui doit être toujours rempli à moitié au moins d'une solution de sulfate de cuivre (50 grammes de sulfate de cuivre par litre d'eau).

Ce vase doit être vidé dans les cabinets d'aisances ou dans un trou en terre, à demi rempli de chaux vive et creusé à une grande distance des puits et cours d'eau.

Le vase est lavé sur place même, avec la solution de sulfate de cuivre, avant d'être reporté dans la chambre du malade.

Personnes qui soignent les malades. — Les personnes qui soignent un malade ne doivent ni manger ni boire dans sa chambre. Elles ne doivent jamais quitter cette chambre sans s'être lavé très soigneusement les mains au savon. L'eau qui aura servi au lavage des mains est versée dans le vase spécial, et celui-ci est ensuite vidé dans les cabinets d'aisances.

Eau de boisson. — L'eau servant à boire, à cuire les aliments, et à prendre les soins de propreté pour le malade doit être bouillie. Tous les membres de la famille doivent aussi faire usage d'eau bouillie pendant le temps de la maladie, ou de l'épidémie.

II. Après la maladie. — Désinfection après la maladie. — A la fin de la maladie, tous les objets qui garnissent la chambre du malade doivent y être laissés jusqu'après la désinfection, qui doit être faite le plus tôt possible pour tous ces objets sans exception, qu'ils aient ou non servi au malade.

Pour les effets, linges de corps, vêtements, draps, couvertures, etc., on procède à la désinfection comme il est dit plus haut.

Pour les meubles, traversins, oreillers, etc., on en découd l'enveloppe qu'on lave à l'eau bouillante, comme il est dit plus haut pour les draps; le contenu (laine, crin, varech, plume, paille, etc.) est soit brûlé, soit lavé tout au moins de la même façon.

Pour désinfecter la chambre, on lave les murs, le plafond

et surtout le sol (plancher, carrelage ou terre battue) avec une solution d'acide phénique à 5 grammes pour 100 grammes d'eau, ou avec une solution de sublimé à 1 gramme pour 1.000 additionnée de 2 grammes de sel marin pour 1 litre d'eau, ou avec une solution de crésyl à 5 grammes pour 1.000 grammes d'eau. Le sol est ensuite épongé et essuyé avec soin. Si les murs sont blanchis à la chaux, on devra toujours procéder à un nouveau blanchissage de la surface.

Il pourra être pris, sur l'avis du médecin, d'autres mesures de désinfection suivant les cas. S'il existe un service spécial de désinfection dans la commune ou à proximité, il devra toujours être fait appel à ce service, qui sera seul chargé de la désinfection.

Mesures a prendre par le malade avant sa sortie. — Le médecin indique quand il doit sortir (mais la sortie ne doit jamais avoir lieu qu'après un bain, ou un lavage à l'eau de savon).

Le médecin dit aussi quand l'enfant peut jouer avec ses camarades et retourner à l'école.

Exclusion de l'école. — La rentrée en classe ne peut s'effectuer que quarante jours après le début de la maladie pour la variole, la scarlatine et la diphtérie, et seize jours seulement après la rougeole.

Dans l'intérêt même des enfants, l'instituteur a le devoir de renvoyer dans sa famille tout enfant chez lequel il peut craindre l'apparition d'une affection contagieuse.

Tout le monde a intérêt à prendre chez soi les précautions nécessaires pour empêcher que la maladie se transmette aux autres membres de la famille et aux voisins.

Tout le monde a intérêt à ce que son voisin prenne des précautions chez lui, quand il a un malade atteint d'une maladie contagieuse.

La présente instruction est applicable à toutes les affections épidémiques et contagieuses des adultes [choléra, fièvre typhoïde, diphtérie (croup, angine couenneuse) scarlatine, rougeole, suette, typhus, dysenterie épidémique, phtisie].

Service municipal de désinfection de la ville de Paris (1).

Le service municipal de désinfection a pour mission :

1º De désinfecter les objets directement apportés par les particuliers aux stations publiques de désinfection (2);

2º D'aller chercher à domicile lesdits objets sur la demande des particuliers. Les objets que le service municipal fera prendre à domicile, sur la demande directe (par lettre, télégramme ou téléphone) des particuliers, du médecin traitant, des services administratifs (mairies, commissariats de police, etc.), sont : les matelas, linges, effets et vêtements à usage, tentures, tapis, cuirs, fourrures, caoutchoucs, étoffes et tissus de toutes sortes. *Il est de l'intérêt des particuliers de laisser emporter aux stations de désinfection tous les objets ci-dessus énumérés qui ont pu être souillés par le malade et par ceux qui l'ont approché, sans excepter aucun de ces objets.*

3º De pratiquer la désinfection de l'appartement où séjourne ou a séjourné le malade. *Il est aussi de l'intérêt des particuliers de ne pas entraver les opérations à domicile des désinfecteurs municipaux. Il est indispensable de laisser ces agents appliquer les mesures qui leur ont été enseignées, afin de poursuivre la destruction des germes contagieux disséminés sur les planchers, dans les fentes de ceux-ci, sur les carrelages, sur les murs, plafonds, boiseries, frises, moulures et saillies où s'amasse la poussière, sur les meubles et les objets mobiliers de toutes sortes, notamment les bois, ciels et fers de lit, les sommiers, les tables de nuit, etc.*

La désinfection doit être également pratiquée pour les ustensiles et vases ayant servi au malade ou à ceux qui le soignaient et pour les water-closets.

La désinfection a pour but de détruire les germes des maladies contagieuses.

(1) A. J. Martin, *le Service municipal de désinfection de la ville de Paris (Annales d'hygiène*, 1901, tome XLV, p. 129).

(2) Voy. p. 182.

Les principales maladies transmissibles sont : la fièvre typhoïde, le typhus, la variole ou petite vérole, la scarlatine, la rougeole, la diphtérie (croup ou angine couenneuse), la suette miliaire, la pneumonie et broncho-pneumonie infectieuse, le choléra, et les diarrhées cholériformes, la peste, la fièvre jaune, la dysenterie, la fièvre puerpérale, l'ophtalmie des nouveau-nés, l'érysipèle, les oreillons, la coqueluche et enfin la tuberculose ou phtisie pulmonaire. En particulier, cette dernière maladie cause chaque année, en France, plus de décès que toutes les maladies précédentes réunies.

Ces maladies peuvent, suivant leur nature, se propager par l'air, l'eau, les poussières; par le contact direct avec le malade; par les objets, vêtements ou linges qui l'ont touché; par les crachats, vomissements, déjections, pus ou humeurs.

Ces maladies sont *évitables* en prenant les précautions d'hygiène privée et d'isolement du malade qu'indiquera le médecin traitant. Elles sont efficacement aidées par des mesures d'assainissement et de désinfection autour du malade et dans la maison, mesures destinées à protéger la famille et l'entourage.

Les objets apportés pour être désinfectés à l'établissement n'y sont reçus que du côté des objets à désinfecter. L'agent placé dans cette partie de l'établissement fait deux parts de ces objets :

1º Ceux qui doivent subir la désinfection à l'étuve, et qu'il dispose dans des enveloppes affectées à cet usage, c'est-à-dire les objets de literie, vêtements, effets à usage personnel, linges, et en général tous les tissus en étoffes.

2º Ceux qui doivent subir le lavage ou la pulvérisation à l'aide de solution antiseptique, à savoir : les cuirs, chaussures, courroies, caoutchouc, bretelles, casquettes, chapeaux, cartons, malles, etc., les fourrures, les objets en bois collés.

Un carnet à souche indique, sur la souche et la feuille qui en est détachée pour être remise au dépositaire des objets, le jour du dépôt et de la remise. La délivrance des objets est faite dans le plus bref délai possible, sur une remise de la feuille en question. Elle ne doit jamais être effectuée que dans la partie affectée au dépôt des objets désinfectés.

Les voitures qui ont servi au transport desdits objets ne peuvent sortir de la station qu'après avoir été nettoyées par les désinfecteurs au moyen de pulvérisateurs ou à l'aide des modes de lavage en usage dans les stations.

A. Désinfection a domicile. — Pour aller prendre des objets à domicile et y pratiquer la désinfection, on suit les règles ci-après :

Au départ de la station, chaque voiture est accompagnée d'un cocher et de deux désinfecteurs. Les voitures sont closes, avec revêtements intérieurs lisses, imperméables et sans solution de continuité.

Elles renferment: un nombre suffisant de toiles-enveloppes et de sacs pour pouvoir envelopper tous les objets de literie, les vêtements, tapis, etc., qui doivent être rapportés à l'étuve;

Un ou plusieurs pulvérisateurs;

Les flacons renferment pour une charge des pulvérisateurs, soit 12 litres, une solution de sublimé au millième additionné de sel mar... à 2 p. 1000;

Les brocs d'une capacité de 15 litres d'eau et des paquets de 750 grammes de sulfate de cuivre pulvérisé;

Un bidon de crésyl ;

Des chiffons ou des éponges destinées à l'essuyage ;

Des sacs en toile renfermant les costumes de travail ;

Des crachoirs spéciaux, lorsque les agents se rendent chez les tuberculeux indigents.

Les sacs ont une forme spéciale, qui permet d'y placer les objets à emporter en les froissant aussi peu que possible et de tasser les sacs dans les voitures commodément et sans perte de place. Pour les objets les plus susceptibles, on se sert de longs paniers en osier.

La voiture doit se rendre directement et sans retard au domicile indiqué par le chef de station sur la lettre de voiture remise au chef de voiture.

Dès l'arrivée à domicile, le chef de voiture se rend auprès des intéressés, s'entend avec eux au sujet de l'opération à effectuer et leur fait signer la feuille de taxe; puis il va chercher son compagnon de voiture.

Tous deux quittent le costume de ville qu'ils confient au cocher de la voiture, revêtent leur costume de travail et transportent leur matériel dans le local à désinfecter.

Le contenu d'un des flacons de désinfectant est alors versé dans le pulvérisateur. Celui-ci est ensuite rempli d'eau et mis en pression.

Au moyen du jet de liquide désinfectant, les agents commencent par humecter un emplacement, puis ils y installent les enveloppes, toiles, bâches ou paniers et y placent, en les pliant soigneusement, tous les objets susceptibles d'être portés à l'étuve. Les paquets doivent être hermétiquement clos.

Ceci fait, ils procèdent à la désinfection du local et du mobilier en projetant le jet de liquide désinfectant pulvérisé sur les murs, les plafonds, les boiseries, les parquets ou carrelages, les grands tapis conservés à domicile, les meubles et notamment les lits et tous les autres objets laissés dans la pièce.

Aucune partie des pièces à désinfecter ni aucun des objets qu'elles renferment ne doivent être négligés. Les glaces et leurs cadres, les tableaux et objets d'art sont frottés avec des chiffons imbibés de la solution désinfectante ou lavés au pulvérisateur. S'il est nécessaire, les grands tapis et étoffes laissés à domicile en raison de leurs grandes dimensions sont décloués et reçoivent sur leurs deux faces un jet prolongé de liquide désinfectant pulvérisé ; le parquet et les murs qu'ils recouvraient sont également désinfectés.

Les meubles, même les plus gros, doivent être dérangés, et pulvérisés sur toutes leurs faces ; le derrière des tableaux, le dessous des sommiers ne doivent pas être oubliés, non plus que l'intérieur des armoires et des placards et surtout l'intérieur des tables de nuit.

La désinfection des bibliothèques se fait en enlevant successivement tous les livres qui les garnissent et en présentant ceux-ci au jet du liquide pulvérisé sur toutes leurs surfaces et entre les feuillets tenus écartés. Le corps même de la bibliothèque est ensuite pulvérisé intérieurement et extérieurement.

La pulvérisation doit être méthodique ; sur les murs on

doit promener le jet toujours dans le même sens de haut en bas, en désinfectant tranche par tranche et de très près. Au bout d'un certain temps de pratique, la désinfection peut être faite aisément sans faire éprouver aucune détérioration aux objets qui la subissent, tout en les mouillant fortement; les désinfecteurs sont préalablement exercés à acquérir le tour de main nécessaire.

Dans les appartements, les pulvérisations sont pratiquées en général deux fois à quelques minutes d'intervalle. Les vases et ustensiles ayant servi au malade, ainsi que les water-closets, les cabinets d'aisance et les tables de toilette, sont lavés avec soin au moyen de solutions de sulfate de cuivre à 5 p. 100.

Lorsqu'il s'agit de pièces qui n'ont pas été fréquentées directement par les malades et que les particuliers s'opposent formellement à l'enlèvement des tentures, celles-ci sont fortement lavées sur place au pulvérisateur, dont on élargit l'extrémité et la lance, de manière à les humecter dans toute leur épaisseur.

Pour de très grandes surfaces, notamment pour celles qui sont carrelées, cimentées, dallées ou asphaltées, on se sert souvent de solutions de crésyl à 5 p. 100. Les préaux d'écoles, les vastes corridors ou galeries, etc., sont dans ce cas.

Lorsque ces diverses opérations sont terminées, que toutes les parties de l'habitation où sont passés les désinfecteurs ont été ainsi pulvérisées et nettoyées, les désinfecteurs se placent l'un après l'autre devant le pulvérisateur, de façon à avoir leur blouse, leur pantalon, leurs chaussures dessus et dessous, ainsi que leur figure et leurs mains, lavés avec la solution de sublimé; puis ils descendent les sacs renfermant les objets destinés à l'étuve, les chargent avec leur matériel dans la voiture, et ils enlèvent leur costume de travail et le mettent dans un sac spécial.

Après avoir revêtu de nouveau leur costume d'uniforme, ils remettent la liste détachée du livre à souche des objets qu'ils emportent.

B. Désinfection a la station. — Étuvage. — Au retour à la station, les mêmes agents sonnent à la porte d'entrée et remettent à un employé du bureau leur feuille de voiture. Ils pénètrent dans la station du côté infecté.

Ils procèdent ensuite au déchargement de la voiture dans le hall affecté à cet usage, après avoir eu soin d'en clore toutes les portes. Le déchargement terminé, les voitures sont désinfectées intérieurement et extérieurement à l'aide du jet du pulvérisateur.

Les pulvérisateurs sont vidés complètement chaque soir et lavés à grande eau, dans toutes les parties.

Les sacs et enveloppes doivent être ouverts seulement au moment de procéder à leur désinfection. Les objets sont sortis des paquets et étalés sur des tables placées en face de l'entrée des étuves. Il en est alors fait trois parts :

Les objets non susceptibles d'être passés à l'étuve, cuirs, peaux, etc., sont mis à part pour être soumis à la désinfection par pulvérisation de liquide antiseptique.

Les objets souillés de sang, de pus ou de matière fécale sont brossés et rincés préalablement ; sans cette précaution, le passage à l'étuve rendrait ces taches indélébiles.

Ces objets et ceux qui n'ont pas nécessité le lavage préalable, sont ensuite passés à l'étuve de la manière suivante :

L'étuve ayant été préalablement chauffée, l'orifice en est ouvert du côté infecté, tandis que l'ouverture du côté désinfecté reste hermétiquement close. Le chariot qui renferme l'étuve est amené sur les rails de chargement ; ses parties métalliques sont garnies d'une bâche en toile et chaque couche d'objets, étendue sur une claie, est également enveloppée d'une bâche en toile.

Les objets ne doivent pas y être pliés ni serrés, mais étendus avec soin ; ceux qui sont en laine ou en plume et peuvent se gonfler sous l'influence de la vapeur, sont toujours placés au-dessus.

Le chariot est ensuite rentré dans l'étuve, celle-ci solidement boulonnée, et l'opération proprement dite commence.

Cette désinfection à l'étuve se décompose comme suit : cinq minutes d'introduction de vapeur à la pression de sept dixièmes d'atmosphère au maximum ; une détente d'une minute ; cinq minutes d'introduction de vapeur comme précédemment ;

une seconde détente d'une minute; troisième introduction de vapeur de cinq minutes et dans les mêmes conditions que les deux premières fois.

Ensuite l'étuve est entr'ouverte cette fois du côté désinfecté pendant cinq minutes, le chariot retiré sur les rails est débarrassé des objets qu'il contenait. Ceux-ci sont immédiatement étirés et secoués à l'air pendant quelques minutes; ils sont enfin étendus sur des claies. Dans ces conditions, ils sont presque immédiatement secs et n'éprouvent aucune détérioration sensible. Les agents en sont responsables.

On ne doit jamais les empiler, plus ou moins pliés ou froissés, sur les claies où ils doivent sécher.

Dans un des appareils en service, le séchage complet se fait dans l'étuve même, en quinze à vingt minutes, à l'aide d'un tirage actionné par un dispositif de ventilation et un puissant appel d'air.

Les diverses opérations de l'étuvage et de la désinfection doivent se faire sans que les objets qui y passent une fois subissent de détérioration. Ils doivent être rendus dans l'état qu'ils avaient lorsqu'ils ont été confiés au service de la désinfection. Cette règle est absolue, à moins d'objets de très mauvaise qualité ou très mal teints.

Pour les objets qui doivent successivement passer un grand nombre de fois à l'étuve dans un court espace de temps, il faut distinguer entre des objets fabriqués avec des tissus d'essence végétale, que le passage à l'étuve ne doit jamais abîmer, quand l'opération est faite avec soin, et les objets en tissu d'essence animale, qui supportent moins facilement la désinfection, quel qu'en soit le procédé. Après dix étuvages, ceux-ci subissent une incontestable dépréciation ; aussi convient-il d'abandonner l'usage de tels objets dans les établissements, tels que certains services hospitaliers, où l'on peut être appelé à leur faire subir des désinfections multipliées.

Les objets désinfectés sont rendus à leur propriétaire, le jour même s'il est nécessaire ou plutôt le lendemain, par des voitures spéciales, dans des enveloppes ou sacs exclusivement affectés à cet usage, et par le personnel affecté au service de la livraison, contre délivrance du reçu qui avait été laissé au domicile.

C. Désinfection en cours de maladie. — Le service municipal de désinfection est appelé, soit après décès ou guérison d'une personne atteinte d'une maladie transmissible, soit en cours de maladie.

Dans ce dernier cas, les agents ne pénètrent dans la chambre occupée par le malade que si on le leur demande ou qu'on les y autorise en cas de nécessité absolue. Ils désinfectent alors les pièces qu'a habitées le malade, et en cas d'affections intestinales, de la gorge, des bronches ou des poumons, les cabinets d'aisance et les water-closets. Mais surtout ils emportent les linges et effets souillés, et ils laissent un sac destiné à recevoir ceux qui seront salis en cours de maladie. Ils échangent ce sac contre un autre pendant toute la maladie, à des intervalles plus ou moins longs, suivant le désir des familles.

. La maladie une fois terminée par la guérison ou le décès, et le malade pouvant quitter la chambre, il est procédé à la désinfection de celle-ci et de son contenu comme ci-dessus. Cette manière de procéder a pour but d'éviter la remise au blanchissage des objets sales, sans désinfection préalable.

Chez les indigents tuberculeux, le service dépose deux crachoirs en verre d'un modèle qui lui est spécial ; il pratique chaque semaine la désinfection des parties du logement où les crachats ont été projetés ou les crachoirs vidés, et prend les linges pour les désinfecter aussi souvent que possible.

Les agents chargés d'aller à domicile chercher les sacs de désinfection pendant le cours des maladies pour lesquelles ils ont été demandés, doivent emporter dans les voitures deux brocs fermés avec un bouchon en bois, et une balayette. Ils remplissent d'eau les deux brocs et versent dans chacun d'eux la moitié d'un flacon de sublimé de 12 grammes. Avant de sortir de l'appartement, ils se lavent les mains et le visage avec la solution contenue dans l'un de ces brocs. Avec la balayette imprégnée de la solution contenue dans l'autre broc, ils lavent leurs chaussures dessus, dessous et sur les côtés.

D. Désinfection dans les collectivités. — Le service muni-

cipal de désinfection de la Ville de Paris est outillé de telle
sorte qu'il puisse faire avec la plus grande rapidité la désinfection d'un établissement collectif. C'est ainsi qu'une école,
un lycée, un grand établissement public, banque, atelier
industriel, une imprimerie, une écurie, des étables, etc.,
peuvent être par lui nettoyés et désinfectés en une journée.
A cet effet, il est adjoint à chaque désinfecteur attitré des
hommes de corvée en aussi grand nombre qu'il est nécessaire, recrutés parmi les hôtes des refuges municipaux de
nuit.

Pendant les grandes vacances, toutes les écoles communales
de la ville de Paris sont désinfectées complètement. Lors des
élections, les lieux vastes, comme les salles de réunions
publiques, sont désinfectés dans la nuit suivante. En cas de
démolition d'édifices, il est procédé à leur désinfection
totale avant que la pioche des ouvriers commence son
œuvre.

On se sert soit de pulvérisateurs, soit de mélangeurs dosi-
métriques branchés sur une canalisation publique. Les lavages
à grande eau additionnée d'antiseptique sont ici largement
pratiqués, avec nettoyage et frottage des surfaces.

E. TAXE DE DÉSINFECTION. — Cette taxe représente la con-
tribution des particuliers aux frais du service. Elle est basée
sur l'importance du loyer et n'est exigible qu'une fois, quel
que soit le nombre des désinfections opérées pour une même
maladie.

L'engagement, remis dès leur arrivée au domicile par les
désinfecteurs, spécifie que l'intéressé déclare avoir réclamé
du service municipal la désinfection de son local et des
effets mobiliers et qu'il s'engage à acquitter le montant
de la taxe établie. Cet engagement doit être signé pour
ordre dans tous les cas, quel que soit le loyer matriciel;
mais il est expressément entendu que si le loyer matriciel
est inférieur à 800 francs, aucune somme ne sera réclamée
au signataire.

La taxe est fixée comme suit :

Pour un loyer inférr   à   400 fr. de valeur matricielle. Néant.
Pour un loyer de   400 à   799 »   5 fr.
—   800 à   999 »   —   10 »
—   1.000 à 1.499 »   —   15 »
—   1.500 à 1.999 »   —   20 »
—   2.000 à 2.999 »   —   25 »
—   3.000 à 3.999 »   —   30 »
—   4.000 à 4.999 »   —   45 »
—   5.000 à 5.999 »   —   50 »
—   6.000 à 6.999 »   —   60 »
—   7.000 à 7.999 »   —   70 »
—   8.000 à 9.999 »   —   100 »
—   10.000 à 14.999 »   —   150 »
—   15.000 à 19.999 »   —   200 »
—   20.000 et au-dessus   —   250 »

Toutefois, il est accordé exonération complète de toute participation aux frais de désinfection aux établissements publics appartenant à l'État, au Département ou à la Ville, ainsi qu'aux établissements sanitaires ou charitables privés gratuits.

TABLE DES MATIÈRES

DEUXIÈME PARTIE
ASPHYXIES

TROISIÈME PARTIE

ACCIDENTS DE LA RUE, DE L'USINE, DE L'ATELIER

QUATRIÈME PARTIE

MALADIES A INVASION SUBITE

CINQUIÈME PARTIE

PREMIERS SYMPTOMES
DES MALADIES CONTAGIEUSES
qui peuvent atteindre les jeunes enfants

TABLE ALPHABÉTIQUE

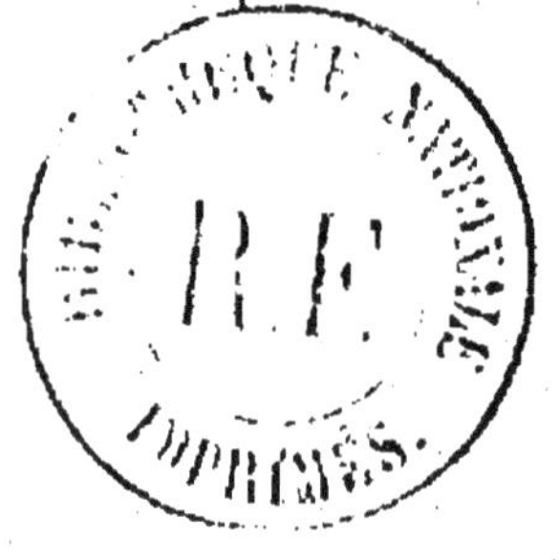

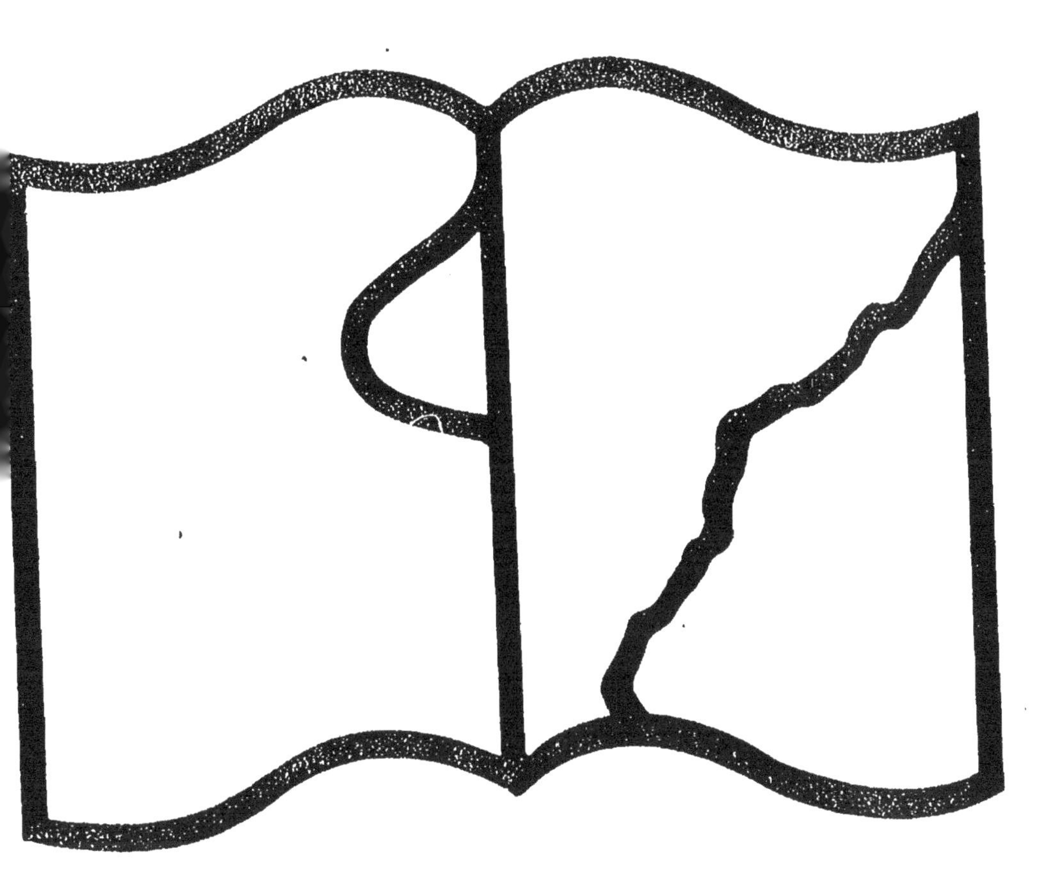

Texte détérioré — reliure défectueuse

NF Z 43-120-11

www.ingramcontent.com/pod-product-compliance
Ingram Content Group UK Ltd.
Pitfield, Milton Keynes, MK11 3LW, UK
UKHW022057120726
13694UKWH00001B/203